京都大学病院 糖尿病・栄養科が薦める

くり返し作りたい

# 糖尿病のおいしい献立

組み合わせ
自在
レシピ

監修●京都大学医学部附属病院 糖尿病・内分泌・栄養内科 科長 稲垣暢也
料理●管理栄養士 舘野真知子

西東社

# はじめに

## 血糖値コントロールには食事習慣こそが大切です

２０１８年に『京大病院が教える 血糖値を上げない正しい習慣』を刊行しました。そこでは、京都大学医学部附属病院における糖尿病診療の現場で、多くの医師や管理栄養士が指導している効果的な方法を、37の習慣にまとめています。その多くは食事に関する習慣で、それはとりもなおさず、糖尿病の治療において、血糖値を上げないために、食事習慣がいかに大切であるかを物語っています。

とはいえ頭で考えても、いざ日々の生活の中で実際に血糖値を上げない食事を作るとなると、決して簡単ではありません。本書は、まさにその実践書です。

本書の特色は、まず、京都大学医学部附属病院の診療・指導に沿った、エビデンスに基づいた内容になっている点です。とはいえ、料理は、おいしく楽しくいただくことがとても大切です。そこで、料理家で管理栄養士でもある舘野真知子さんに、くり返し食べたくなるような料理を考案・制作いただきました。そしてもう一点、料理作りは毎日の営みで、作る人が疲れることなく、なるべく簡単に継続できるようにと、6週間分の献立レシピを紹介し、週2回の買い物リストもつけていただきました。

さらに6週間分の献立に加えて、朝食や、昼食の丼物や麺類、鍋物や発酵食品、低糖質のおやつまで、見ているだけでワクワクするような豊富な内容になっています。

本書が、皆さまの「正しい食事習慣」の実践と継続にお役立ていただければ幸いです。

監修・**稲垣暢也**

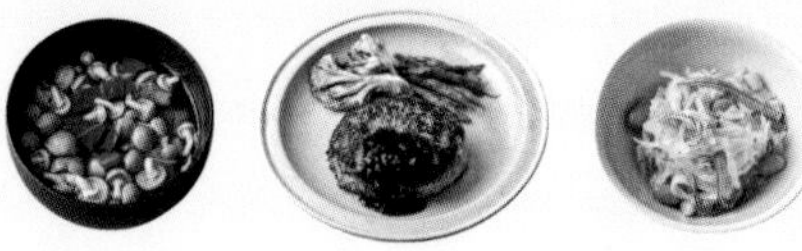

# 食べ物は健やかに生きる糧になります

人生長く健康で元気に過ごしたいという意識が年々高まっています。それと同じく、健康や栄養に関する情報があふれ、つねに食に関する新しい考え方が生まれています。何を選んでいけばいいのか、目まぐるしい変化に振り回されてしまう方も多いのではないでしょうか。

私が国内外にて幅広く料理を学ぶなかで、日本人の体に合った食事があるということに気がつきました。食文化として引き継がれている伝統的な発酵食品などにも長く続くだけの理由があり、積極的にレシピにとり入れています。

この本で一番意識したのはレシピの再現性です。簡単で作りやすいこと、分量のとおりに無理なく作れること、ヘルシーでありながら、家族で食べても満足できる味になるように努力をしました。

まずは1週間からでも、本を参考にして料理を作ると、味つけの程度、適切な食事量を体で覚えられるように構成されています。またくり返し作ることにより、献立力もつくと思います。

「私たちは食べたもので出来ている」という言葉があります。食べ物は体を作るだけではなく、心の栄養にもなり、健やかに生きる糧になります。この本が皆さまにとって、おいしく健康的な食事作りのヒントとなり、楽しく料理していただけるお手伝いができたらとてもうれしく思います。

料理・舘野真知子

# 「糖尿病」について知りましょう

糖尿病とはどんな病気なのか、きちんと理解しておきましょう。

## 糖尿病とは？

食事をした後に、
血液中にブドウ糖が増える病気です。

### 正常な人

1. 食べ物に含まれる糖質が、
胃でブドウ糖などに分解される
↓
2. すい臓からインスリンが分泌され、
ブドウ糖をエネルギーに変換
↓
3. **血液中のブドウ糖量が正常に保たれる**

### 糖尿病の人

1. 食べ物に含まれる糖質が、
胃でブドウ糖などに分解される
↓
2. すい臓から分泌されるインスリンの
量が少なかったり、インスリンが
うまく働かなかったりして、ブドウ糖を
エネルギーに変換できない
↓
3. **血液中のブドウ糖量が増える**
**▶血糖値が高くなる（高血糖）**

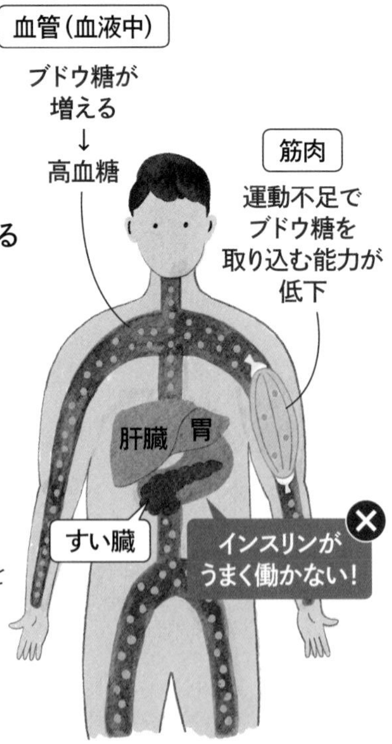

血管（血液中）
ブドウ糖が
増える
↓
高血糖
筋肉
運動不足で
ブドウ糖を
取り込む能力が
低下
肝臓
胃
すい臓
インスリンが
うまく働かない！

## 高血糖が続くと？

血管がボロボロに。栄養が送られず、
体の各所に障害がおこります。

〈初期症状があらわれる〉

・のどが渇く
・体がだるい、すぐに疲れる
・体重減少
・多尿
・手足のしびれ

↓ 放っておくと

おそろしい合併症に
**脳梗塞・狭心症・心筋梗塞・
網膜症・腎症・神経障害・
感染症・足病変・歯周病**

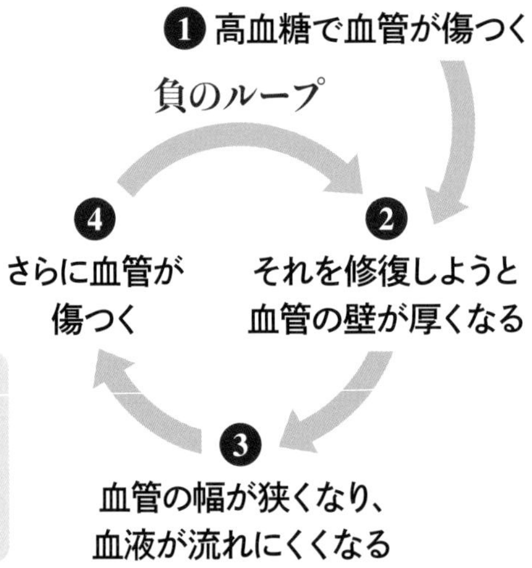

1 高血糖で血管が傷つく
負のループ
2 それを修復しようと
血管の壁が厚くなる
3 血管の幅が狭くなり、
血液が流れにくくなる
4 さらに血管が
傷つく

## 糖尿病の原因

遺伝による体質のほか、悪い生活習慣が積み重なり、糖尿病の症状があらわれます。

**遺伝による体質**
太りやすい／血圧が高い／インスリンの分泌が少ない　など

＋

**悪い生活習慣**
偏った食事（特に高脂肪食）／運動不足／ストレス過剰　など

＋

**加齢**
血管の老化による高血圧／基礎代謝低下による肥満　など

## 糖尿病の診断

採血して、「血糖値」「ヘモグロビン A1c」を測定します。

**血糖値**　（血液中のブドウ糖の量）

A　**空腹時**（前日の夜から10時間以上断食した朝）の**血糖値が126mg/dl以上**

B　**随時**（空腹時以外の）**血糖値が200mg/dl以上**

**ヘモグロビンA1c**　（血液中のヘモグロビンA1cの量）

赤血球に含まれるヘモグロビンとブドウ糖が結合したヘモグロビンA1cが血液中にどらくらいあるかを調べる

C　**ヘモグロビンA1cが6.5％以上**

**A＋C または B＋C**
↓
**糖尿病**

## 治療の基本

糖尿病の治療は、食事療法と運動療法の２本柱です。

**食事療法**
栄養のバランスに気を配り、野菜多めを心がけ、1日３食、規則正しい食生活を。

＋

**運動療法**
こまめに動く（歩く）ことを心がけ、毎日体重計にのって体重管理を。

サポートとして
**薬物療法**
食事療法と運動療法を基本とし、それだけでは血糖値コントロールがうまくできない場合は、飲み薬や注射による薬物療法も用いられる。

# もくじ



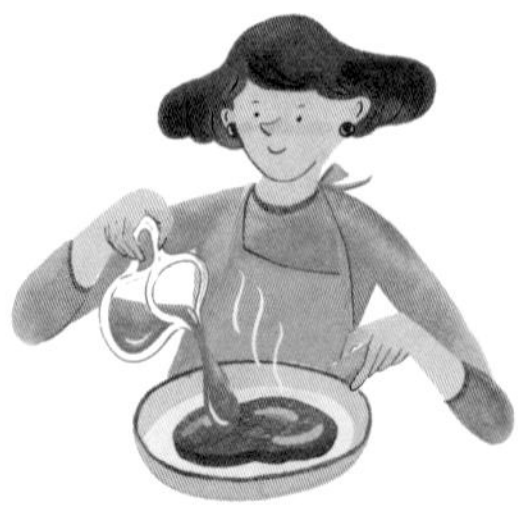

## 1章 朝食の献立

# 〈2章〉夕食の献立



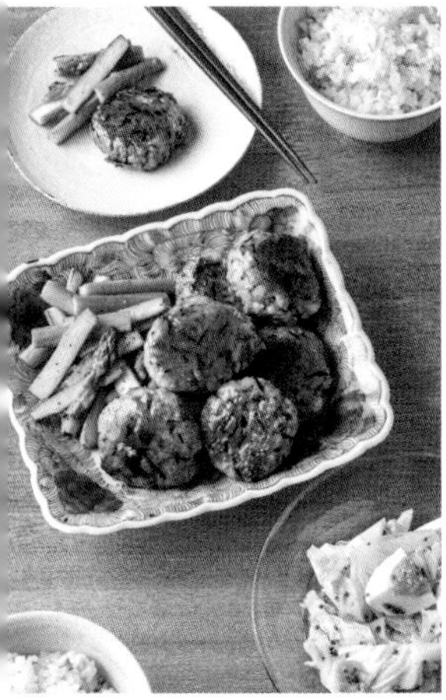

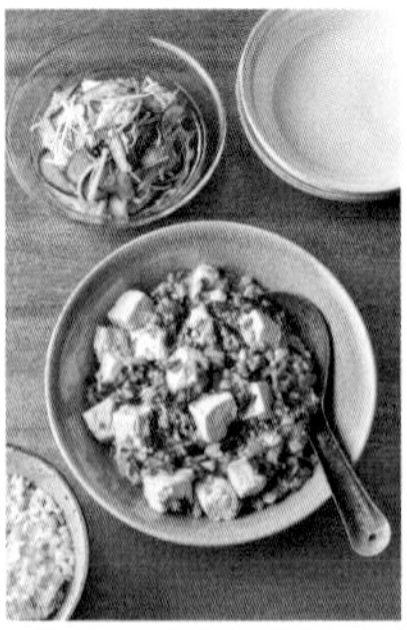

# 〈3章〉昼食の献立



## 本書について

- 本書の内容は『糖尿病治療ガイド2020-2021』（日本糖尿病学会）に基づいています。
- 本書の栄養価は『日本食品標準成分表2015年版（七訂）』（文部科学省）に基づいて計算しています。
- 医師の指導を受けている方は、医師の指示に従ってください。
- レシピの大さじ1は15mℓ、小さじ1は5mℓの計量スプーンを使用しています。
- 電子レンジの加熱時間は600Wのものを使用した場合です。ご家庭のW数に合わせて加減してください。
- 発酵食品 酢 を使っている料理にはマークをつけています。また、主菜で4g、副菜で2g以上食物繊維がとれる料理には、食物繊維 のマークをつけています。
- 栄養価の数値は1人分（または使いやすい量分）で表示しています。

# 糖尿病は食事こそが最大の治療です

糖尿病の治療で最も大事なのは、血糖値コントロールです。それに最も有効なのは、正しい食習慣を身につけること。次の3つのポイントをおさえて、食習慣をととのえましょう。

ポイント 1

## 1日の適正エネルギー量を知りましょう

1日にどれくらいの量を食べたらよいか、**自分にとっての適正摂取エネルギー量を知ることが大切**です。

まずは下の❶の計算式に自分の身長をあてはめて、目標体重を出します。次に、日ごろの活動量に合うエネルギー係数を❸の表から選び、❷の計算式で、1日あたりの適正摂取エネルギー量を出します。

### 1日あたりの適正摂取エネルギー量の出し方

❶ 身長(m) ［　　］ × 身長(m) ［　　］ × 22(BMI値)

※身長が172㎝なら、1.72×1.72×22になります。

65歳以上は、BMI値を22～25に変更する

＝目標体重

❷ 目標体重×エネルギー係数(kcal)

※エネルギー係数は、❸の表を参照。

＝1日あたりの適正摂取エネルギー量(kcal)

❸ エネルギー係数の目安表

| | |
|---|---|
| 軽い労作（大部分が座位の静的活動） | 25～30kcal／kg目標体重 |
| 普通の労作（座位中心だが通勤・家事、軽い運動を含む） | 30～35kcal／kg目標体重 |
| 重い労作（力仕事、活発な運動習慣がある） | 35～　kcal／kg目標体重 |

※エネルギー係数は身体活動レベルならびに病態に基づいたエネルギー必要量(kcal／kg目標体重)。高齢、肥満など、患者の状態に応じて係数は設定されるので、主治医に確認すること。

ポイント 2

## 必要な栄養をバランスよくとりましょう

糖尿病の人にとって、気をつけたい食品はありますが、食べてはいけない食品はありません。

糖尿病は食事によって血液中に増えた糖を体がきちんと利用できず、血糖値が高い状態が続く病気です。**口にする食品がどんな栄養素で構成されているかに興味をもつことが大切**なのです。**適正摂取エネルギー量**のなかで、**必要な栄養をバランスよくとる**ように心がけましょう。

1日の食品別エネルギーバランス

1日1600kcal（炭水化物55％指導）の場合

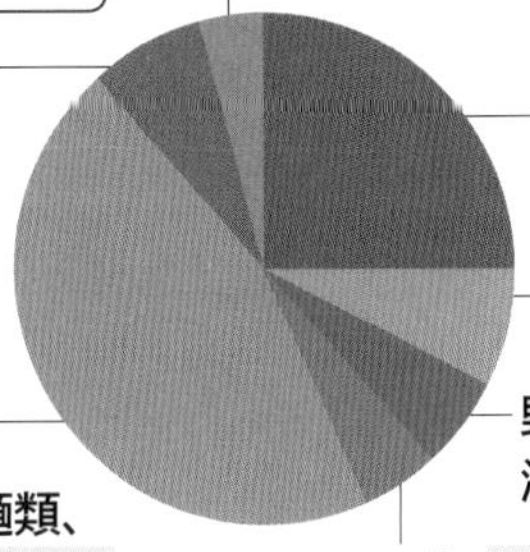


※『糖尿病食事療法のための食品交換表 第7版』（日本糖尿病学会）

ポイント 3

## 規則正しく食事をとりましょう

**血糖値をコントロールするためには、食事を規則正しくとることが重要です。**

朝食を抜いたり、日によって不規則に食べたりすると、たとえ1日に食べる総量が同じでも、血糖値のコントロールがしにくくなります。

また、体重を落とそうとして極端に食べる量を減らしてしまうと、体に必要な栄養素をきちんととることができなくなり、基礎代謝が落ちてしまいます。その結果、太りやすくなり、体力の低下も進みます。

**規則正しい食事の5つのポイント**

1. 食事と食事の間隔を5～6時間あける
2. 朝食・昼食・夕食の3回、きちんと食べる
3. よくかんで、ゆっくり食べる（15分以上かける）
4. 腹八分目とする
5. 間食を避ける

# 栄養バランスの上手なとり方

体に必要な栄養は食事からしかとれないので、何を選んで食べるかは、とても大切です。体に必要な栄養を過不足なくとれるように、栄養バランスのとり方を知りましょう。

## 食品をグループ分けし、偏りがないように心がける

自分の1日あたりの適正摂取エネルギー量を把握したら（P10）、そのエネルギー量内におさまるように気をつけながら、朝・昼・夜の食事で必要な栄養（糖質、食物繊維、たんぱく質、脂質、ビタミン、カルシウムなど）を過不足なくとるようにします。

どの食品にどのような栄養が含まれているのか、細かく覚える必要はありませんが、左ページにあげる5つの栄養グループとそのおもな働きを覚えて、栄養バランスをとるようにします。

**栄養バランスの上手なとり方は、食品の数をできるだけ多くし、どこか1つのグループに偏らないようにすること**です。1回の食事ごとに、どのグループの食品も入っているかな、とチェックするようにしましょう。グループによっては、量を気にせず食べてよいグループと、とりすぎないほうがよいグループがありますので、左ページを参考にしてください。

食品を見て、どのグループなのかがわかるようになると、栄養バランスをととのえるのがラクになります。

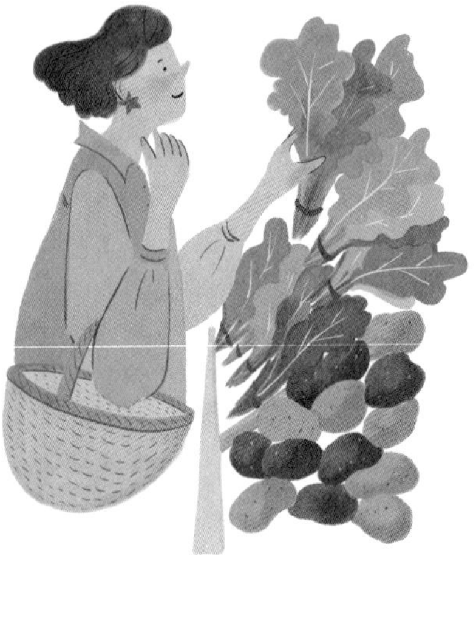

## おもに体の調子をととのえる食品

### 3 体の調子をととのえる、ビタミンやミネラルがとれる食品

**緑黄色野菜（色の濃い野菜）、淡色野菜（色の薄い野菜）、きのこ類、海藻類、ナッツ、ごま**

このグループは、積極的にとりたい食品です。

おもな緑黄色野菜

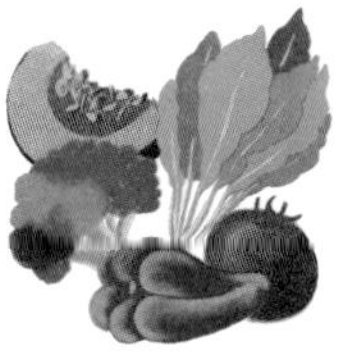

**ピーマン、小松菜、ほうれん草、ブロッコリー、オクラ、さやいんげん、にら、かぼちゃ、トマト、にんじん　など**

おもな淡色野菜

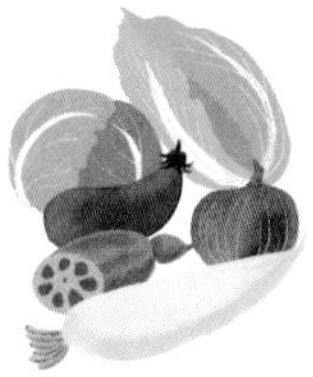

**大根（葉以外）、白菜、キャベツ、レタス、セロリ、きゅうり、なす、玉ねぎ、れんこん、ごぼう　など**

※果物には「果糖」が含まれているので、とり過ぎには注意。1日あたり片手のひらにのるぐらい（100～200g）を目安にしましょう。

## おもにエネルギーのもとになる食品

### 4 脳のエネルギーになる、糖質がとれる食品

**ご飯、パン、麺類、いも類など**

糖質のとり過ぎには注意が必要です。1日3回、適量を主食からとりましょう。

### 5 大きなエネルギーとなる、脂質がとれる食品

**調理油、バター、肉や魚（脂質も含まれている）**

積極的にとろうとしなくても大丈夫。むしろ、とり過ぎると体にたまるため、加工品などで無意識にとり過ぎないように気をつけましょう。

## おもに体をつくるもとになる食品

### 1 筋肉や血液をつくる、たんぱく質がとれる食品

**肉、魚介、卵、大豆製品**

肉や魚なら1食80～100g、卵は1日1～2個、豆腐なら1食100～150gが目安。

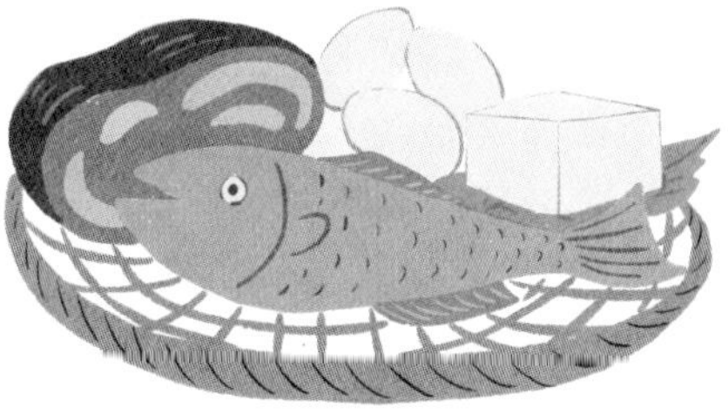

### 2 骨や歯をつくる、カルシウムがとれる食品

**牛乳・ヨーグルトなどの乳製品、小魚**

1日あたりにとりたいカルシウムの目標量は600～800mgです。

**●カルシウムの多い食品の摂取量あたりのカルシウム量**

| 食品群 | 食品（摂取目安量） | カルシウム含有量 |
|---|---|---|
| 乳製品 | 牛乳（200mℓ） | 220mg |
| | ヨーグルト（100g） | 120mg |
| | プロセスチーズ（20g） | 126mg |
| 大豆製品 | 豆腐（150g） | 180mg |
| | 納豆（50g） | 45mg |
| 海藻類 | 焼きのり（10g） | 28mg |
| | とろろ昆布（5g） | 33mg |
| 小魚 | しらす干し（半乾燥品・20g） | 104mg |
| | 桜えび（素干し・5g） | 100mg |
| そのほか | 小松菜（70g） | 119mg |
| | 切り干し大根（15g） | 81mg |

# ぜひとりたい食品と気をつけたい食品

糖尿病の人にとって、血糖値をコントロールする上で効果的な食品と、量を控えたい食品があります。それぞれどのように血糖値に影響するのか、ここでしっかりおさえておきましょう。

## △ 気をつけたい食品

### 糖質

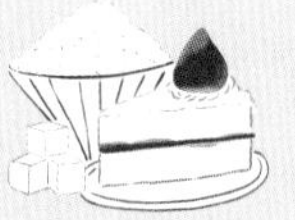

糖質は体に必要ですが、血糖値を直接的に上げる唯一の栄養素なので、何から糖質をとり、どういう糖質をとり過ぎないようにするかが重要です。

真っ先に控えたいのは、砂糖に代表されるショ糖です。砂糖を直接使う場合は量を控えやすいのですが、ジュースやお菓子などの加工品になると量が見えなくなり、無意識に多量にとってしまう恐れがあります。

このほか、果物に含まれる果糖、米やいも類に含まれるブドウ糖も、食事のなかで適量を守りましょう。とり過ぎれば血糖値のコントロールがしにくくなり、肥満にもつながることを忘れずに、しっかり量を管理しましょう。

### 塩

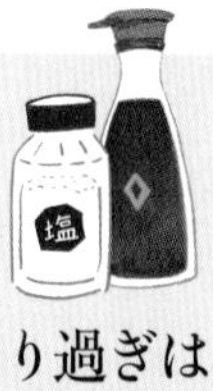


食塩（塩化ナトリウム）のとり過ぎは、高血圧を招きます。高血圧は糖尿病と合わさると合併症のリスクが高まるので、1日あたりの塩分摂取量は6.5～7.5g未満（高血圧のある方は6g未満）を心がけましょう。

### 油

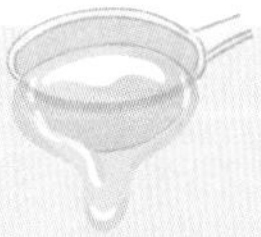

油のなかでも気をつけたいのは、ラード、バター、動物性の脂など常温で固まる脂肪です。脂肪が体にたまると内臓脂肪が増え、インスリンの効きめが悪くなったり、脂質異常症を招いたりと、健康上のリスクが高まります。

油のなかには、体によい効果のある油もありますが、1gあたりのエネルギー量はどれも9kcalです。脂質は肉などの食品にも含まれているので、調理に使う油は1日あたり大さじ1～2を目安に控えましょう。

# ○ぜひとりたい食品

## 野菜と海藻

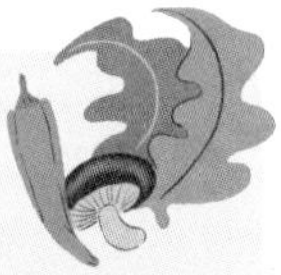

野菜や海藻に含まれている食物繊維には、糖質の吸収を抑えるはたらきがあり、食後の血糖値の上昇をゆるやかにします。食物繊維は1日あたり20g以上を目標にとるようにしましょう。

栄養のバランスを考えるのが苦手という人でも、「野菜と海藻類を積極的にとる」よう意識するだけで、食習慣が改善されます。そして、「まずは野菜や海藻のおかずから食べる」ようにすると、より効果が高まります。

## 酢

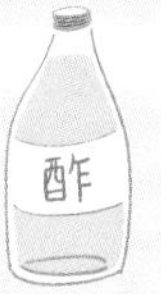


毎日大さじ1（15mℓ）ほどの酢をとると、血糖値の上昇をゆるやかにし、高血圧を予防する効果があることがわかっています。

また味つけで、酢の酸味をいかすと、塩分を控えやすくなるメリットもあります。いろいろな調味料のなかで、とり過ぎの心配が唯一いらないのが酢です。酢が苦手という人は、加熱すると酸味がやわらぐので試してみましょう。

## 発酵食品

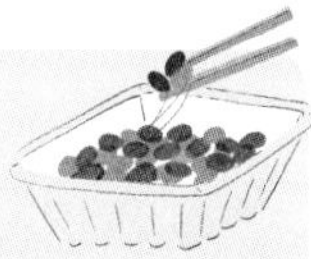

納豆やヨーグルトなどの発酵食品は、腸内の善玉菌を増やすのに役立ちます。腸内の善玉菌が減って悪玉菌が増えると、糖質の代謝に異常が起きやすくなり、血糖値のコントロールがしにくくなるので、善玉菌を優勢にしておく必要があります。

善玉菌を増やすには、善玉菌のえさとなる食物繊維も一緒にとることが大切です。

## 良質なたんぱく質

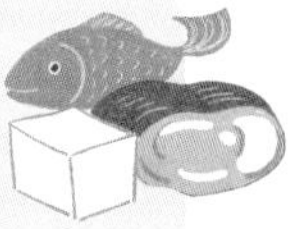

加齢とともに基礎代謝量が落ちてくれば、1日あたりの摂取エネルギー量を減らす必要がありますが、1日に必要なたんぱく質量は、10代でも70代でも同じ。むしろ高齢者は利用効率が悪いため、若い人よりも多めに（1日70g）とる必要があります。

脂肪の少ない肉（部位）、魚介類、大豆製品などを選び、エネルギー量をおさえながら、必要量のたんぱく質をとることが重要です。

# 主食の選び方と量

糖尿病の人は糖質のとり過ぎに注意をしながら、体に必要なぶんはとらなければなりません。主食は糖質を多く含みますので、何を選び、どれだけ食べるかが血糖値コントロールのポイントになります。

## 主食には〝もち麦ご飯〟がおすすめ

主食になるご飯は、糖質を多く含むのでとり過ぎないよう注意が必要ですが、体（特に脳）のエネルギーとなる糖質と、食物繊維も含んでいるので、上手にとりたいものです。

主食抜きの食事制限も一つの方法としてありますが、ストレスがかかって続かず、反動で食べ過ぎてしまったり、おかずだけでお腹を満たそうとして塩分や脂質を取り過ぎてしまったりと心配もあります。

**糖尿病の食事療法は、一生続けることが大事ですので、うまくつきあって食事を楽しみたい**ものです。

そこで重要なのは、主食として何を選び、どれくらい食べるかです。

同じご飯でも、白米と玄米とでは血糖値の上がり方が異なります。玄米は白米に比べ、食物繊維、ビタミンB群、鉄、カルシウム、マグネシウムなどを豊富に含んでいます。白米のほうがおいしさや消化のよさでは上ですが、**玄米のほうが栄養価は高く、消化に時間がかかるぶん血糖値が上がりにくい**のです。

同じように、パンなら普通の食パンよりもライ麦パンや全粒粉パンを、麺類ならうどんよりもそばやスパゲッティをと、血糖値が上がりにくいものを選ぶとよいでしょう。

白米よりも玄米ご飯のほうがおすすめではありますが、食べ慣れない味だったり、胃腸の弱い人には消化

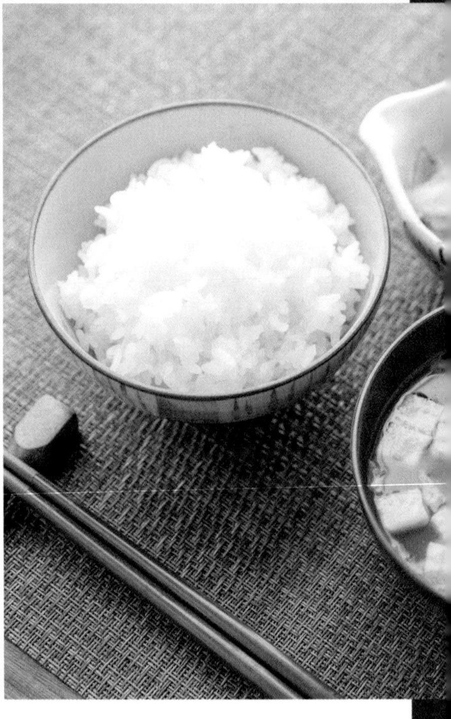

しにくいことがあります。

そこでおすすめしたいのが、〝もち麦ご飯〟です。**もち麦は、もちもちとした粘り気のある麦で、白米に比べてエネルギー量も糖質量も少なく、食物繊維を豊富に含んでいるため、血糖値の上昇をゆるやかにする効果があります。**白米にもち麦を(1合あたり25g)混ぜて炊けば、もちもち感があって食べやすく、血糖値が上がりにくい主食になります。

## ご飯の量を把握する

**ご飯の量は1食あたり120〜150gを目安に、量を増やさないようにしましょう。**日ごろ使っている茶わんでどれくらいが150gなのか、きちんとはかってみましょう。茶わんが大きいようなら、分量を把握しやすいサイズに買い換えを。

主食の成分比べ(1食分当たり)

| 主食 | エネルギー量(kcal) | 糖質量(g) | 食物繊維(g) | 脂質(g) | 塩分(g) |
|---|---|---|---|---|---|
| 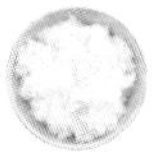 白米ご飯(150g) | 252 | 54.2 | 0.8 | 0.5 | 0 |
|  玄米ご飯(150g) | 246 | 51.5 | 1.8 | 1.5 | 0 |
| 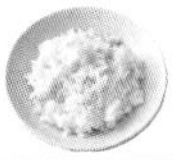 もち麦ご飯(150g) | 234 | 49.5 | 1.5 | 0.6 | 0 |
| 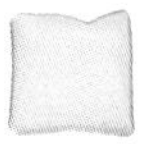 食パン(6枚切り1枚) | 158 | 26.6 | 1.4 | 2.6 | 0.8 |
|  全粒粉食パン(6枚切り1枚) | 155 | 25.5 | 3.3 | 2.8 | 0.6 |
| 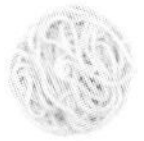 うどん(ゆで・200g) | 210 | 41.6 | 1.6 | 0.8 | 0.6 |
| 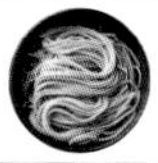 そば(ゆで・200g) | 264 | 48 | 4.0 | 2.0 | 0 |
|  スパゲッティ(乾・80g) | 303 | 57 | 2.2 | 1.5 | 0 |

糖尿病レシピの工夫

食物繊維が豊富に含まれているほうが、血糖値の上昇はゆるやかになります。
また、塩分が含まれているものを主食にするときは、おかずの塩分にも気を配りましょう。

# スムーズな献立の立て方

食事療法のお悩みによくあるのは「献立を考えるのが苦手」というもの。本書は朝食・昼食・夕食を献立で提案していますので、まずはそのまま作ってみてください。慣れてきたら、次の3つのステップで単品を組み合わせて献立を考えましょう。

## ステップ1 まずは主菜を決める

主菜は肉や魚をメインに、卵や豆腐（大豆製品）も上手に入れながら「たんぱく質」がきちんととれるおかずを選びます。肉ばかりに偏らないように、意識的に魚を献立にとり入れましょう。

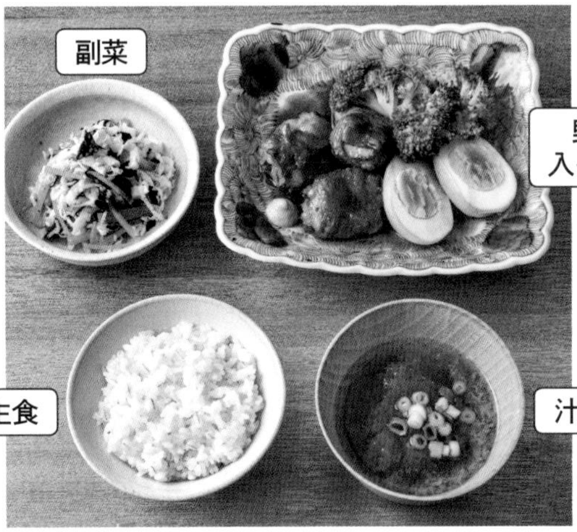


### 本書のレシピ検索方法

**❶ 料理で探す**
料理写真を見ながら、食べたい料理を探す。

**❷ 栄養価で探す**
エネルギー量や糖質量、食物繊維量など、各料理のデータを確認しながら探す。

**❸ 食材で探す**
おもに使う食材から探すこともできます。P186からの「食材別ビジュアル料理さくいん」をご活用ください。

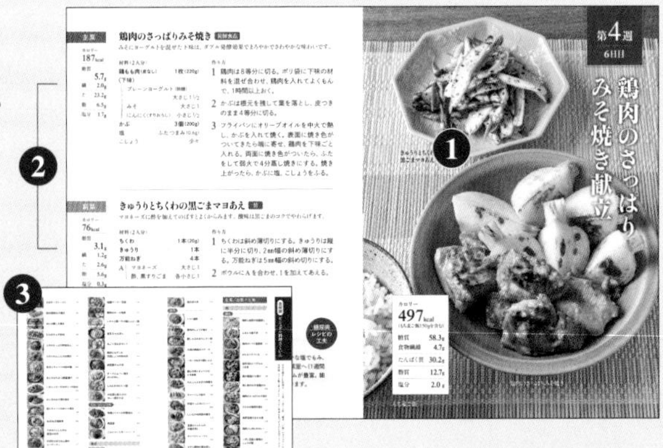

## ステップ2 野菜の副菜を決める 汁物は1日1回に

主菜が決まったら、副菜を考えます。**副菜はおもに野菜のおかず**です。野菜は1日に淡色野菜と緑黄色野菜を合わせて350g以上とるようにしましょう。副菜は2品が理想ですが、主菜に野菜がたっぷり入っていたり添えられていれば、1品でも構いません。

副菜を決める際は、主菜がこってり系の味なら、副菜はさっぱり系の味にするなど、**おかずの味わいに変化がつくように選ぶと満足感が増します**。また、主菜の調理法との効率も大事。主菜が「炒める」「揚げる」など調理中に目が離せないものなら、「(レンジなどで)蒸す」「生のままあえる」など、さっと作れるものにすると負担が軽減します。

**みそ汁やスープなどの汁物は、**野菜や海藻をとりやすいメニューですが、味のついた汁を飲むとそのぶん塩分もとってしまうので、**1日1回に**。汁は少なめを心がけ、塩分管理をきちんと行いましょう。

## ステップ3 ご飯は120~150gに

主食となる**ご飯は、1食あたり120~150g**を目安(P16)にとりましょう。極端に減らす必要はありませんが、**おかわりは厳禁**です。ご飯ではなくパンや麺類を主食にする場合は、P17の表で糖質量を確認しましょう。ご飯に比べ、パンや麺類は脂質や塩分を含んでいるので、主菜や副菜とのバランスも考えて選びましょう。

# 糖尿病レシピをおいしくするコツ

糖尿病を改善するためには、塩分を控える必要がありますが、おいしさはしっかりキープできます。そのコツを紹介します。

**おいしくするコツ1**

## 基本調味料にこだわる

毎日使う基本調味料は、原材料にこだわり、体によいものを選ぶことをおすすめします。本書で使用している基本調味料とその理由を紹介しますので、ぜひ参考にしてください。

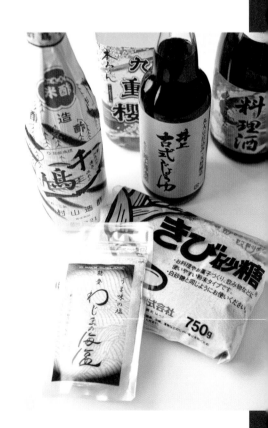

### 【砂糖】

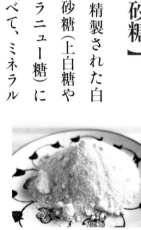

精製された白い砂糖（上白糖やグラニュー糖）に比べて、ミネラルを多く含む**「きび砂糖」がおすすめ。消化にわずかですが時間がかかり、血糖値が上がりにくい特長があります。**白い砂糖をきび砂糖に置き換えて（量は増やさず）使いましょう。

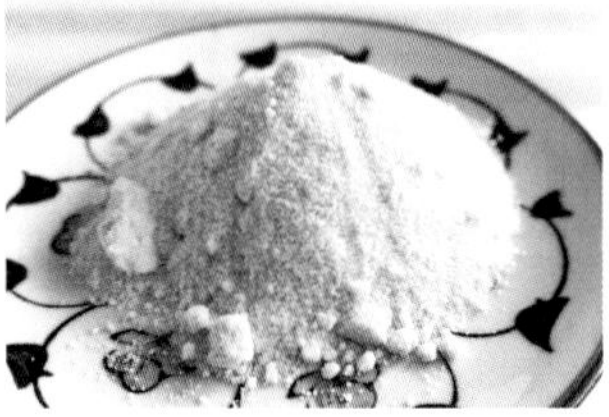

### 【塩】

**精製塩ではなく、ミネラルを豊富に含む天然塩を使うと、塩味に奥行きが出て、うま味を引き出します。**形状も「細かめ」と「粗め」を用意して、全体に塩味をつけたいときは「細かめ」、ピンポイントで塩味をのせたいときは「粗め」と使い分けてもよいでしょう。ただし、どちらの形状でも、量をきちんと測って使いましょう。

## 【酢】

調理に使う酢は穀物酢や米酢が一般的で、**酸味を強く感じるのが穀物酢で加熱調理向き、米酢はまろやかな酸味なので加熱しない調理に向いています**。最近では、砂糖や塩で味が調整された調理酢や、ドリンクにアレンジできる果実酢などが市販されていますが、調理には塩や砂糖などが添加されていないものを使いましょう。

## 【しょうゆ】

しょうゆは塩味だけではなくうま味をつけることができる、和食には欠かせない調味料です。**選ぶときは必ず成分表示を確認し、砂糖などの余計なものが添加されていないものを選びましょう**。最近は「減塩しょうゆ」もありますが、体にとっては普通のしょうゆで量を減らして、塩味を控えた味に慣れるほうがよいでしょう。

## 【みそ】

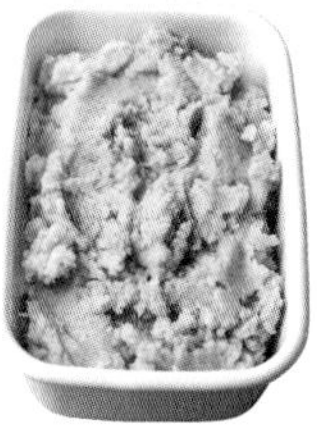

みそは発酵食品で、腸内環境をととのえる善玉菌を増やすのに役立ちます。とくに**「手作りみそ」なら麹菌が生きているので、より効果が期待できます**（P42）。

## 【こめ油・なたね油・オリーブオイル】

日常的に使う油は、**酸化しにくく熱にも強い「こめ油」「なたね油」がおすすめ**。また、**香りのよい「ごま油」や「オリーブオイル」も料理によって使い分けるとよい**でしょう。油は1gあたり9kcalとエネルギー量が高いので、量は増やさずに、質のよい油を使うことをおすすめします。

基本調味料にぜひ追加を!

## 【塩麹・甘酒】

味をつける基本調味料の仲間に、ぜひ入れたいのが「塩麹」と「甘酒」です。**腸内環境をととのえるのに役立つ麹菌がとれるばかりか、自然な甘味とうま味をプラスできる**便利なアイテムです。選ぶときは原材料に余計な添加物がない、シンプルなものを選びましょう。

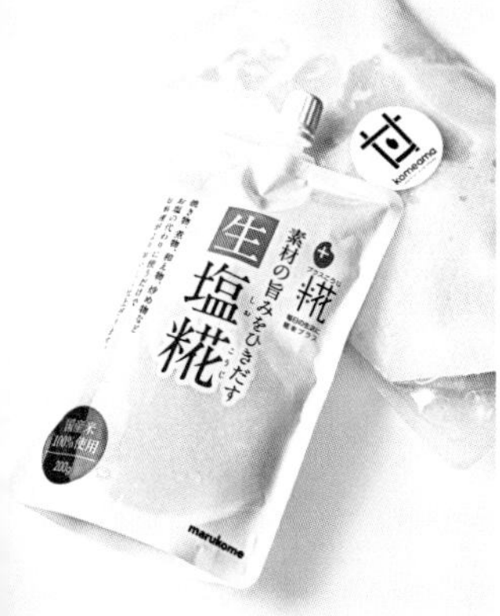

**おいしくするコツ❷**

# 味つけのテクニック

食材選びや調理法の工夫で、甘味や塩味に頼らずに、味にメリハリをつけることができます。ぜひ覚えてほしい味つけのテクニックをまとめました。

テクニック **1**

## うま味を味方につける

糖尿病の人は「甘味」と「塩味」のとり過ぎに気をつけたいので、まずは**「うま味」を味方につけて、味つけは薄めを心がけましょう**。

「だし」は昔ながらのとり方もありますが、「水だし」(下記参照)という手軽な方法もあるので、ぜひとり入れてみましょう。

ほかにも、トマト(生も水煮缶も)・玉ねぎ・長ねぎ・ねぎ・にんにく・きのこ(生も干したものも)などもうま味を含む食材なので、上手に使ってうま味を補いましょう。

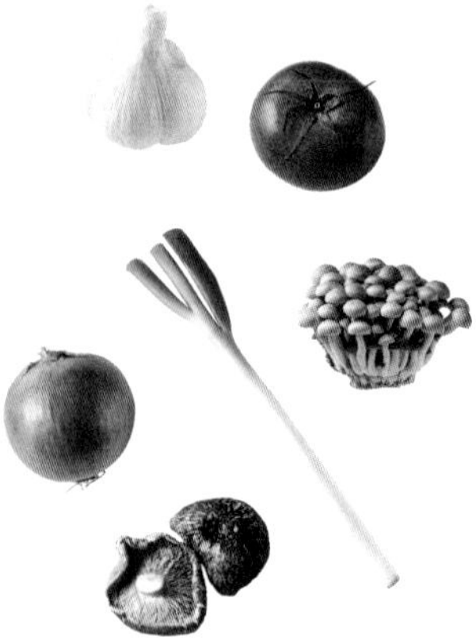

### 水だし

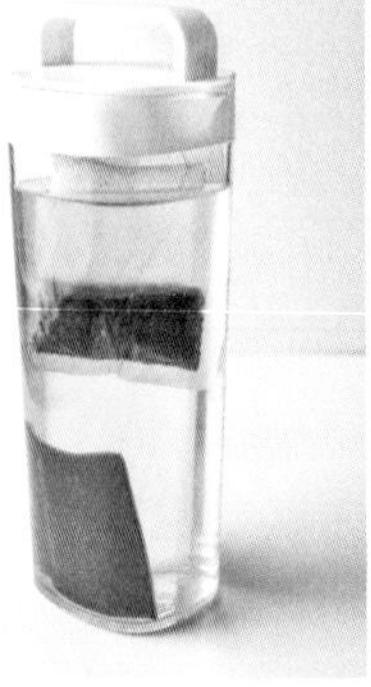

1ℓの水に、昆布(乾いた状態で5㎝)、だしパックに入れた削り節(20g)をつけて冷蔵庫に6時間ほどおくだけ。みそ汁や煮物を作るときに、手軽に使えて便利です。

**保存** 冷蔵で3～4日間

### だし・スープの素

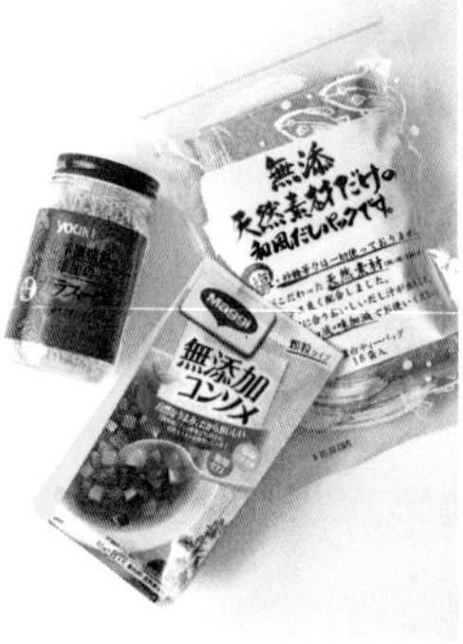


市販のだし・スープの素を上手に活用しない手はありません。選ぶときは成分表示で塩分量(食塩相当量)をチェックし、「食塩不使用」を選ぶと塩分管理がしやすいです。

テクニック

## 2 香りや辛味をきかせる

青じそやしょうがなどの香り野菜や、唐辛子やわさびなどの辛味、こしょうやカレー粉などのスパイスは、味つけにアクセントをつけてくれます。味に物足りなさを感じたとき、塩やしょうゆなどの塩味は足さずに、**香りや辛味で味を補ってみましょう**。

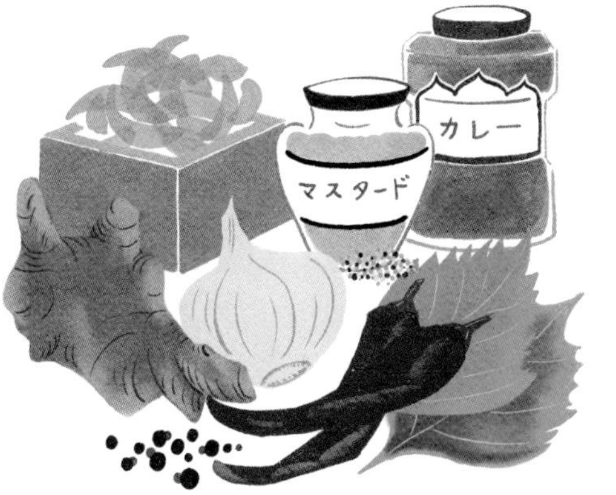


テクニック

## 3 とろみで味をからませる

薄味仕立てでも、**とろみがついていると食材に味がからみやすくなり、口の中に入れたときに満足感が高まります**。とろみは片栗粉や小麦粉を使ってつけるほか、オクラやえのき、海藻など食材そのものの粘り気を利用する手もあります。

テクニック

## 4 酸味を味つけのバリエーションに

塩味を控えたり、味にメリハリをつける上で、**酢やレモン汁などで酸味をプラスする**のはとても有効です。

特に酢は、毎日大さじ1（15mℓ）ほどをとるとよいので、味つけのバリエーションとして積極的にとり入れるとよいでしょう。

テクニック

## 5 香ばしさをつける

食材を、ごま油やオリーブオイルなどの**香りのよい油で焼いたり、揚げたりして香ばしさをつける**のも、食材自体のうま味を引き出し、甘味や塩味に頼らない味つけがしやすくなるテクニックです。

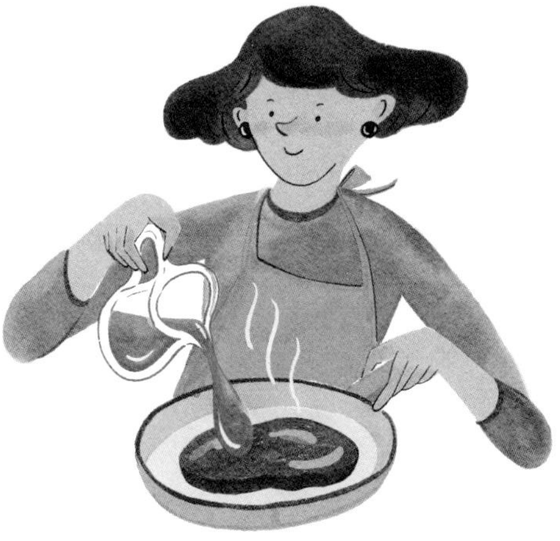

嗜好品とのつき合い方

# おやつが食べたいときは、どうする？

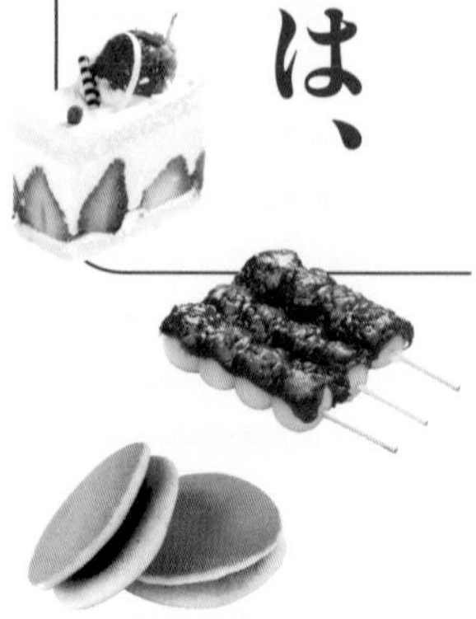

糖尿病の食事療法では、おやつを食べるのは血糖値をコントロールしにくくなる原因になります。せんべいやクッキー、ポテトチップスなど、糖質や脂質が多いからです。できればやめたいところですが、がまんすることでストレスがかかるようなら、上のルール内で食べるようにしましょう。

## おやつを食べるときのルール

### ❶ 毎日食べない（習慣化しない）

曜日を決めたり、食べた日をメモしたりして、無意識に毎日食べないようにしましょう。

### ❷ 何を、どれだけ食べるかを意識する

市販のお菓子を選ぶときは、どんな材料でできているか、確認する習慣をつけましょう。原材料は多く使われているものから記載することになっているので、砂糖が筆頭にあるものは量を控えましょう。また、成分表示を確認し、エネルギー量や糖質量、脂質量もチェックしましょう。

おやつを食べるなら1日1回、160㎉以内におさまる量を目安としてください。

### ❸ 運動とセットにする

おやつ＆運動をセットにし、おやつを食べたら、そのぶん運動をしてエネルギーを消費するようにしましょう。

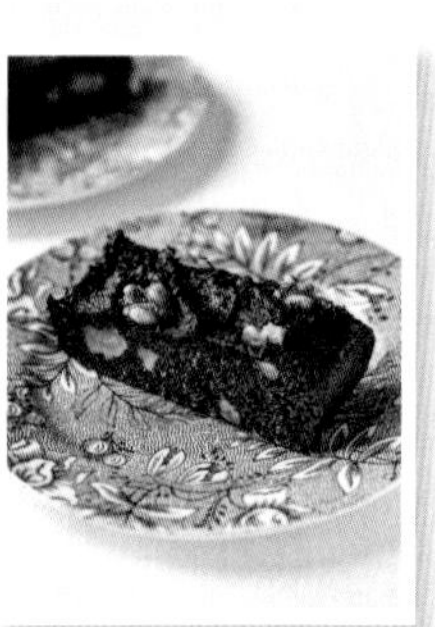

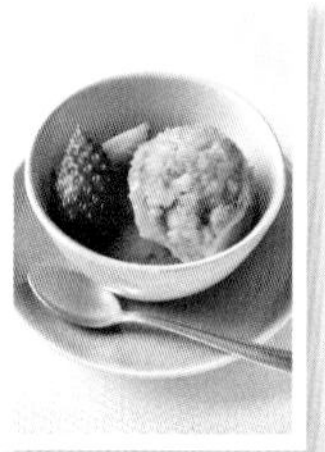

➡ 180～185ページに、手作りおやつを紹介しています。それぞれの材料がどれくらいの量使われているかがわかると、食べる量にも気をつけやすくなります。

〈1章〉

# 朝食の献立

朝食のパターンにしやすい献立を紹介します。
どれか1つでもお気に入りが見つかったら、
ぜひ、毎日の朝食にとり入れてみてください。
42ページからは、手作りみそとみそ汁を紹介。
みそは発酵食品で
腸内環境をととのえるのに役立ちます。
みそ汁を毎朝の習慣にするのもおすすめです。

# 朝食は抜かずに必ず食べましょう

朝食は、体に必要な栄養（エネルギー）を摂取するためだけでなく、眠っていた体を起こす役割があります。なにより、朝食を決まった時間にきちんととる習慣は、血糖値の変動を安定させるのに役立ちます。

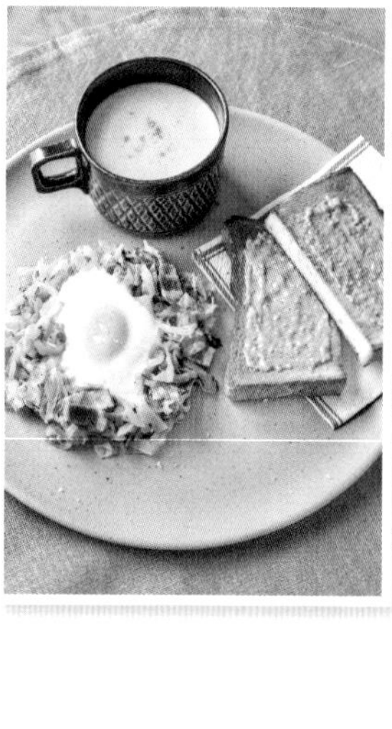

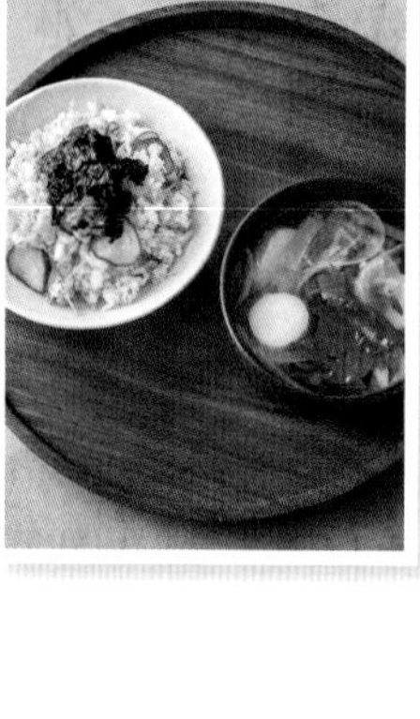

## 朝食が大事な三つの理由

朝食が単に1日に必要なエネルギーをとるためのものであれば、朝食を抜いても、昼食や夕食で補えばいいことになりますが、そんな単純なことではありません。

朝食が体にとって大事な理由は三つあります。

まず一つに、**朝食をとることで体にスイッチが入り、各所が正常に働き出すきっかけになる**ことです。

睡眠時に下がった体温を上げるには、体のエネルギーとなる糖質やたんぱく質などの栄養をとる必要があります。特に**糖質は、脳の唯一のエネルギー源なので、朝食できちんととり、脳から各所へ指令を出せるようにする**ことが大切です。

二つめは、血糖値の変動をコントロールするうえで重要だからです。**朝食を抜くと**、食事と食事の間隔があき、次に食べたときに**血糖値が急激に上がってしまいます**。

そして三つめは、**1日2食にすると夕食のドカ食いにつながったり、体温が上がりにくくなったりして、**

肥満につながりやすいためです。

朝食は抜かずに、決まった時間に食べるように心がけてください。

## 朝食はパターンでOK!

なにかと忙しい朝に、毎日メニューを変え、あれこれ作って食べるのは大変です。朝食をきちんととるのを習慣にしたいので、食べるものはパターンにするのがおすすめです。

ただし、バターやジャムを塗ったトーストとコーヒーのようなメニューでは、栄養が糖質と脂肪に偏って栄養のバランスがとれません。

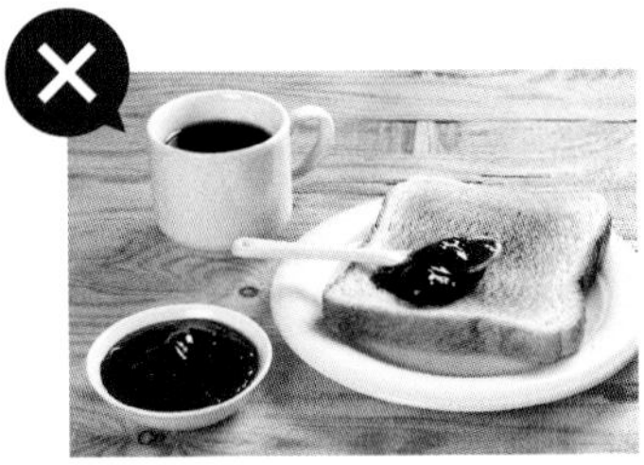

次の3つのポイントをおさえて、正しい朝食習慣を身につけ、健康的な一日をスタートさせましょう。

### 正しい朝食習慣 3つのポイント

**ポイント 1**

**決まった時間に食べる**

朝食は、体の各部を正常に働かせるためのスイッチになります。スイッチを入れるのが遅くなったり、入れ忘れたりすると生活のリズムが狂い、血糖値をコントロールしにくくなるので、毎朝決まった時間に朝食をとるようにしましょう。

---

**ポイント 2**

**たんぱく質食品と野菜を加える**

朝食がご飯やパンなどの主食だけにならないように、たんぱく質がとれるおかずと野菜を必ずとりましょう。

たんぱく質を含む食品は、肉や魚、卵や大豆製品です。とくに朝食には、調理が簡単でパターン化しやすく、栄養価も高い卵や納豆がおすすめです。

野菜にはビタミン、ミネラル、食物繊維が豊富に含まれているので、サラダやみそ汁で手軽にとるとよいでしょう。

---

**ポイント 3**

**パターン化して継続する**

朝食のメニューは、毎日必ず食べるものとしてパターン化するとよいでしょう。例えば、ご飯なら納豆と野菜のみそ汁、パンならオムレツとサラダなど、糖質・たんぱく質・ビタミン・ミネラルがすべてとれるような組み合わせをパターンにしておけば、正しい食習慣も無理なく身につきます。

➡ 28～41ページでは、パターンにしやすい朝食メニューを紹介しています。
好みに合うものを見つけて、朝食のパターンにとり入れてみてください。

## 朝食の献立
## パターン 1

# オクラ納豆セット

納豆は良質なたんぱく質を含む発酵食品。
腸内環境をととのえる善玉菌を摂取できます。食物繊維が豊富なオクラと一緒にとれば、善玉菌が腸内で増える効果も。
野菜小鉢とみそ汁で定番化しやすい和朝食です。

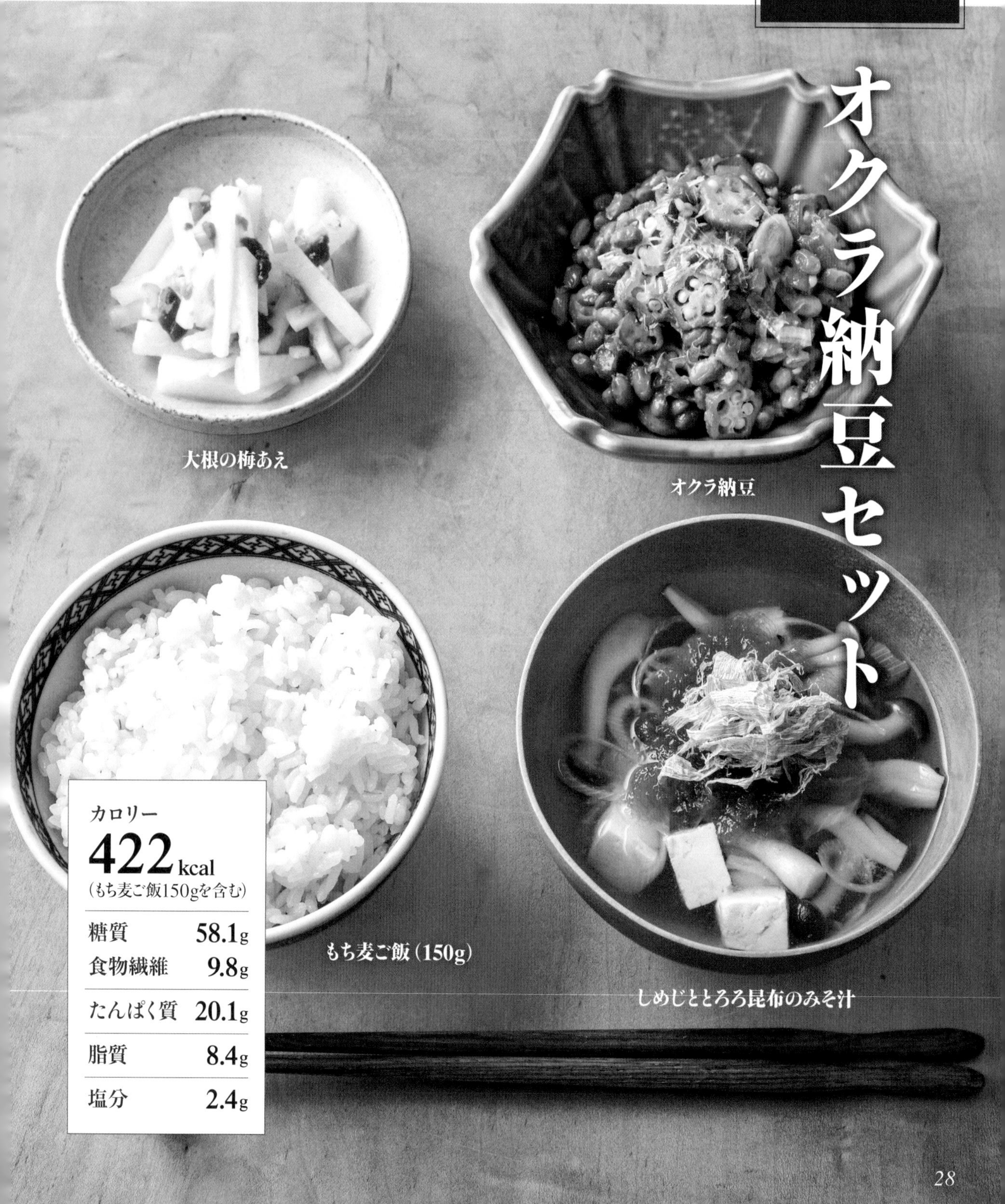

大根の梅あえ

オクラ納豆

もち麦ご飯（150g）

しめじととろろ昆布のみそ汁

カロリー
**422kcal**
（もち麦ご飯150gを含む）

| | |
|---|---|
| 糖質 | 58.1g |
| 食物繊維 | 9.8g |
| たんぱく質 | 20.1g |
| 脂質 | 8.4g |
| 塩分 | 2.4g |

主菜

カロリー
116kcal

糖質
3.7

繊 4.9g

た 10.0g

脂 5.1g

塩分 0.7g

## オクラ納豆 発酵食品 食物繊維

**オクラのねばねばは納豆と好相性。水溶性食物繊維もたっぷりとれます。**

材料（2人分）

- **納豆**……2パック
- **オクラ**……5本
- 削り節……2g
- しょうゆ……大さじ1/2

作り方

1 オクラはガクを除いてさっとゆで、冷水にとり、水けをふいて薄い輪切りにする。

2 納豆にしょうゆを入れて混ぜ、**1**、削り節を加えて混ぜる。

---

副菜

カロリー
10kcal

糖質
0.8g

繊 0.4g

た 0.1g

脂 0.3g

塩分 0.3g

## 大根の梅あえ 作りおき

**梅干しの塩分だけで味つけします。ごま油がいいアクセントになります。**

材料（4人分）

- **大根**……1/10本（100g）
- **大根の葉**（あれば）……少々
- **梅干し**（大）……1/2個（5g）
- ごま油……小さじ1/2

作り方

1 大根は太めのせん切りに、葉は小口切りにする。梅干しは種を除き、包丁でたたいてペースト状にする。

2 ボウルに**1**を入れ、ごま油を加えてあえる。

**保存** 冷蔵で3日間

---

汁物

カロリー
62kcal

糖質
4.1g

繊 3.0g

た 5.6g

脂 2.4g

塩分 1.4g

## しめじととろろ昆布のみそ汁 発酵食品 食物繊維

**しめじやとろろ昆布からうまみが出るのでみそを控えてもおいしい。**

材料（2人分）

- **しめじ**……1/2パック（50g）
- **長ねぎ**……1/4本
- **木綿豆腐**……1/4丁（75g）
- **とろろ昆布**……3g
- だし汁……300mℓ
- みそ……大さじ1

作り方

1 しめじは石づきを除いて小房にほぐす。長ねぎは斜め薄切りにする。豆腐は1cm角に切る。

2 鍋にだし汁を入れて中火にかけ、煮立ったら**1**を入れてふたをし、再び煮立ったらみそを溶き入れて火を止める。器に盛り、とろろ昆布をのせる。

**memo**
しめじの代わりに、えのきやしいたけなど、ほかのきのこを入れてもよいです。

朝食の献立
パターン
2

# 落とし卵のみそ汁セット

野菜たっぷりの汁物に卵を落とせば、
たんぱく質がしっかりとれる主菜の役割を果たす一品になります。
また、目玉焼きとしてプラスするより減塩にもなります。
鮭フレークは時間のあるときに作っておくと便利です。

カロリー
**456kcal**
（もち麦ご飯150gを含む）

| | |
|---|---|
| 糖質 | 54.1g |
| 食物繊維 | 5.3g |
| たんぱく質 | 23.4g |
| 脂質 | 13.1g |
| 塩分 | 2.1g |

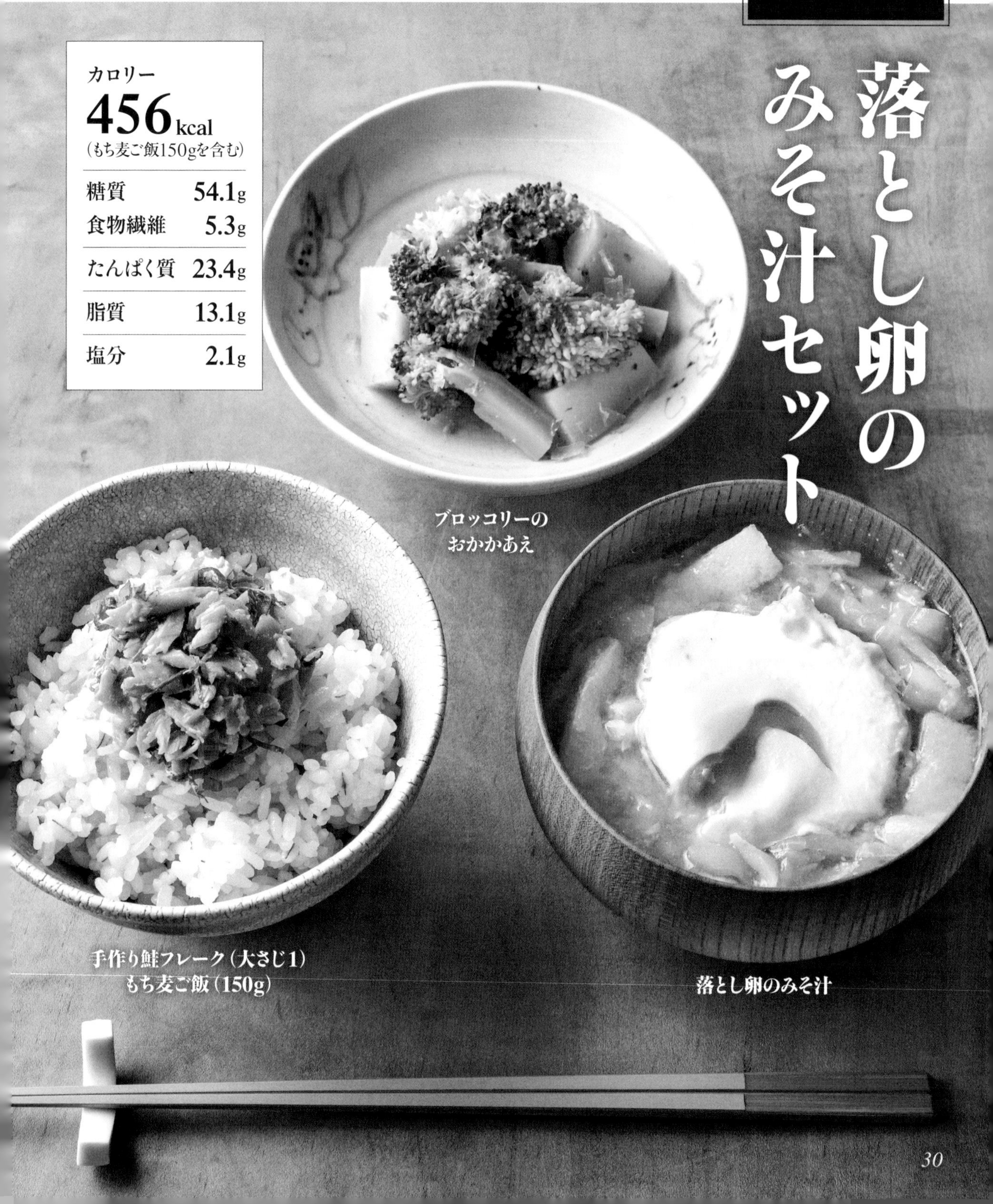

ブロッコリーのおかかあえ

手作り鮭フレーク（大さじ1）
もち麦ご飯（150g）

落とし卵のみそ汁

主菜＋主食

大さじ1あたり

カロリー
44kcal

糖質
0.1g

| | |
|---|---|
| 繊 | 0.1g |
| た | 4.6g |
| 脂 | 2.4g |
| 塩分 | 0.4g |

## 手作り鮭フレーク 作りおき

朝ごはんに最適。市販品より塩分を控え、食べごたえを残して作ることができます！

材料（作りやすい量・全量80g）

**塩鮭**（甘口）……2切れ
**青じそ**……5枚
**万能ねぎ**（小口切り）……大さじ2
白いりごま……小さじ1
酒……大さじ1

作り方

1 フライパンに鮭を入れ、酒をふって中火にかけ、両面に焼き色がつくまで焼く。骨や皮を取り除いて、フレーク状になるように炒めたら火を止めて冷ます。

2 青じそは縦半分に切って横にせん切りにする。

3 ボウルに1を入れ、2、万能ねぎ、白いりごまを加えて混ぜる。

保存 冷蔵で5日間

---

主菜

カロリー
156kcal

糖質
3.8g

| | |
|---|---|
| 繊 | 1.5g |
| た | 11.4g |
| 脂 | 9.8 |
| 塩分 | 1.5g |

## 落とし卵のみそ汁 発酵食品

卵をみそ汁に落として、たんぱく質をしっかりとります。

材料（2人分）

**卵**……2個
**キャベツ**……100g
**油揚げ**……1枚
だし汁（P22）……300mℓ
みそ……大さじ1

作り方

1 キャベツはざく切りにする。油揚げは横半分に切り、1cm幅の短冊切りにする。

2 鍋にだし汁を入れて中火にかけ、煮立ったら1を加えてふたをして、再び煮立つまで煮る。みそを溶き入れ、卵を割り入れてふたをし、2分ほど煮て火を止める。

---

副菜

カロリー
22kcal

糖質
0.7g

| | |
|---|---|
| 繊 | 2.2g |
| た | 3.0g |
| 脂 | 0.3g |
| 塩分 | 0.2g |

## ブロッコリーのおかかあえ 食物繊維 酢

ポン酢しょうゆであえると、しょうゆよりも低塩分です。

材料（2人分）

**ブロッコリー**……100g
ポン酢しょうゆ……小さじ1
削り節……2g

作り方

ブロッコリーは一口大に切り分け、熱湯でさっとゆでて水けをきり、ポン酢しょうゆ、削り節とあえる。

## 朝食の献立
### パターン 3

卵と小魚を混ぜた、たんぱく質とカルシウムが手軽にとれる混ぜご飯です。カルシウムは不足しがちな栄養なので、朝食のパターンにするとよいでしょう。
野菜不足解消には、朝の汁物でとるのがおすすめです。

# じゃこと卵の混ぜご飯セット

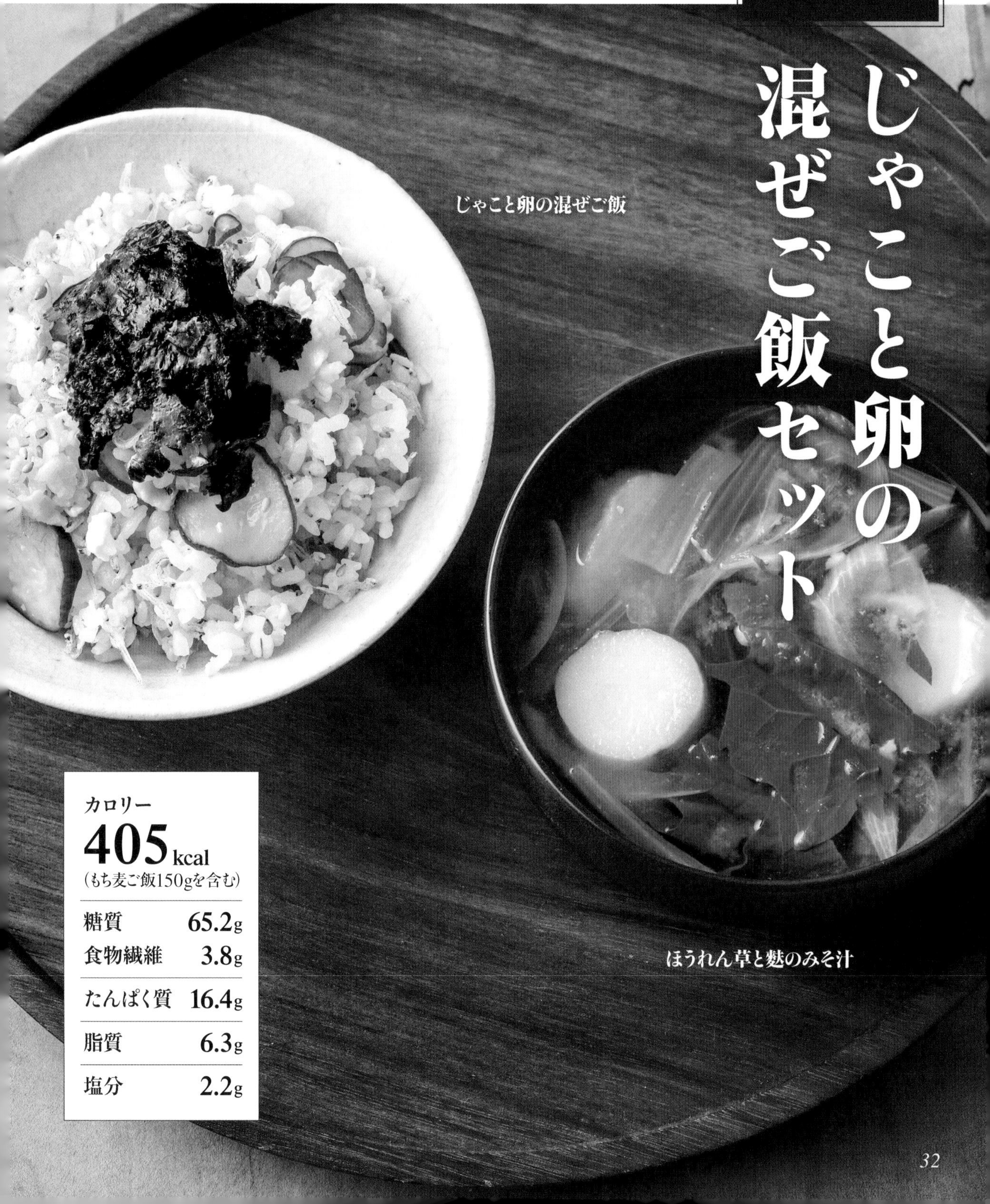
じゃこと卵の混ぜご飯
ほうれん草と麩のみそ汁

カロリー
**405kcal**
（もち麦ご飯150gを含む）

| | |
|---|---|
| 糖質 | 65.2g |
| 食物繊維 | 3.8g |
| たんぱく質 | 16.4g |
| 脂質 | 6.3g |
| 塩分 | 2.2g |

主菜＋
主食

カロリー
365kcal

糖質
60.2g

| | |
|---|---|
| 繊 | 2.7g |
| た | 13.7g |
| 脂 | 5.6g |
| 塩分 | 0.9g |

## じゃこと卵の混ぜご飯

じゃこ＋卵で、たんぱく質とカルシウムが補給でき、バランスのよい一品に。

材料（2人分）

- **温かいご飯**……360g
- **卵**……1個
- **ちりめんじゃこ**……20g
- **きゅうり**……1/2本
- 塩……少々（0.3g）
- 白いりごま……小さじ2
- **焼きのり**（全形）……1/4枚

作り方

1. きゅうりは薄い輪切りにして塩をまぶし、10分ほどおき、水けをしぼる。
2. 卵を溶きほぐし、フライパンに入れて中火で加熱し、菜箸で混ぜていり卵にする。
3. ボウルにご飯を入れ、**1**、**2**、ちりめんじゃこ、白いりごまを加えて混ぜる。器に盛り、焼きのりを小さくちぎってのせる。

---

汁物

カロリー
40kcal

糖質
5.0g

| | |
|---|---|
| 繊 | 1.2g |
| た | 2.7g |
| 脂 | 0.7g |
| 塩分 | 1.3g |

## ほうれん草と麩のみそ汁 発酵食品

みそ汁は具だくさんにすれば、野菜を手軽にとれる立派なおかずです。

材料（2人分）

- **ほうれん草**……1束
- **玉ねぎ**……1/4個
- **小町麩**……6個
- だし汁……300㎖
- みそ……大さじ1

作り方

1. ほうれん草はざく切りにする。玉ねぎは縦薄切りにする。
2. 鍋にだし汁を入れて中火にかけ、煮立ったら**1**を入れ、ふたをして再び煮立ったら小町麩を加え、みそを溶き入れて火を止める。

糖尿病
レシピの
工夫

### カルシウム食品を毎日とるのを習慣に！

ちりめんじゃこは半乾燥品で、しらす干しに比べて日持ちがし、手軽に小魚をとるには便利な食品です。大さじ1（4g）あたりの食塩相当量は0.3gなので使う量には意識が必要ですが、小魚を習慣的に上手にとると、カルシウム不足解消に役立ちます。カルシウムを多く含む食品としては、大豆製品、牛乳、ヨーグルトもおすすめです。

酢は血糖値の上昇を抑えたり高血圧予防に効果的な食品で、
毎日大さじ1を目安にとるとよいとされています。
保存のきく玉ねぎの酢漬けを作っておくと、
野菜にかけたり、あえたりと、酢を習慣的にとりやすくなります。

朝食の献立
パターン
4

# きのこオムレツセット

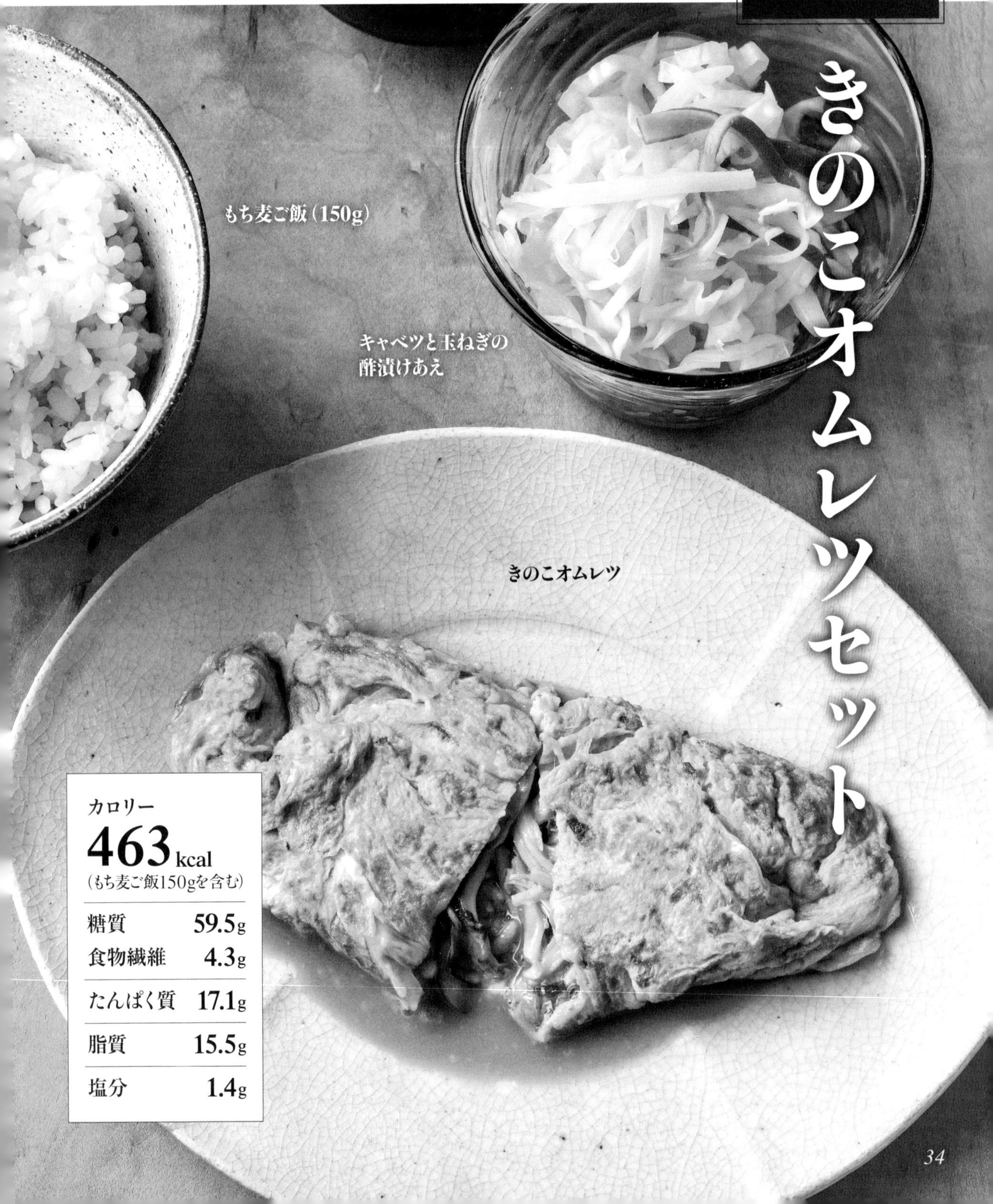
もち麦ご飯（150g）
キャベツと玉ねぎの酢漬けあえ
きのこオムレツ

カロリー
**463**kcal
（もち麦ご飯150gを含む）

| | |
|---|---|
| 糖質 | 59.5g |
| 食物繊維 | 4.3g |
| たんぱく質 | 17.1g |
| 脂質 | 15.5g |
| 塩分 | 1.4g |

主菜

カロリー
201kcal

糖質
3.3g

| | |
|---|---|
| 繊 | 1.9g |
| た | 11.8g |
| 脂 | 14.7g |
| 塩分 | 1.0g |

# きのこオムレツ

卵を半熟にとろっと仕上げると、舌に味が残りやすく、おいしさが持続します。

材料（2人分）

- **卵**……3個
- **まいたけ**……1/2パック
- **えのきだけ**……1/4袋
- **万能ねぎ**（小口切り）……**大さじ3**
- しょうゆ……大さじ1/2
- みりん……小さじ1
- オリーブオイル……大さじ1

作り方

1. まいたけは小房に分ける。えのきは根元を落とし、3等分に切る。
2. フライパンにオリーブオイル小さじ1を熱し、1を炒め、しんなりしたら取り出す。
3. ボウルに卵を溶きほぐし、2、万能ねぎ、しょうゆ、みりんを加えて混ぜる。
4. 小さいフライパンにオリーブオイル小さじ1を熱し、3の半量を流し入れてオムレツを作る。同様にしてもう1つ作る。

---

副菜

カロリー
29kcal

糖質
2.5g

| | |
|---|---|
| 繊 | 0.9g |
| た | 1.6g |
| 脂 | 0.2g |
| 塩分 | 0.4g |

# キャベツと玉ねぎの酢漬けあえ 酢

野菜に作りおきの玉ねぎの酢漬けをあえるだけ。酢を手軽にとれるメニューです。

材料（2人分）

- **玉ねぎの酢漬け**（P156）……**50g**
- **キャベツ**……**100g**
- **かに風味かまぼこ**……**2本**
- しょうゆ……小さじ1/2

作り方

1. キャベツは細切りにして耐熱ボウルに入れ、ふんわりラップをかけて電子レンジで1分加熱する。そのまま粗熱をとる。
2. 1の水けをきり、玉ねぎの酢漬け、かにかまをほぐして加え、しょうゆを加えて全体を混ぜ合わせる。

糖尿病レシピの工夫

### 酢の酸味が苦手なら、加熱調理に使って！

酢の酸味が苦手という人は、炒め物などの加熱調理に使ってみましょう。酢は加熱すると酸味がとび、まろやかなコクが残ります。酢の健康効果は加熱しても変わりはないので、工夫をして毎日とるとよいでしょう。

朝食の献立
パターン
5

# キャベツの巣ごもり卵セット

朝はパン食という人には、パンに塗るバターを無糖のピーナッツバターにすると、カロリーオフになります。パン食は単品になりがちなので、野菜たっぷりの主菜を必ず入れるようにしましょう。フライパン蒸しは手軽で習慣化しやすいです。

| カロリー | 611kcal |
|---|---|
| 糖質 | 42.5g |
| 食物繊維 | 3.6g |
| たんぱく質 | 27.3g |
| 脂質 | 35.3g |
| 塩分 | 1.8g |

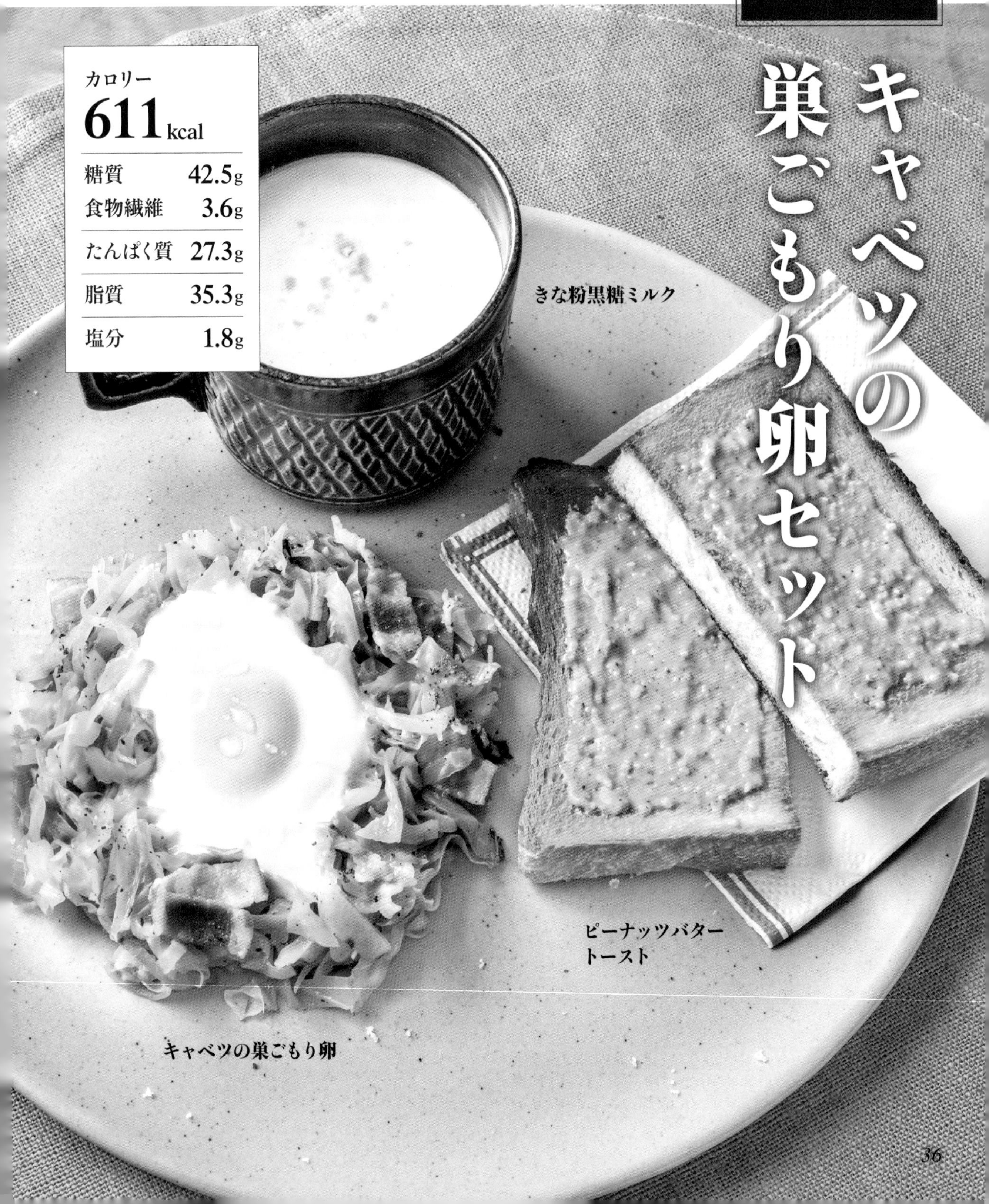
きな粉黒糖ミルク
ピーナッツバタートースト
キャベツの巣ごもり卵

主菜

## キャベツの巣ごもり卵

ベーコンを上手に使うと脂や塩けがキャベツにしみ込み、よい味つけになります。

| | |
|---|---|
| カロリー | 192kcal |
| 糖質 | 3.3g |
| 繊 | 1.6g |
| た | 9.9g |
| 脂 | 14.7g |
| 塩分 | 0.8g |

材料(2人分)

**キャベツ**……180g
**ベーコン**……1 1/2枚(30g)
**卵**……2個
塩……ふたつまみ(0.6g)
粗びき黒こしょう……少々
オリーブオイル……大さじ1/2

作り方

**1** キャベツはせん切りにする。ベーコンは1㎝幅に切る。

**2** フライパンにオリーブオイルを中火で熱し、**1**をさっと炒め、塩、黒こしょうで味をととのえる。

**3** **2**を2つの円形にまとめ、それぞれ中央にくぼみを作って卵を割り入れ、水大さじ2を加えてふたをし、弱火で2分加熱する。

---

主食

## ピーナッツバタートースト

ピーナッツバターをバター代わりに使うと優しい甘みと風味で満足感アップ。

| | |
|---|---|
| カロリー | 296kcal |
| 糖質 | 30.2g |
| 繊 | 1.4g |
| た | 11.1g |
| 脂 | 13.9g |
| 塩分 | 0.8g |

材料(2人分)

**食パン**(6枚切り)……2枚
**ピーナッツバター**(無糖)……大さじ2

作り方

食パンを食べやすく半分に切り、オーブントースターでこんがりと焼き、ピーナッツバターを塗る。

---

飲み物

## きな粉黒糖ミルク

毎朝スプーン1～2杯のきな粉で食物繊維を補給。習慣にしやすい方法です。

| | |
|---|---|
| カロリー | 123kcal |
| 糖質 | 9.0g |
| 繊 | 0.6g |
| た | 6.3g |
| 脂 | 6.7g |
| 塩分 | 0.2g |

材料(2人分)

**牛乳**……300㎖
**きな粉**……小さじ4
**黒糖**……小さじ1

作り方

それぞれのカップにきな粉と黒糖を半量ずつ入れ、牛乳を少し加えてよく溶かす。残りの牛乳を加えて全体を混ぜる。

朝食の献立
パターン
6

# さばチーズトーストセット

缶詰のサバやツナならパンにのせて焼くだけ。
ベーコンやソーセージの代わりに取り入れてみてください。
サバやツナには血液の流れをよくする
オメガ3系の脂肪酸が含まれています。

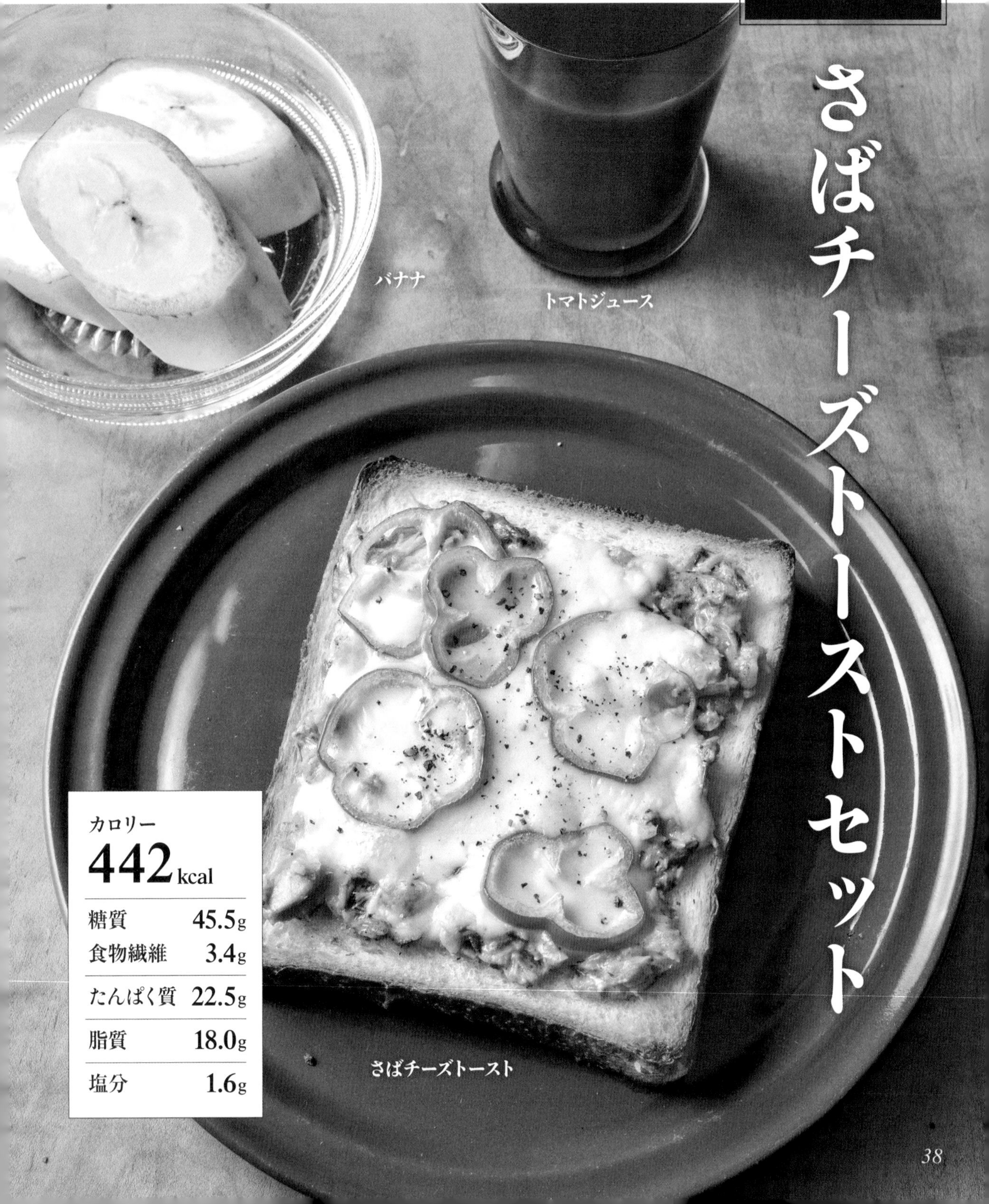


| カロリー | 442kcal |
| --- | --- |
| 糖質 | 45.5g |
| 食物繊維 | 3.4g |
| たんぱく質 | 22.5g |
| 脂質 | 18.0g |
| 塩分 | 1.6g |

主菜＋主食

カロリー 364kcal
糖質 27.7g
繊 1.6g
た 20.7g
脂 17.7g
塩分 1.6g

## さばチーズトースト

さば缶は体にいいオメガ3系の脂質や、良質なたんぱく質がとれる優秀食品です。

材料（2人分）

- **食パン**（6枚切り）……2枚
- **さば缶**（水煮）……1/2缶（固形分90g）
- **ピーマン**……1/2個
- マヨネーズ……大さじ1
- 粗びき黒こしょう……少々
- ピザ用チーズ……40g

作り方

1. さば缶は汁けをきってボウルに入れ、マヨネーズ、こしょうを加えてあえる。
2. ピーマンは薄い輪切りにする。
3. 食パンに**1**をのせ、チーズ、**2**をのせてオーブントースタで4〜5分、チーズが溶けるまで焼く。黒こしょうをふる。

---

副菜

カロリー 52kcal
糖質 12.8g
繊 0.7g
た 0.7g
脂 0.1g
塩分 0.0g

## バナナ

食物繊維を手軽にとれるバナナ。甘みが強いので満足感も得られます。

材料（2人分）

- **バナナ**……1本

---

飲み物

カロリー 26kcal
糖質 5.0g
繊 1.1g
た 1.1g
脂 0.2g
塩分 0.0g

## トマトジュース

手軽にドリンクでビタミン補給。塩けや甘みがついていないものを選びましょう。

材料（2人分）

- **トマトジュース**（無塩）……300mℓ

糖尿病レシピの工夫

### 野菜ジュースは味のついていないものを！

トマトジュースや野菜ジュースを選ぶときは、食塩不使用のもので、さらにで甘みのついていないものを選ぶようにしましょう。野菜ジュースの中には、飲みやすくするため砂糖や果物がブレンドされているジュースがあります。砂糖や果物の果糖をとり過ぎると、内臓脂肪になりやすく、血糖値のコントロールがしにくくなる恐れがあるので、成分表示を必ず確認して糖質量に気をつけましょう。

朝食の献立

パターン

7

# トマト雑炊セット

主菜も副菜も主食も、ひと鍋で煮込むだけの雑炊メニューは
朝食向きです。一品で栄養のバランスがとれるように、
野菜をたっぷり入れるように心がけます。
フルーツはこれから活動をする朝食でとるのがおすすめです。

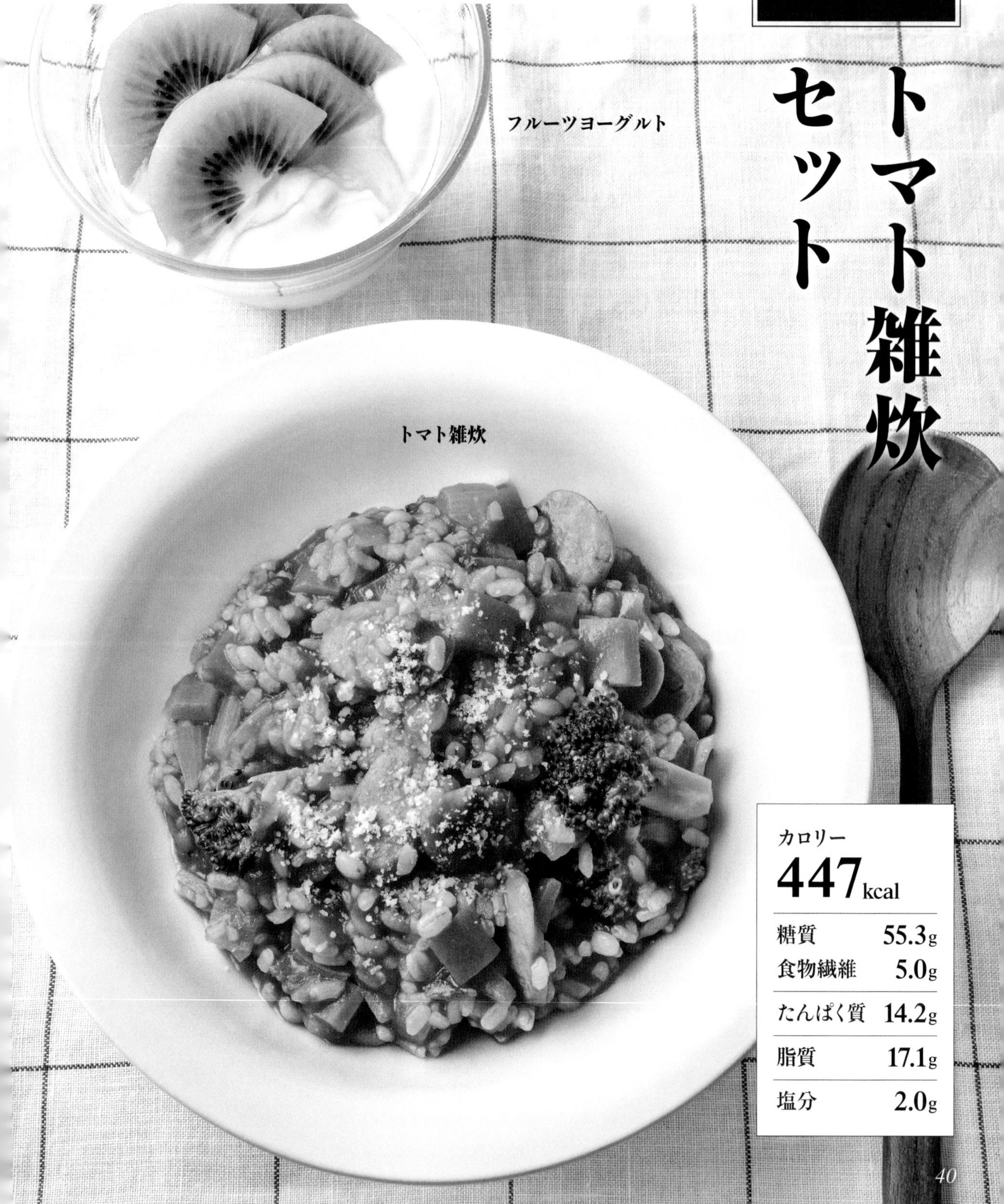


カロリー
**447kcal**

| | |
|---|---|
| 糖質 | 55.3g |
| 食物繊維 | 5.0g |
| たんぱく質 | 14.2g |
| 脂質 | 17.1g |
| 塩分 | 2.0g |

主菜＋
副菜＋
主食

カロリー
346kcal
糖質
41.1g

| | |
|---|---|
| 繊 | 4.1g |
| た | 10.2g |
| 脂 | 14.0g |
| 塩分 | 1.9g |

## トマト雑炊 食物繊維

常備食材で作れます。トマト缶で煮ると、おいしさも栄養価もアップします。

材料（2人分）

**ご飯**……200g
**ウインナー**……3本
**玉ねぎ**……1/4個
**にんじん**……1/4本
**ブロッコリー**……50g
オリーブオイル……小さじ2
A **カットトマト缶**…1/2缶（200g）
　塩……小さじ1/2
　こしょう……少々
粉チーズ……小さじ2

作り方

**1** ウインナーは斜め薄切りにする。玉ねぎは角切り、にんじんは1cm四方の薄切りにする。ブロッコリーは小房に分ける。

**2** 鍋にオリーブオイルを中火で熱し、玉ねぎ、にんじん、ウインナーを入れて炒める。全体にしんなりしてきたら、**A**と水300mℓを加える。再び煮立ったら、ブロッコリー、ご飯を加え、水分量が具にかぶるくらいまで3分ほど混ぜながら煮る。器に盛り、粉チーズをふる。

---

副菜

カロリー
101kcal
糖質
14.2g

| | |
|---|---|
| 繊 | 0.9g |
| た | 4.0g |
| 脂 | 3.1g |
| 塩分 | 0.1g |

## フルーツヨーグルト 発酵食品

ヨーグルトは腸の働きを促します。季節のフルーツと合わせてどうぞ。

材料（2人分）

**キウイフルーツ**……1個
**プレーンヨーグルト（無糖）**……200g
はちみつ……小さじ2

作り方

キウイは皮をむき、半月切りにする。器にヨーグルトとともに盛り、はちみつをかける。

糖尿病
レシピの
工夫

### 果物は、1日あたり片方の手のひらにのるくらいに

果物は、ビタミンやミネラル、食物繊維をとることができる食品ですが、果糖という糖質を多く含むので、食べ過ぎには注意が必要です。糖尿病の患者さんなら、1日の果物の量は、片方の手のひらにのるくらい（100〜200g）と覚えておきましょう。果物をとるなら、これから活動をしてエネルギーを消費できる朝がおすすめです。

蒸し大豆 保存袋 で手軽に！

# 簡単、おいしい手作りみそのすすめ

みそが手軽に作れたら、挑戦してみたくありませんか？
手作りのみそなら麹菌が生きたままなので、腸の働きを促す効果も絶大！
市販の蒸し大豆と冷凍用の保存袋があれば作れる、
とっておきのレシピを紹介します。

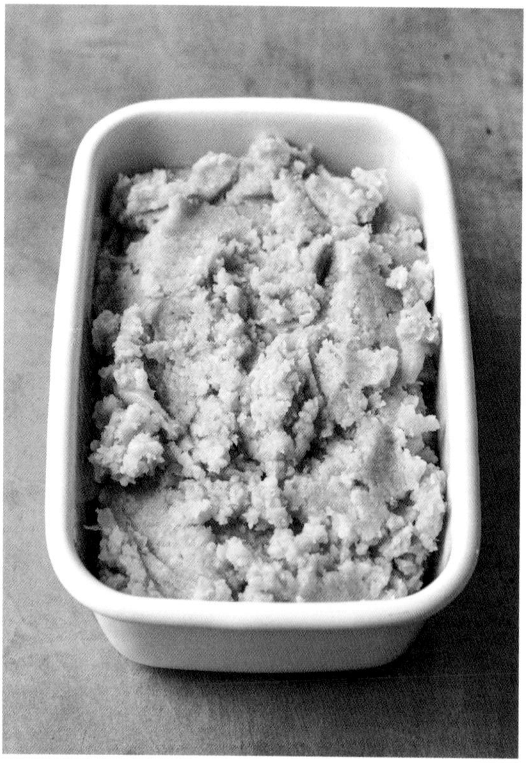

材料（2人分）
【約27㎝四方のジッパー付き保存袋1つ分・約700g】

| | |
|---|---|
| **蒸し大豆**（または水煮大豆） | **300g** |
| **米麹**（乾燥） | **200g** |
| 粗塩 | 60g |

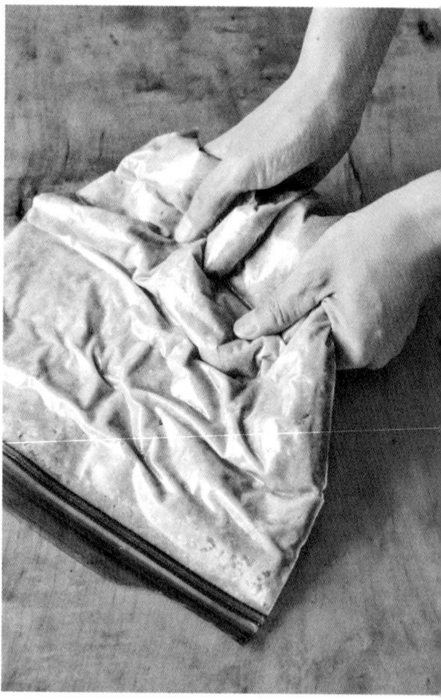

## 手作りのみそは麹菌が生きている！

みそを手作りする一番のメリットは、麹が生み出す善玉菌が生きたままであることです。市販のみそは公衆衛生法によって殺菌しなければ販売できないため、麹菌が失活しています。腸内で善玉菌をより生かしたいと思うなら、元気な善玉菌をとるほうが効果的です。

市販のみその多くは、失活した菌になりますが、善玉菌のエサになるので、腸内環境をととのえるのによい食品であることには変わりありません。

## ❶米麹をぬるま湯でもどす

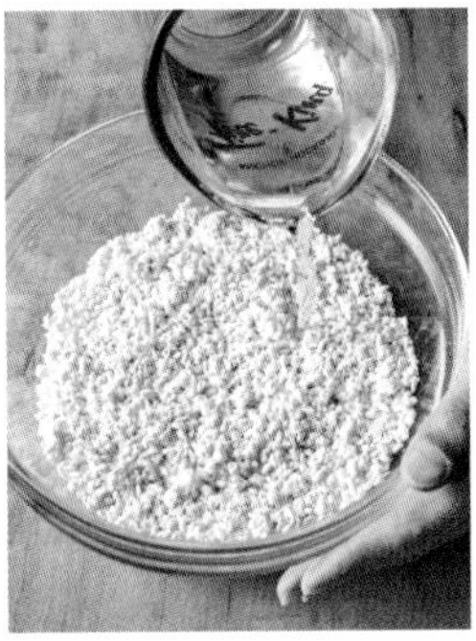

ボウルに米麹を入れ、手でバラバラになるまでほぐす。ぬるま湯(40〜50℃)1/2カップを回し入れ、菜箸などで全体になじませる。ラップをぴったりとかけて室温に1時間ほどおく。

## ❷大豆をゆでる

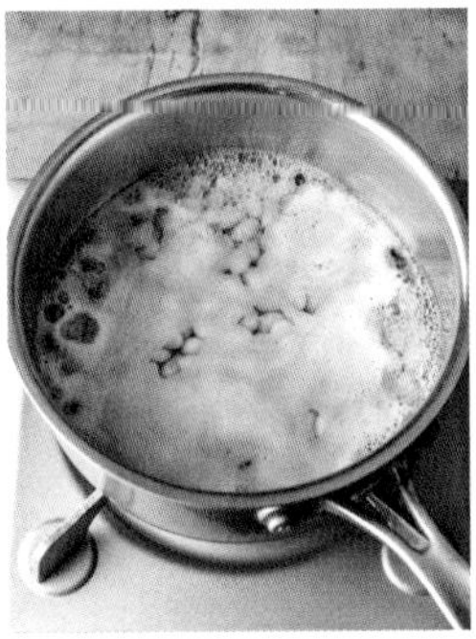

鍋(直径約18㎝)に蒸し大豆を入れ、かぶるくらいの水を注いで中火にかける。沸騰したら弱火にし、5分ほどゆでる。ゆで汁大さじ2を取り分け、ざるに上げて水けをきる。

## ❸大豆を袋に入れてつぶす

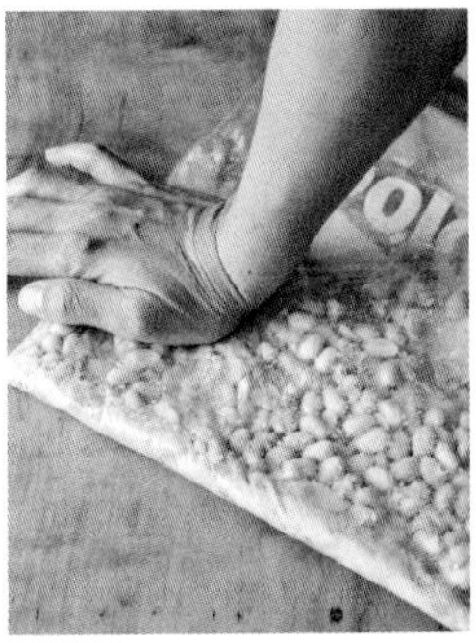

大豆の粗熱を取り、温かいうちにジッパー付き冷凍用保存袋に入れる。袋の上から手で、大豆を粒がなくなるまで押しつぶす。

## ❹米麹と塩を混ぜる

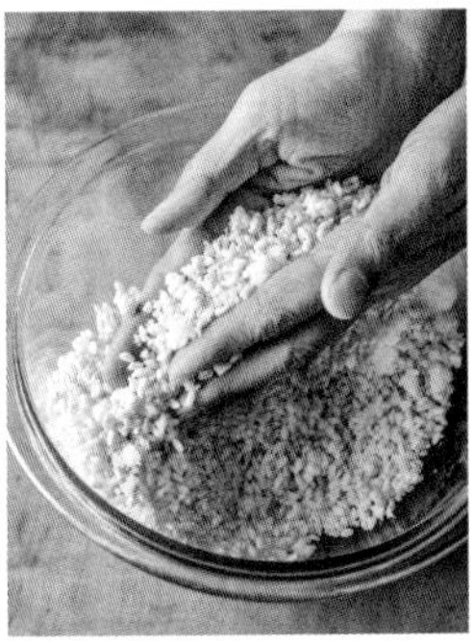

❶もどした米麹に塩を加え、手でよく混ぜ合わせる。

## ❺大豆と米麹を混ぜ合わせる

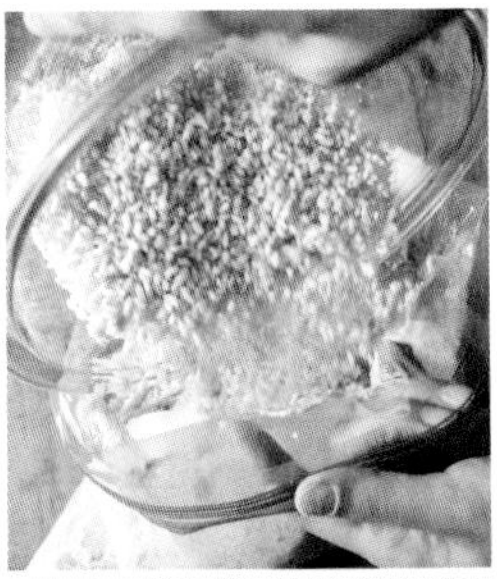

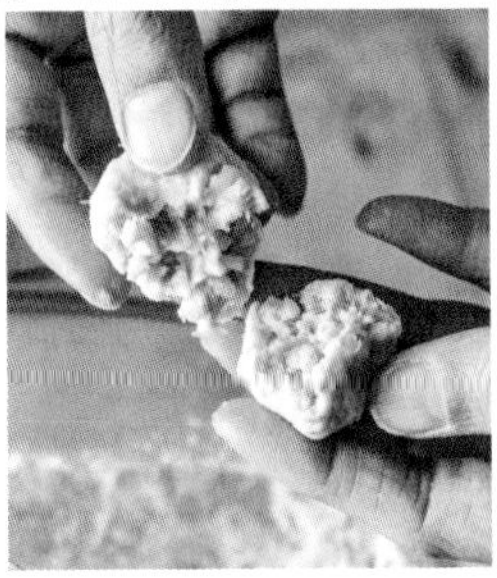

❸の大豆の袋に、❹の米麹を加え、取り分けておいたゆで汁を加える。袋の上からもんで、全体になじむまで混ぜる袋がやぶけてしまったら、二重にすればOK。手でひとまとめにしてみて、ほろほろとくずれるぐらいになったらOK。

## ❻室温に1か月おいて発酵

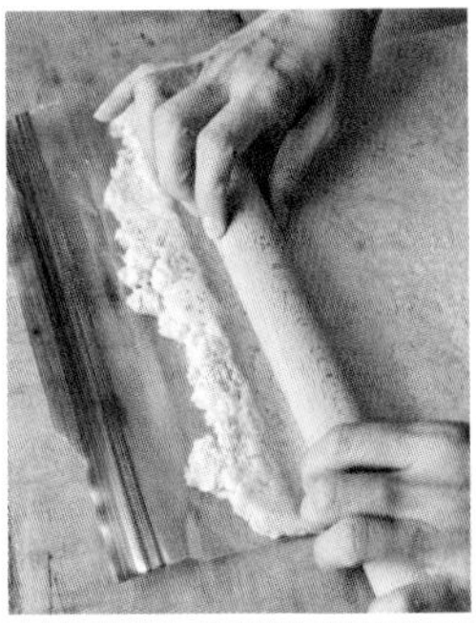

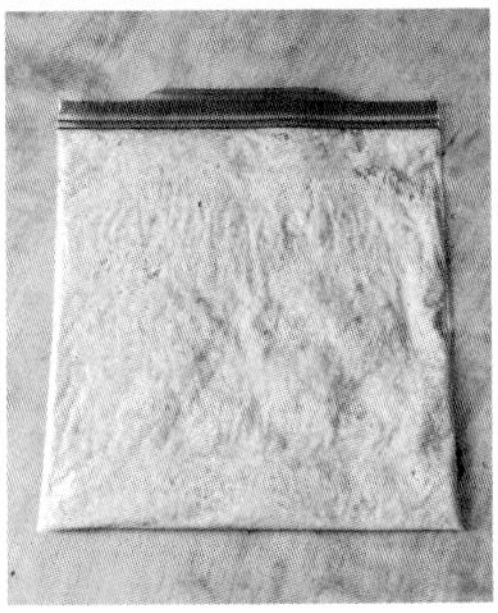

ジッパーを軽く閉じ(空気が抜けるように少しあけておく)、麺棒などを使って下から上に押し広げ、空気をしっかり抜いて口を閉じる。室温(22〜25℃)に1か月ほどおいて発酵させる。3〜4日おきに全体的にもみ、均一にする。発酵させている間に、袋がふくらんできたら、そのつど空気を抜く。みその味がしてきたら完成。冷蔵庫で保存する。

**❗白っぽくなったら……**

発酵させている間に、白っぽく粉をふいたような状態になることがありますが、酵母の一種なので袋の上からもんで、混ぜ込めば大丈夫です。

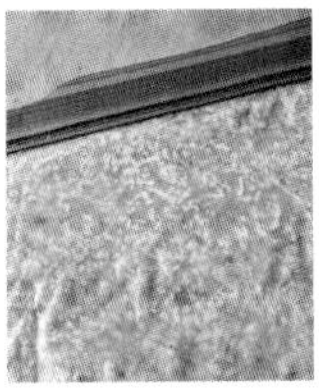

腸内の善玉菌を増やしましょう！

# 毎日1杯、健康みそ汁

元気な善玉菌がとれる手作りみそを使って、毎日1杯のみそ汁を習慣に。
家にある野菜で具だくさんにすれば、野菜不足解消にも役立ちます。

## 海藻とあさりのみそ汁 発酵食品

海藻ミックスは手軽にミネラル補給ができる食材。あさりでうまみたっぷりに！

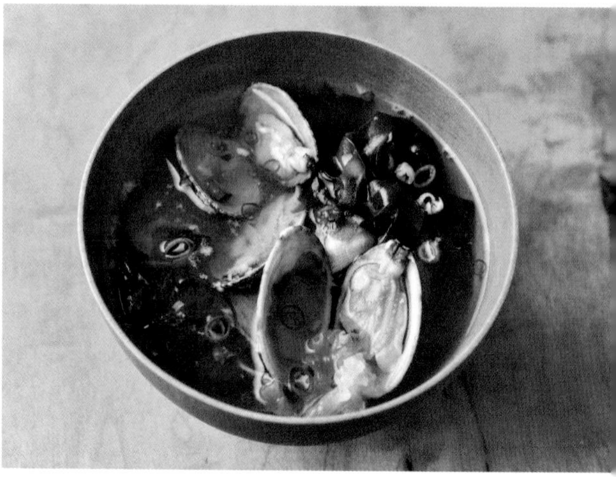

材料（2人分）と作り方

1 **あさり150g**は、塩水（3％濃度・分量外）に30分ほどつけて砂抜きをし、殻をこすり合わせて水で洗う。**海藻ミックス（乾燥）1g**は、水につけて戻し、水けをきる。

2 鍋に**水300㎖**、**昆布5㎝角**、あさりを入れて中火にかけ、煮立ったらアクを取る。あさりの殻が開いたら昆布を取り出し、海藻ミックスを加え、火を止めて**みそ小さじ2**を溶き入れる。器に盛り、**万能ねぎ（小口切り）小さじ2**をちらす。

| カロリー | 糖質 | 繊 | た | 脂 | 塩分 |
|---|---|---|---|---|---|
| 22kcal | 1.2g | 0.6g | 2.7g | 0.5g | 1.6g |

## ごぼうともち麦のみそ汁

発酵食品 食物繊維

もち麦を入れて食物繊維をプラス！
腹持ちもよくなります。

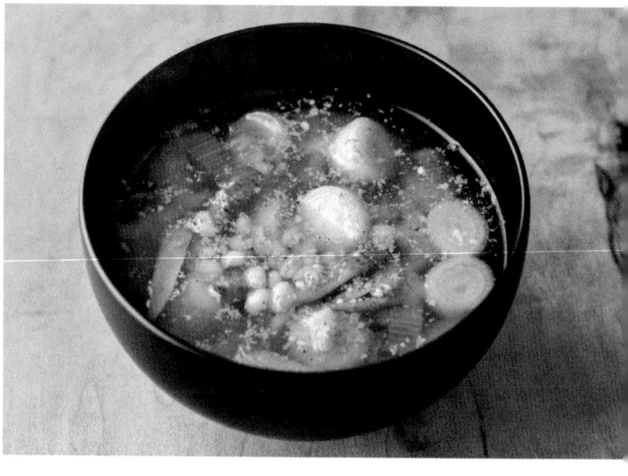

材料（2人分）と作り方

1 **ごぼう30g**は、ささがきにして酢水（分量外）にさらす。**長ねぎ1/3本**は、1㎝幅の小口切りにする。

2 鍋に**だし汁300㎖**、**もち麦大さじ1**を入れてふたをして中火にかける。煮立ったら弱火にし、5分ほど煮る。ごぼうを加えてさらに5分煮る。

3 長ねぎを加えて再び煮立ったら火を止めて、**みそ大さじ1**を溶き入れる。器に盛り、**白すりごま小さじ1/2**をふる。

| カロリー | 糖質 | 繊 | た | 脂 | 塩分 |
|---|---|---|---|---|---|
| 57kcal | 8.0g | 2.2g | 2.7g | 1.1g | 1.3g |

## 糸寒天入りみそ汁 発酵食品

糸寒天は食物繊維豊富。みそ汁に入れると、
とろりとした食感がおいしいです。

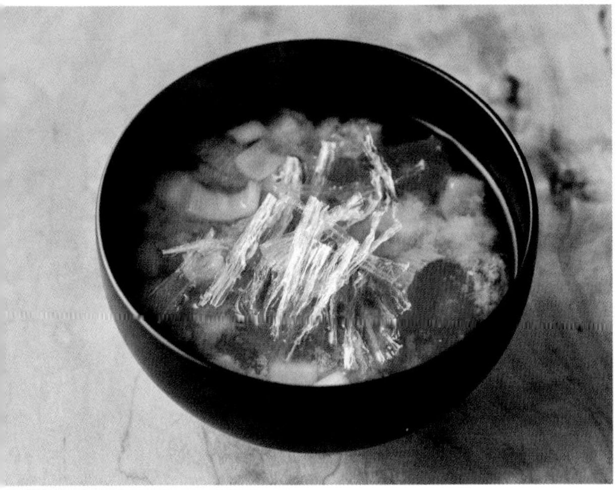

材料（2人分）と作り方

1 **大根30g**、**にんじん20g**は、1㎝角に切る。**長ねぎ1/3本**は、1㎝幅の小口切りにする。**わかめ（乾燥）1g**は、水につけて戻し、水けをきる。

2 鍋に**だし汁300㎖**、大根、にんじんを入れ、ふたをして中火で3分煮る。長ねぎ、わかめを加え、ひと煮たちしたら火を止め、**みそ大さじ1**を溶き入れる。

3 器に盛り、4㎝長さに切った**糸寒天（乾燥）0.5g**をのせる。

| カロリー | 糖質 | 繊 | た | 脂 | 塩分 |
|---|---|---|---|---|---|
| 34kcal | 4.1g | 1.7g | 2.1g | 0.6g | 1.4g |

---

## 甘酒入り豚汁 発酵食品 食物繊維

ほんのりとした甘酒の甘みで、
みその量を控えても味がまとまります。

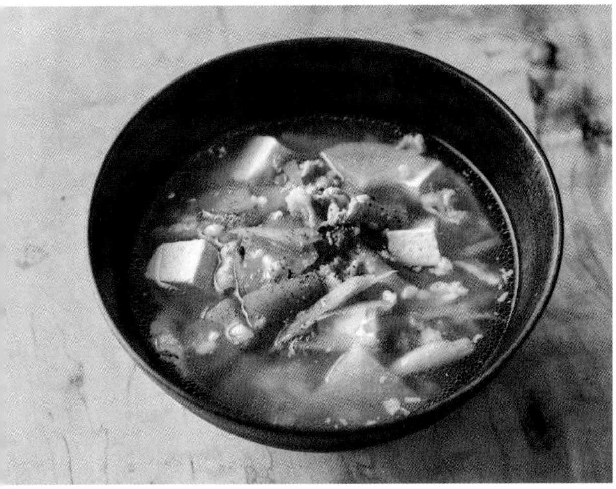

材料（2人分）と作り方

1 **豚バラ薄切り肉50g**は、2㎝幅に切る。**大根30g**と**にんじん20g**は、いちょう切りにする。**ごぼう20g**は、ささがきにして酢水（分量外）にさらす。**しめじ20g**は、小房にほぐす。**木綿豆腐40g**は、1.5㎝角に切る。**こんにゃく20g**は、5㎜厚さ、2㎝四方の薄切りにする。

2 鍋に**ごま油小さじ1/2**と豚肉を入れて弱火で炒める。脂が出てきたらこんにゃくを加えて炒め、全体に油が回ったら大根、にんじん、ごぼう、しめじを加えて中火で炒める。**だし汁350㎖**を加え、煮立ったらアクを取り、豆腐を加えてふたをして5分煮る。

3 火を止めて**みそ大さじ1**を溶き入れ、**甘酒小さじ2**を加える。再び火をつけてさっと煮る。器に盛り、**七味唐辛子適宜**をふる。

| カロリー | 糖質 | 繊 | た | 脂 | 塩分 |
|---|---|---|---|---|---|
| 164kcal | 5.8g | 2.2g | 7.3g | 11.4g | 1.4g |

## かぼちゃのミルク入りみそ汁

発酵食品

牛乳を加えると、みそを控えやすくなります。減塩テクとしておすすめです。

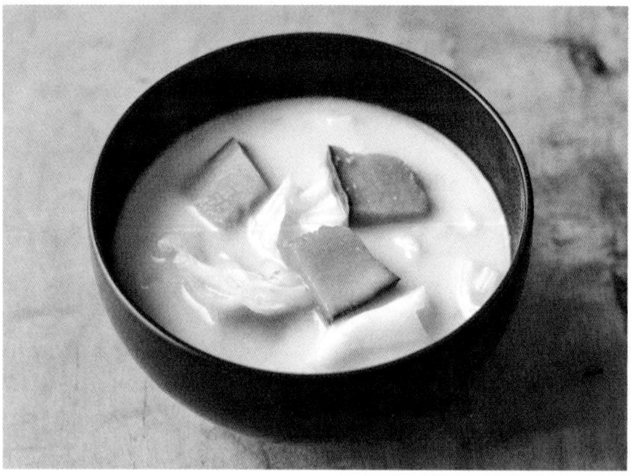

材料（2人分）と作り方

1 **かぼちゃ50g**は、一口大の薄切りにする。**キャベツ50g**は、ざく切りにする。

2 鍋に**だし汁250㎖**とかぼちゃを入れてふたをして、中火で3分煮る。キャベツを加え、野菜がやわらかくなるまで煮る。火を止めて**みそ大さじ1**を溶かし入れ、**牛乳50㎖**を加える。再び火にかけ、さっと温めて火を止める。

| カロリー | 糖質 | 繊 | た | 脂 | 塩分 |
|---|---|---|---|---|---|
| 65kcal | 8.3g | 1.8g | 3.2g | 1.6g | 1.3g |

## 豆腐となめこのすり流し

発酵食品　食物繊維

なめこと長いもで、食物繊維を補給！
とろみもついて、味を感じやすくなります。

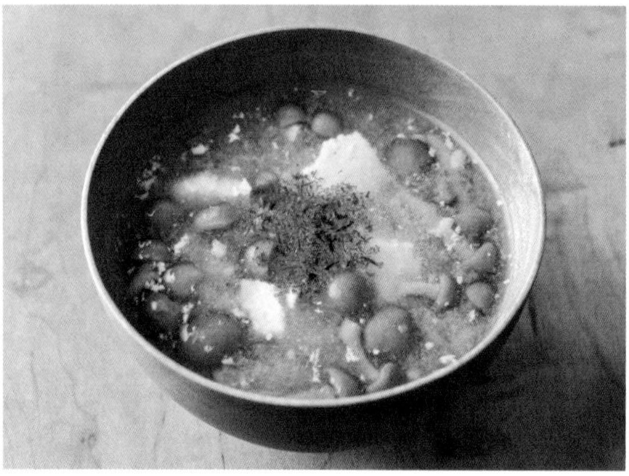

材料（2人分）と作り方

1 鍋に**だし汁300㎖**を入れ、煮立ったら**みそ大さじ1**を溶き入れ、火を止める。

2 **なめこ100g**は、さっと洗って水けをきる。**木綿豆腐50g**は、スプーンで粗くほぐす。**長いも50g**は、皮をむいてすりおろす。

3 1に2を加えてひと煮立ちさせて火を止める。器に盛り、**青のり少々**をちらす。

| カロリー | 糖質 | 繊 | た | 脂 | 塩分 |
|---|---|---|---|---|---|
| 62kcal | 6.5g | 2.5g | 4.7g | 1.8g | 1.3g |

糖尿病レシピの工夫

### みそ汁におすすめの具

水溶性食物繊維を多く含む野菜や海藻類をみそ汁の具にすると、腸内環境をととのえるのに役立ちます。オクラ、ごぼう、なめこ、もずく、わかめが特におすすめです。豆腐や湯葉、納豆などと組み合わせれば植物性のたんぱく質もとれます。ただし、みそ汁は塩分のとり過ぎになりやすいので、1日1杯とするのがよいでしょう。

# 〈２章〉夕食の献立

１週間ごとに食材を計画的に買い、
その食材を上手に活用した献立を提案します。
食材を無駄なく使い、
栄養のバランスをとる工夫が満載です。
６週間分を紹介していますので、
これを参考に夕食作りに慣れていけば、
献立を立てる力も自然と身につきます。

# 夕食は野菜たっぷりを心がけましょう

朝食や昼食に比べるとゆっくり食べられる夕食は、野菜のおかず2品を目安に、献立を立てるのが理想的です。糖尿病だからといって、食べられないものはありません。適切な量と組み合わせ方がわかってくれば、食事療法も簡単です。

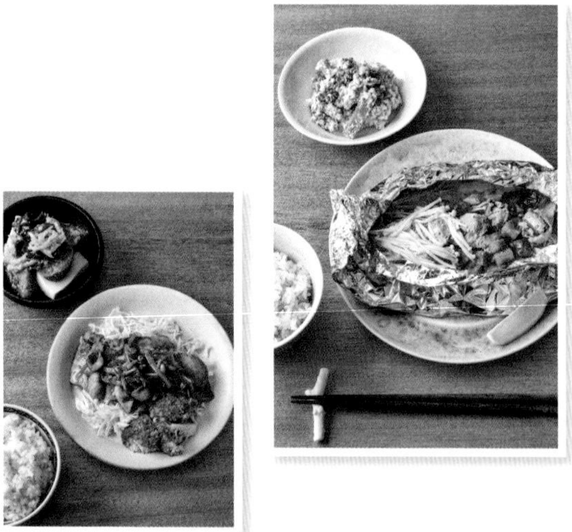

## 野菜のおかずを必ずとる

夕食の献立を考えるとき、肉や魚のメインになるおかず（主菜）から考えるほうが決まりやすいですが、栄養のバランスをとるには、じつはつけ合わせ（副菜）が重要です。

とくに糖尿病をはじめとする生活習慣病の改善には、バランスのとれた食事が治療になります。

どうしたらバランスのよい献立になるかの簡単な考え方としては、**献立に必ず野菜（または海藻）のおかずを入れる**ようにすることです。できれば野菜は1種類ではなく、**色の濃い野菜（緑黄色野菜）と白っぽい色の薄い野菜（淡色野菜）を組み合わせて2～3種類とる**ようにします。そうすれば栄養のバランスはととのいやすくなります。

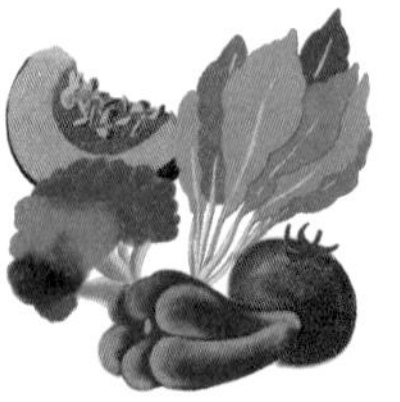

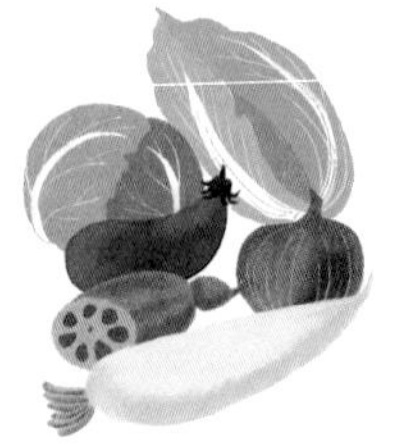

## 献立力を身につける

今日、食べるものが決まったとしても、「明日はどうしよう?」と毎日の献立に悩む人は多いようです。

そこで本書では、1週間単位で使う(買う)食材をリストアップし、その食材を上手に使いきれる献立レシピを6週間分紹介します。**紹介しているどの週からはじめても構いません。まずは1週間、取り組んでみてください。**糖尿病の人向けの献立は、塩分控えめで野菜がきちんととれるいわば健康食。そのおいしさを実感できると思います。

そして**2週間続ければ、体に変化を感じ、**さらに1か月も続ければ、買い物してきた食材から、本書のレシピを組み合わせて献立を考える力が自然に身についてくるでしょう。

## 正しい夕食習慣 3つのポイント

**ポイント 1**

**野菜をたっぷりとる**

1日にとりたい野菜の目安量は350g。そのうち緑黄色野菜(色の濃い野菜)で120g以上、淡色野菜(白っぽくて色が薄い野菜)で230g以上とるとよいとされています。

食事に野菜をたっぷり取り入れたいのは、栄養のバランスをとるのはもちろん、野菜に含まれている食物繊維が糖質の吸収をおさえ、血糖値の上昇をゆるやかにするためです。

**ポイント 2**

**肉・魚・大豆製品・卵をバランスよくとる**

肉・魚・大豆製品・卵に含まれるたんぱく質は、筋肉や細胞など、元気な体をキープするために必要な栄養です。それは年齢や運動量に関係なく、きちんととりたい栄養です。

ただし、肉ばかりからたんぱく質をとるよりも、魚・大豆製品・卵など、いろいろな食品からとるようにしましょう。

**ポイント 3**

**よくかんで食べて腹八分目に**

糖尿病の人や肥満傾向のある人に多いのが、早食いです。早食いは、食べ物が消化されて脳が満腹だと判断する前に、たくさん食べてしまうため、食べ過ぎが習慣になりやすいのです。脳が満腹だと判断するには、15～20分は必要です。よくかんでゆっくり食べ、腹八分目で食事を終えましょう。

➡ 50～145ページでは、1週間単位で買う食材のリストをあげ、その食材を使った献立を6週間分紹介しています。食材の使い方や献立の立て方の参考にお役立てください。

# 夕食の献立 第1週

第1週で使う食材のリストです。買い物をする日は週2回、1日目と5日目に設定しています。今週は塩麹を使ったレシピに注目してください。

## 1日目 の買い物リスト（2人分）

**肉類**

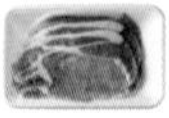
豚ロースしょうが焼き用肉……150g

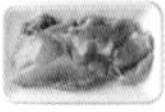
鶏もも肉（塩麹漬け用）……2枚（500g）

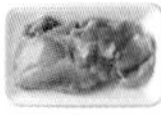
鶏もも肉（皮なし）……1枚（220g）

**大豆製品**

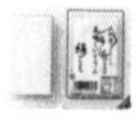
絹豆腐……1丁（300g）

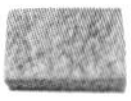
厚揚げ……1枚（200g）

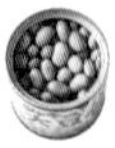
蒸し大豆……100g

**野菜**

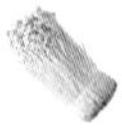
えのきだけ……1袋（200g）

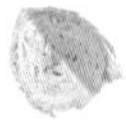
キャベツ……1/4個（250g）

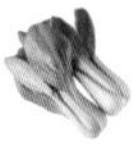
チンゲン菜……2株（200g）

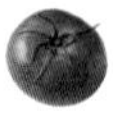
トマト……1個（200g）

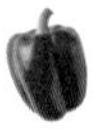
パプリカ（赤）……1個（160g）

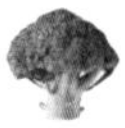
ブロッコリー……1株（200g）

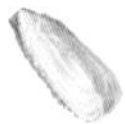
白菜……1/4個（400g）

### そのほか使用する常備食材

●卵　●玉ねぎ　●しょうが　●ゆず（またはレモン）
●ツナ缶（水煮）　●プレーンヨーグルト（無糖）　●削り節
●わかめ（乾燥）　●白すりごま　●塩麹

**注目の食材**

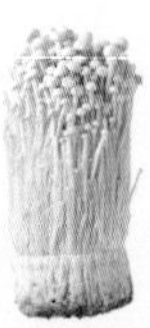
**えのきだけ**

うまみがあり、食物繊維が豊富。加熱すると特有のとろみがつき、味つけの調味料を行き渡らせるのに役立つ。

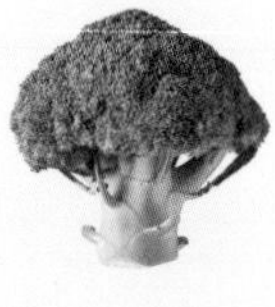
**ブロッコリー**

ビタミンC、E、β−カロテン、葉酸、カリウム、食物繊維などを含む。緑黄色野菜の中でも栄養価が高い。

# 買ってきた日にすること

## 1日目 鶏肉の塩麹漬け

鶏もも肉2枚は皮を取り除き、塩麹大さじ2をまぶしてジッパー付き保存袋に入れる。なるべく空気が入らないようにしっかり封をし、冷蔵庫で保存する（1週間保存可能）。

## 5日目 ごぼうのだし漬け

ごぼうは皮をたわしなどでよく洗い、7〜8cm長さに切る。熱湯で4〜5分ゆでてざるに上げて水けをきる。熱いうちに保存容器に移し、だし汁200〜300mℓを（ごぼうがかくれるくらいまで）加えて冷めるまでおく。

## 5日目 の買い足しリスト（2人分）

**肉類**

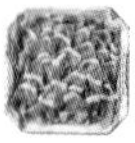
豚ロースしゃぶしゃぶ用肉……200g

**魚介類**

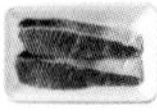
生鮭……2切れ

**野菜**

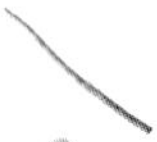
ごぼう……1本（150g）

大根……1/2本（500g）

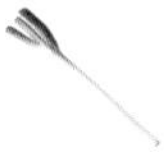
長ねぎ……1本

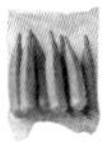
オクラ……8本

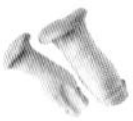
エリンギ……2本

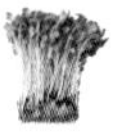
貝割れ菜……1パック

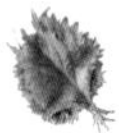
青じそ……10枚

### そのほか使用する常備食材

●にんじん ●玉ねぎ ●しょうが
●にんにく ●カットトマト缶
●塩昆布 ●梅干し（塩分20％）
●小町麩 ●赤唐辛子
●白すりごま ●白いりごま
●塩麹

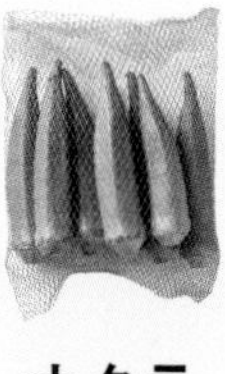

**オクラ**

腸内の善玉菌のえさになる水溶性食物繊維が豊富。特有のねばねばで味を全体に行きわたらせる効果もあります。

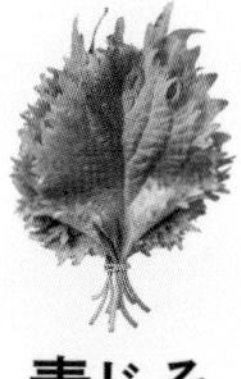

**青じそ**

さわやかな香りで、和風の調味料のみならず、チーズやバターなどとも相性がよい。味にアクセントをつけるのに便利。

第1週
1日目

# 豚肉のしょうが焼き献立

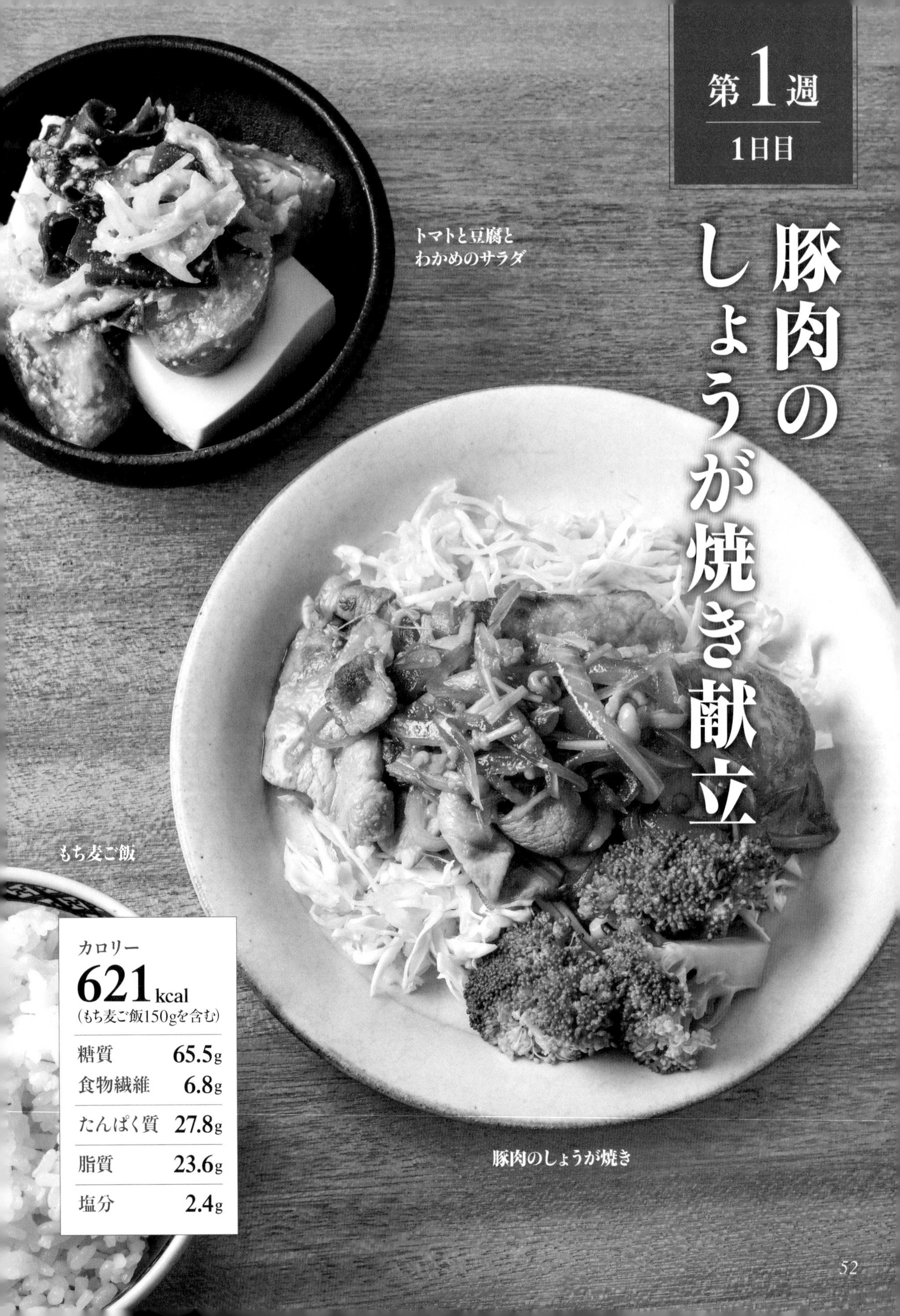

トマトと豆腐と
わかめのサラダ

もち麦ご飯

豚肉のしょうが焼き

カロリー
**621kcal**
(もち麦ご飯150gを含む)

| | |
|---|---|
| 糖質 | 65.5g |
| 食物繊維 | 6.8g |
| たんぱく質 | 27.8g |
| 脂質 | 23.6g |
| 塩分 | 2.4g |

主菜

カロリー
278kcal
糖質
9.8g
繊 3.2g
た 17.7g
脂 16.7g
塩分 1.5g

## 豚肉のしょうが焼き

えのきを一緒に炒めるとうまみが増し、とろみもつくので味がしっかりからみます。

材料（2人分）

**豚ロースしょうが焼き用肉**……**150g**
**玉ねぎ**……**1/4個（50g）**
**えのきだけ**……**1/4袋（50g）**
ごま油……小さじ1
〈しょうが焼きのたれ〉
　しょうが（すりおろし）……小さじ1
　しょうゆ、みりん……各大さじ1
〈つけ合わせ〉
　**キャベツのせん切り**……**100g**
　**ゆでブロッコリー（P83）**……**40g**

作り方

1 豚肉は半分に切る。玉ねぎは縦薄切りにする。えのきは1㎝幅に切る。しょうが焼きのたれの材料は混ぜておく。

2 フライパンにごま油を中火で熱し、豚肉を入れて炒める。両面の色が変わったら端によせ、玉ねぎ、えのきを加えてしんなりするまで炒める。

3 しょうが焼きのたれを加え、全体に味をなじませる。器にキャベツを盛り、その上にたれごと盛りつけ、ブロッコリーを添える。

糖尿病レシピの工夫

### 盛りつけ方を工夫して減塩に！

キャベツの上に、たれごとしょうが焼きを盛りつけると、キャベツにマヨネーズやドレッシングをかける必要がなくなります。肉と一緒に野菜をたっぷり食べられるので、栄養のバランスもよくなります。

---

副菜

カロリー
109kcal
糖質
6.2g
繊 2.1g
た 5.7g
脂 6.3g
塩分 0.9g

## トマトと豆腐とわかめのサラダ 食物繊維 発酵食品 酢

サラダに豆腐を合わせてボリュームアップ。ごまみそだれが合います。

材料（2人分）

**絹豆腐**……**3/4丁（225g）**
**トマト**……**1/2個**
**玉ねぎ**……**1/4個**
**わかめ（乾燥）**……**2g**
**塩**……**ひとつまみ（0.3g）**
〈ごまみそだれ〉
　みそ、酢……各大さじ1/2
　白すりごま……小さじ2
　ごま油……小さじ1

作り方

1 トマトはくし形切りにして、長さを半分に切る。わかめは水で戻し、水けをしぼる。玉ねぎは薄切りにして塩を加えてもみ、しんなりしたら水けをしぼる。

2 ボウルにごまみそだれの材料を混ぜ合わせ、トマト、わかめ、玉ねぎを加えてあえる。

3 絹豆腐は4等分に切って器に盛り、**2**をのせる。

第1週
2日目

# 鶏肉と白菜の塩麹蒸し献立

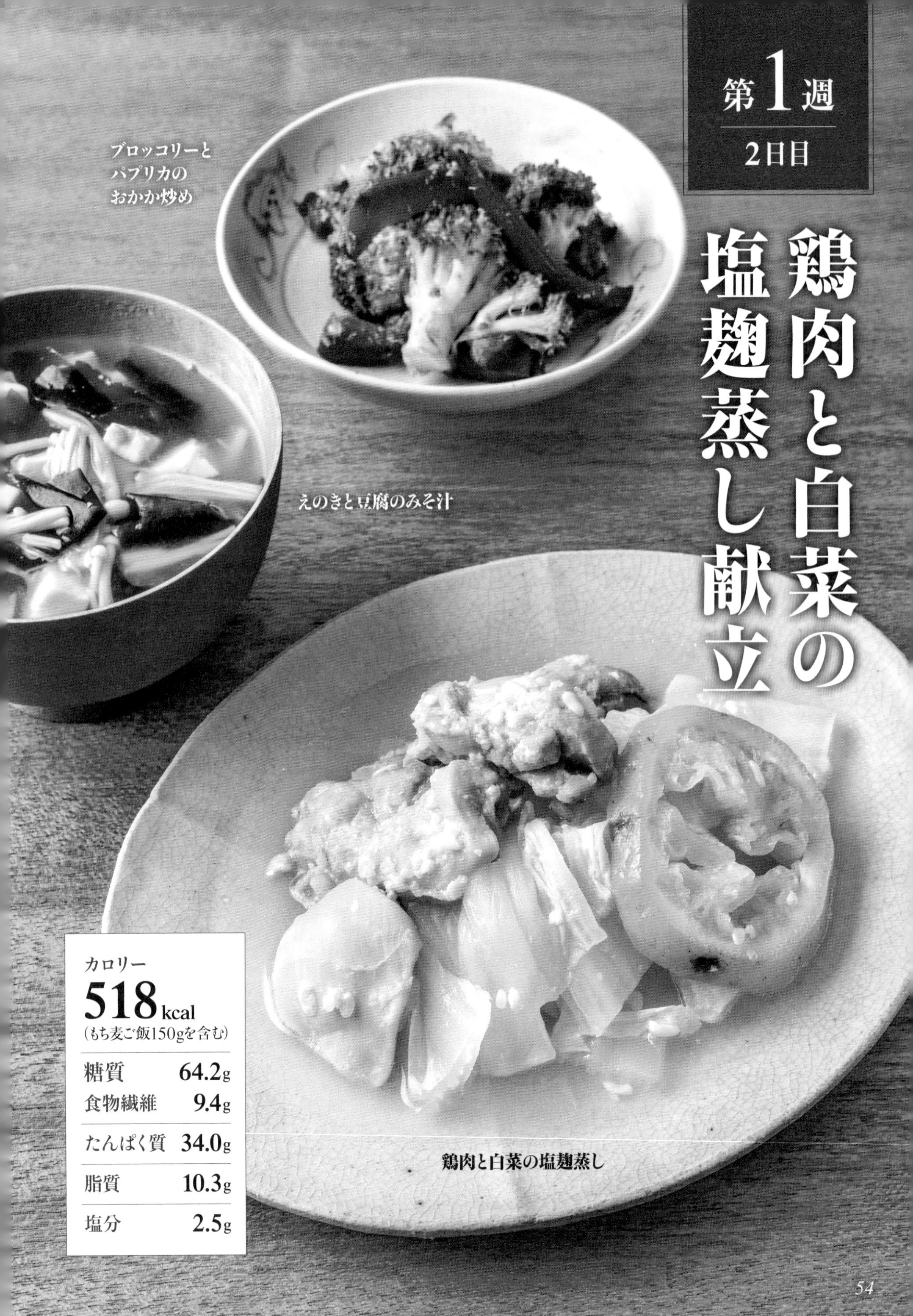

ブロッコリーとパプリカのおかか炒め

えのきと豆腐のみそ汁

鶏肉と白菜の塩麹蒸し

カロリー
**518**kcal
（もち麦ご飯150gを含む）

| | |
|---|---|
| 糖質 | 64.2g |
| 食物繊維 | 9.4g |
| たんぱく質 | 34.0g |
| 脂質 | 10.3g |
| 塩分 | 2.5g |

主菜

カロリー
185kcal

糖質
7.0g

繊 3.4g

た 22.6g

脂 5.8g

塩分 1.2g

## 鶏肉と白菜の塩麹蒸し 発酵食品

味つけは、うまみたっぷりの塩麹におまかせ。ゆずをしぼれば香り豊かに仕上がります。

材料（2人分）

**鶏肉の塩麹漬け**（P51）*
……………………**1枚**（正味220g）
**白菜**……………………………………**300g**
塩麹………………………………小さじ1
ゆず（1cm厚さの輪切り）…………2枚

＊下ごしらえをしていない場合は、鶏もも肉（皮なし）1枚に塩麹大さじ1をまぶし、1時間以上おく。

作り方

1 白菜はざく切りにして鍋に入れ、鶏肉の塩麹漬けをのせ、水50mℓに塩麹を溶いたものを回しかける。

2 ゆずを上にのせ、ふたをして中火にかける。蒸気が出たらそのまま5分加熱する。

**memo**
白菜の代わりにキャベツ、ゆずの代わりにレモンでもおいしく作れます。

---

副菜

カロリー
52kcal

糖質
3.8g

繊 1.9g

た 2.6g

脂 2.3g

塩分 0.3g

## ブロッコリーとパプリカのおかか炒め

ごま油で炒めると香り豊かになり、しょうゆの量を控えてもおいしい。

材料（2人分）

**ゆでブロッコリー**（P83）………**60g**
**パプリカ**（赤）…………………………**1/2個**
ごま油……………………………小さじ1
A みりん……………………小さじ1
　しょうゆ…………………小さじ1/2
　水……………………………大さじ1
削り節……………………1パック（2g）

作り方

1 パプリカは縦に1cm幅の細切りにする。Aは混ぜておく。

2 フライパンにごま油を中火で熱し、ブロッコリーとパプリカを炒める。しんなりしたらA、削り節を加えてさっと炒め合わせる。

---

汁物

カロリー
47kcal

糖質
3.9g

繊 2.6g

た 4.4g

脂 1.6g

塩分 1.0g

## えのきと豆腐のみそ汁 食物繊維 発酵食品

えのきとわかめはとろみが出るので舌に味が残り、味を感じやすくなります。

材料（2人分）

**絹豆腐**……………………**1/4丁**（75g）
**えのきだけ**……………**1/2袋**（100g）
**わかめ**（乾燥）……………………………**1g**
だし汁……………………………250mℓ
みそ………………………………小さじ2

作り方

1 えのきは長さを半分に切る。豆腐は1cm角に切る。

2 鍋にだし汁を入れて中火にかけ、煮立ったらえのき、わかめ、豆腐の順に加える。再び煮立ったら火を止め、みそを溶き入れる。

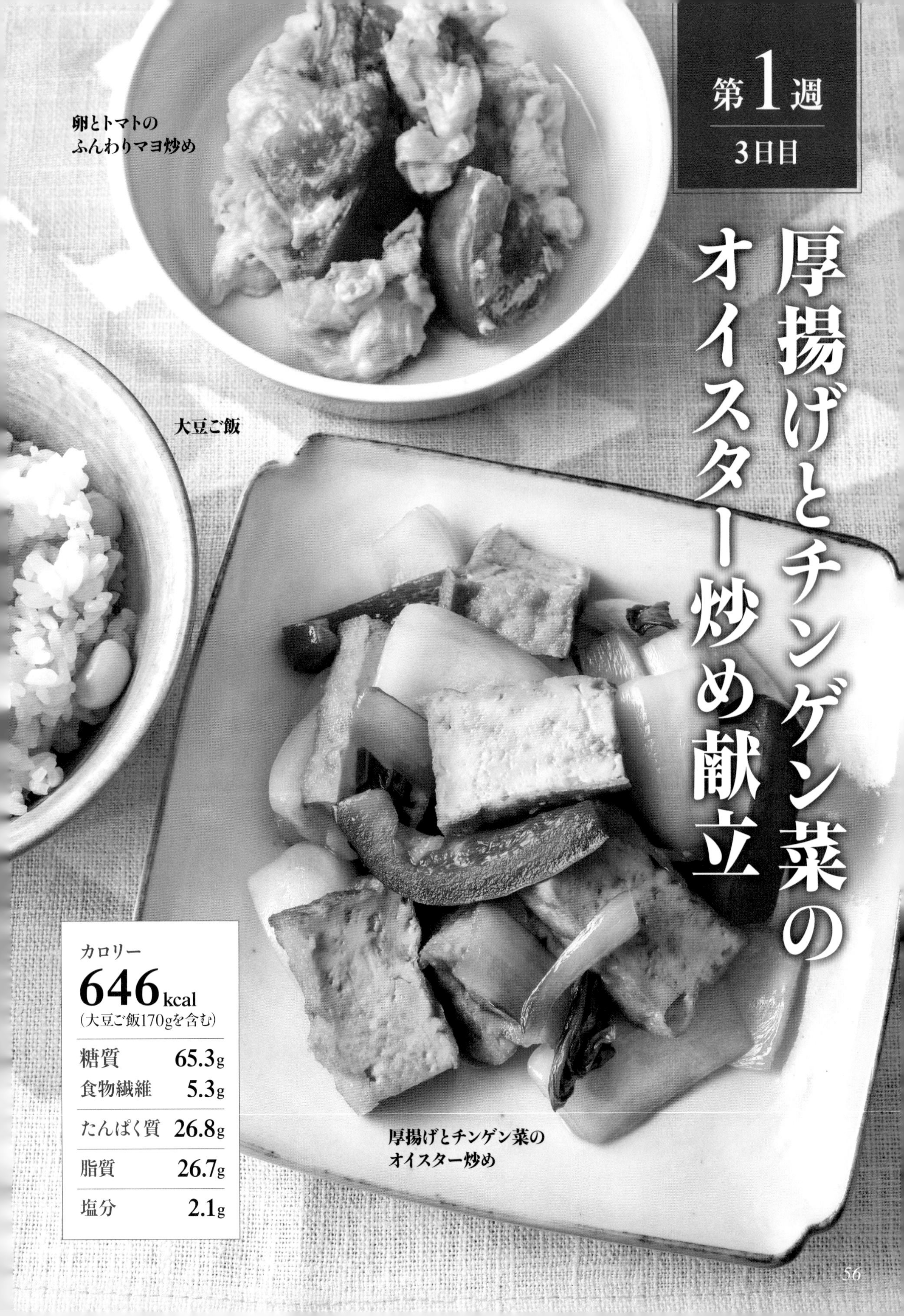

第1週
3日目

# 厚揚げとチンゲン菜のオイスター炒め献立

卵とトマトの
ふんわりマヨ炒め

大豆ご飯

厚揚げとチンゲン菜の
オイスター炒め

カロリー
**646**kcal
(大豆ご飯170gを含む)

| | |
|---|---|
| 糖質 | 65.3g |
| 食物繊維 | 5.3g |
| たんぱく質 | 26.8g |
| 脂質 | 26.7g |
| 塩分 | 2.1g |

主菜

カロリー
214kcal
糖質
6.9g
繊 2.6g
た 12.5g
脂 13.5g
塩分 1.6g

## 厚揚げとチンゲン菜のオイスター炒め

厚揚げは先に焼いて香ばしさをつけます。みじん切りのしょうがで味にパンチを。

材料（2人分）

**厚揚げ**……1枚
**チンゲン菜**……2株
**パプリカ（赤）**……1/2個
しょうが（みじん切り）……小さじ2
ごま油……小さじ1
**A**
酒……大さじ1
オイスターソース……小さじ2
しょうゆ、砂糖……各小さじ1
鶏がらスープの素……小さじ1/2

作り方

1. 厚揚げは縦1cm幅の一口大に切る。チンゲン菜は縦半分に切り、葉の部分はざく切り、茎の部分は3cm幅に切る。パプリカは横半分に切り、縦に1cm幅に切る。**A**は混ぜておく。
2. フライパンに半量のごま油を中火で熱し、厚揚げを入れて焼きつける。全体に焼き色がついたら端によせ、残りのごま油を加え、しょうがを炒める。香りが立ったらチンゲン菜とパプリカを加えて炒める。チンゲン菜の茎がしんなりしたら**A**を加えてさっと炒め合わせる。

---

副菜

カロリー
139kcal
糖質
2.2g
繊 0.5
た 7.2g
脂 10.8g
塩分 0.4g

## 卵とトマトのふんわりマヨ炒め

トマトの味を生かして減塩。卵はマヨネーズを混ぜておくとふんわり仕上がります。

材料（2人分）

**卵**……2個
**トマト**……1/2個
マヨネーズ……小さじ2
塩……ひとつまみ（0.3g）
こしょう……少々
油……小さじ1

作り方

1. トマトはくし形切りにして、長さを半分に切る。ボウルに卵を割り入れ、マヨネーズ、塩、こしょうを加えて混ぜ合わせる。
2. フライパンに油を中火で熱し、トマトを入れて表面を軽く焼いて端によせる。卵を流し入れ、大きく混ぜながら半熟にし、トマトと炒め合わせる。

---

主食

カロリー
293kcal
糖質
56.2g
繊 2.2g
た 7.1g
脂 2.4g
塩分 0.1g

## 大豆ご飯 食物繊維

炊きたてのご飯に蒸し大豆を混ぜるだけで、食物繊維を手軽にプラスできます。

材料（2人分）

**温かいご飯**……300g
**蒸し大豆**……40g

作り方

温かいご飯に蒸し大豆を混ぜる。

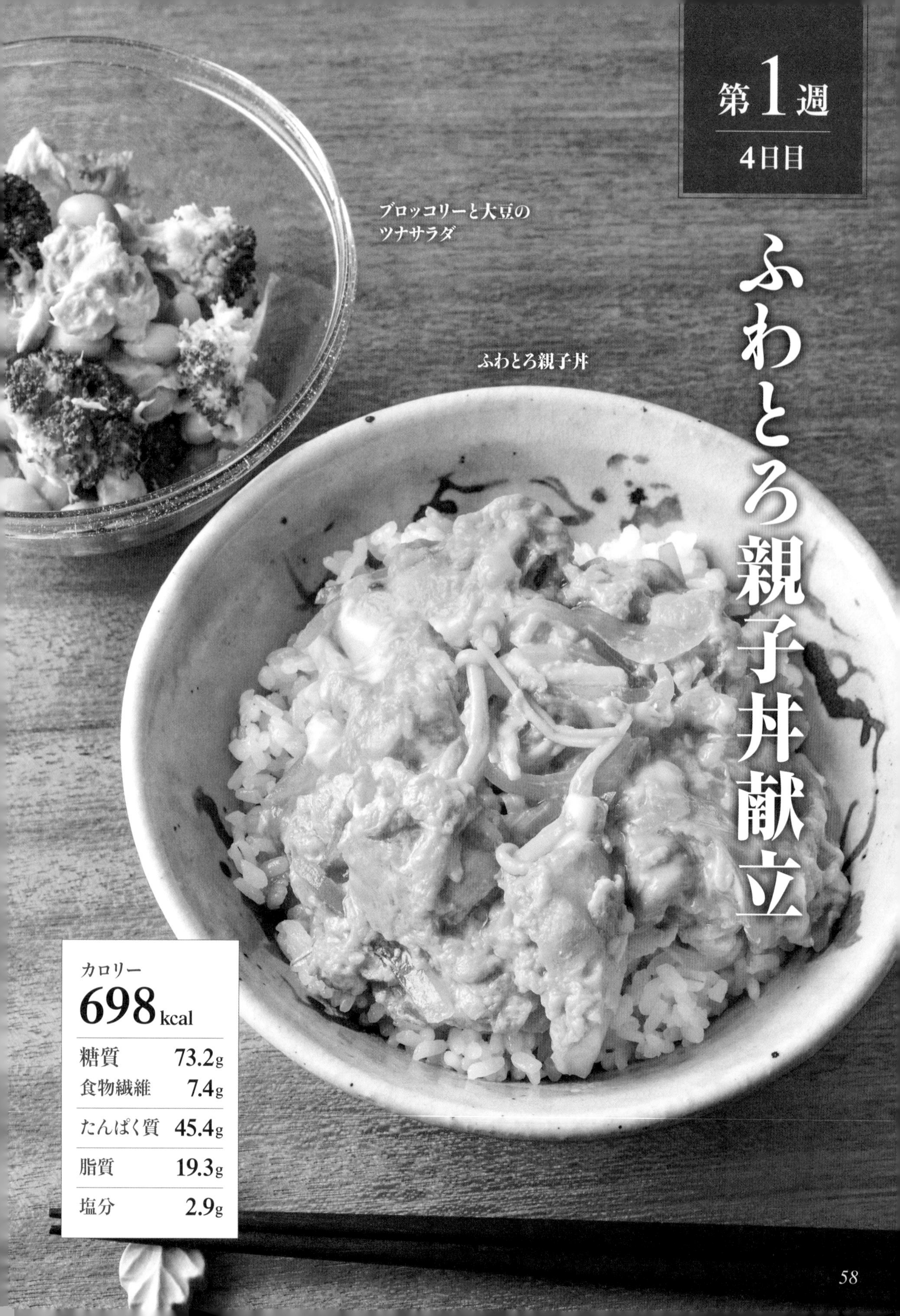

第1週
4日目

# ふわとろ親子丼献立

ブロッコリーと大豆の
ツナサラダ

ふわとろ親子丼

| | |
|---|---|
| カロリー | 698kcal |
| 糖質 | 73.2g |
| 食物繊維 | 7.4g |
| たんぱく質 | 45.4g |
| 脂質 | 19.3g |
| 塩分 | 2.9g |

主菜＋主食

## ふわとろ親子丼

えのきを入れるととろりとした食感に。かさも増えて食べごたえも出ます。

カロリー 572kcal

糖質 71.5g

繊 3.1g

た 35.0g

脂 12.0g

塩分 2.4g

材料（2人分）

- 鶏もも肉（皮なし）……1枚（正味220g）
- 玉ねぎ……1/4個（50g）
- えのきだけ……1/4袋（50g）
- 溶き卵……2個
- もち麦ご飯……360g
- A
  - だし汁……100mℓ
  - みりん……大さじ2
  - しょうゆ……大さじ1 1/2

作り方

1. 鶏肉は一口大に切る。玉ねぎは縦薄切りにする。えのきは長さを半分に切る。卵を溶いておく。
2. フライパンにAを入れ、鶏肉、玉ねぎ、えのきを加えて中火にかけ、ふたをして5分ほど煮る。鶏肉に火が通ったら、溶き卵を1/4量ほど残して全体に回し入れ、卵に火が通ったら残りの溶き卵を加えふたをして、火を止めて1分ほど蒸す。
3. 器にご飯を盛り、2をのせる。

---

副菜

## ブロッコリーと大豆のツナサラダ　食物繊維　発酵食品

蒸し大豆を加えて食物繊維を補給。マヨネーズにヨーグルトを混ぜるとカロリーオフに。

カロリー 126kcal

糖質 1.7g

繊 4.3g

た 10.4g

脂 7.3g

塩分 0.5g

材料（2人分）

- ゆでブロッコリー（P83）……100g
- 蒸し大豆……60g
- ツナ缶（水煮）……小1缶（正味50g）
- A
  - マヨネーズ、プレーンヨーグルト（無糖）……各大さじ1
  - 練りがらし……小さじ1/4

作り方

1. ツナは缶汁をきる。
2. ボウルにAを混ぜ合わせ、ブロッコリー、蒸し大豆、ツナを加えてあえる。

糖尿病レシピの工夫

### 蒸し大豆の優秀さに大注目！

蒸し大豆は、植物性たんぱく質がとれるとともに、食物繊維を手軽にプラスでき、食べごたえもアップできる優秀食品です。サラダやみそ汁の具などに活用できるほか、P57「大豆ご飯」のようにご飯の一部を蒸し大豆に置き換えれば、糖質を減らすこともできて、じつに一石四鳥です。缶詰やドライパックで市販されているので、常備して積極的にとるとよいでしょう。

第1週
5日目

# 鮭の香味みそ焼き献立

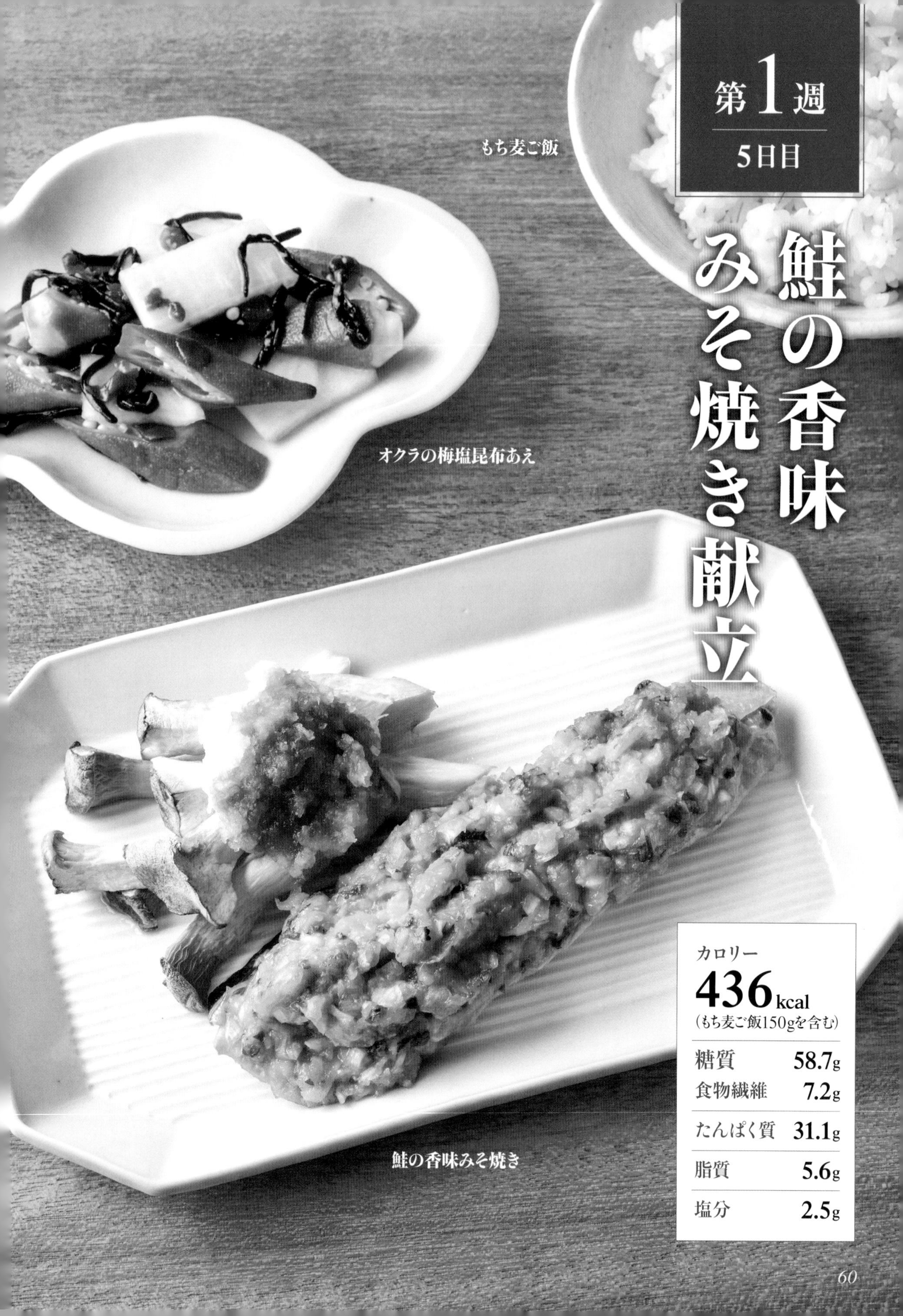
もち麦ご飯
オクラの梅塩昆布あえ
鮭の香味みそ焼き

カロリー
**436**kcal
(もち麦ご飯150gを含む)

| | |
|---|---|
| 糖質 | 58.7g |
| 食物繊維 | 7.2g |
| たんぱく質 | 31.1g |
| 脂質 | 5.6g |
| 塩分 | 2.5g |

主菜

カロリー
181kcal

| | |
|---|---|
| 糖質 | 6.9g |
| 繊 | 3.0g |
| た | 25.3g |
| 脂 | 4.9g |
| 塩分 | 1.5g |

## 鮭の香味みそ焼き 発酵食品

鮭は塩分管理がしやすい生鮭を使いましょう。香り野菜をきかせるのがポイントです。

材料（2人分）

**生鮭**……2切れ
**長ねぎ**（白い部分）……2/3本（70g）
**青じそ**……4枚
しょうが（すりおろし）……小さじ1
みそ……大さじ1
砂糖……小さじ1
〈つけ合わせ〉
エリンギ……2本
大根おろし……大さじ2
しょうゆ……小さじ1/4

作り方

1 長ねぎと青じそはみじん切りにし、しょうが、みそ、砂糖と混ぜ合わせる。大根おろしは余分な水けをきる。

2 トースターの天板にアルミ箔を広げ、生鮭をのせ、1の香味みそを塗る。エリンギは手で大きめにさき、鮭の横にのせる。トースターに入れて10分焼く（エリンギは途中7分くらいで取り出す）。

3 器に焼いた鮭をのせる。焼いたエリンギを添え、大根おろしをのせ、しょうゆをかける。

memo
香味みそは生鮭のほか、さわら、かじき、鶏肉や豚肉などに塗って焼いても。

---

副菜

カロリー
21kcal

| | |
|---|---|
| 糖質 | 2.3g |
| 繊 | 2.7g |
| た | 1.4g |
| 脂 | 0.1g |
| 塩分 | 1.0 g |

## オクラの梅塩昆布あえ 食物繊維

梅干しや塩昆布はうまみがあるので、調味料いらずで味が決まります。

材料（2人分）

**オクラ**……8本
**大根**……70g
梅干し（塩分20％）……1/2個分（5g）
塩昆布……5g

作り方

1 オクラはガクを除き、下ゆでして水にとり、2本はラップで包み、野菜室で保存する（7日目用）。残りは3等分の斜め切りにする。大根は短冊切りにする。梅干しは包丁でたたいてペースト状にする。

2 ボウルに1、塩昆布を入れてあえる。

第1週
6日目

# 豚しゃぶのおろしポン酢献立

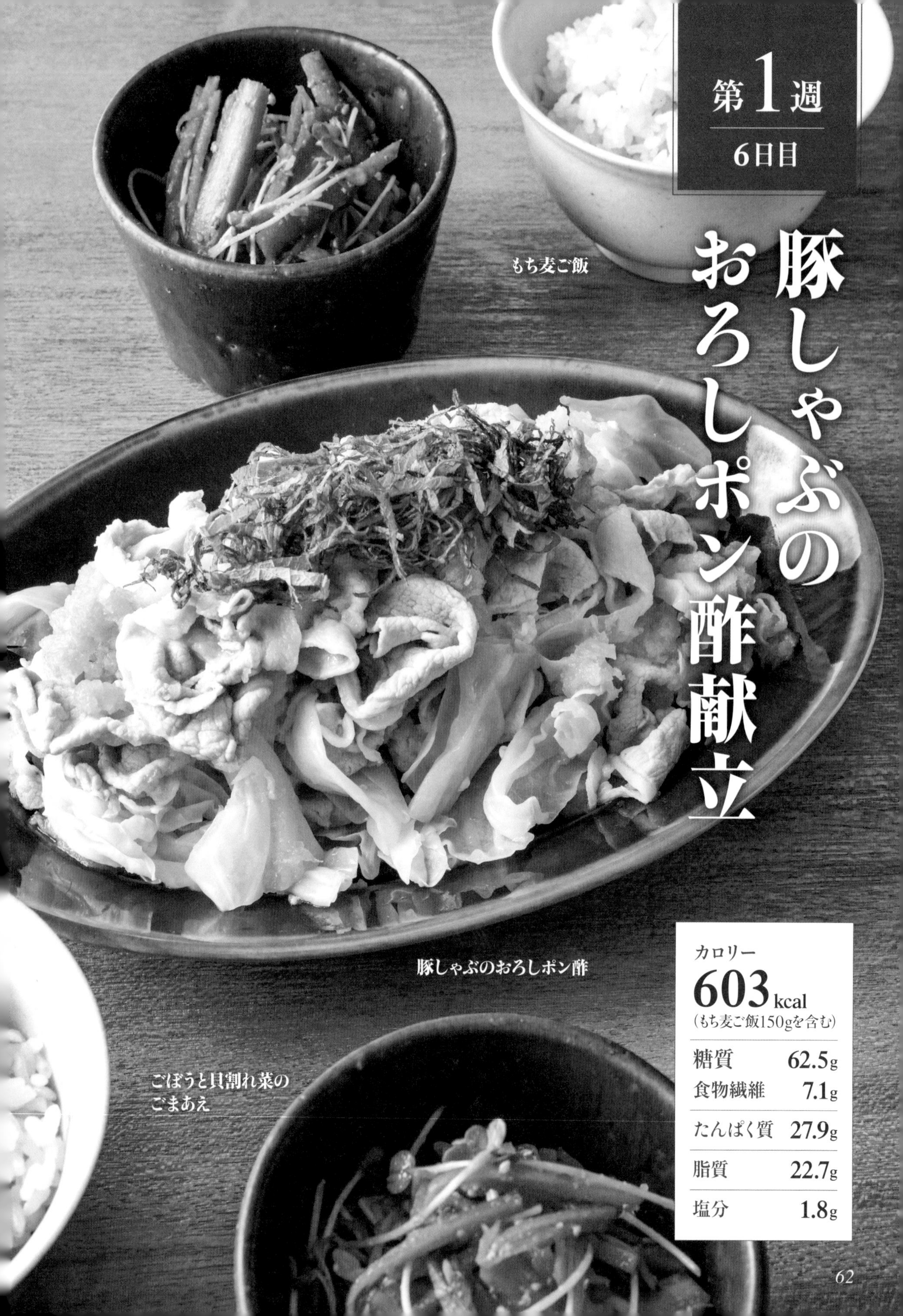
もち麦ご飯
豚しゃぶのおろしポン酢
ごぼうと貝割れ菜の
ごまあえ

カロリー
**603**kcal
（もち麦ご飯150gを含む）

| | |
|---|---|
| 糖質 | 62.5g |
| 食物繊維 | 7.1g |
| たんぱく質 | 27.9g |
| 脂質 | 22.7g |
| 塩分 | 1.8g |

主菜

カロリー
302kcal

糖質
6.2g

繊 2.3g

た 21.3g

脂 19.5g

塩分 1.3g

## 豚しゃぶのおろしポン酢 発酵食品 酢

ゆで湯に塩麹を入れ、豚肉にうまみを移します。大根おろしと青じそでさわやかな味わい。

材料(2人分)

**豚ロースしゃぶしゃぶ用肉……200g**
**キャベツ……150g**
**青じそ……6枚**
**大根おろし……120g**
ポン酢しょうゆ……大さじ2
**〈ゆで湯〉**
塩麹……大さじ1
長ねぎ(青い部分)……1本分
しょうが(薄切り)……1枚
水……800mℓ

作り方

1 キャベツは大きめのざく切りにする。青じそはせん切りにする。大根はすりおろして余分な水けをきる。

2 鍋にゆで湯の材料を入れて中火にかける。沸騰したら豚肉を1枚ずつ入れて肉の色がかわるまでさっとゆで、ざるに上げて水けをきる。同じ湯にキャベツを加えて10秒ほどゆで、ざるに上げて水けをきる。

3 ボウルに豚肉、キャベツを入れ、大根おろし、ポン酢しょうゆを加えてあえる。器に盛り、青じそをのせる。

---

副菜

カロリー
67kcal

糖質
6.8g

繊 3.3g

た 2.2g

脂 2.6g

塩分 0.5g

## ごぼうと貝割れ菜のごまあえ 食物繊維

水溶性食物繊維と不溶性食物繊維をバランスよく含むごぼうは、食べごたえのある食材。

材料(2人分)

**ごぼうのだし漬け(P51)……1/2本分**
**にんじん……1/4本(50g)**
**貝割れ菜……1パック**
A 白すりごま……大さじ1
A しょうゆ、砂糖……各小さじ1

作り方

1 にんじんはせん切りにする。貝割れ菜は根元を落とし、ほぐす。

2 ボウルにAを合わせ、ごぼうのだし漬け、にんじん、貝割れ菜を加えてあえる。

糖尿病レシピの工夫

### ごぼうで水溶性&不溶性食物繊維をしっかりとる

食物繊維には水溶性と不溶性があります。水溶性食物繊維は腸内の善玉菌のえさになるので、しっかりとると腸内環境がととのいやすくなります。一方、不溶性食物繊維は、便のカサを増やすのに役立ち、お通じをよくするのに役立ちます。根菜類の中でもごぼうは、水溶性&不溶性の食物繊維をバランスよく含んでいます。特有の香りもあるので減塩調理がしやすいのも特長です。

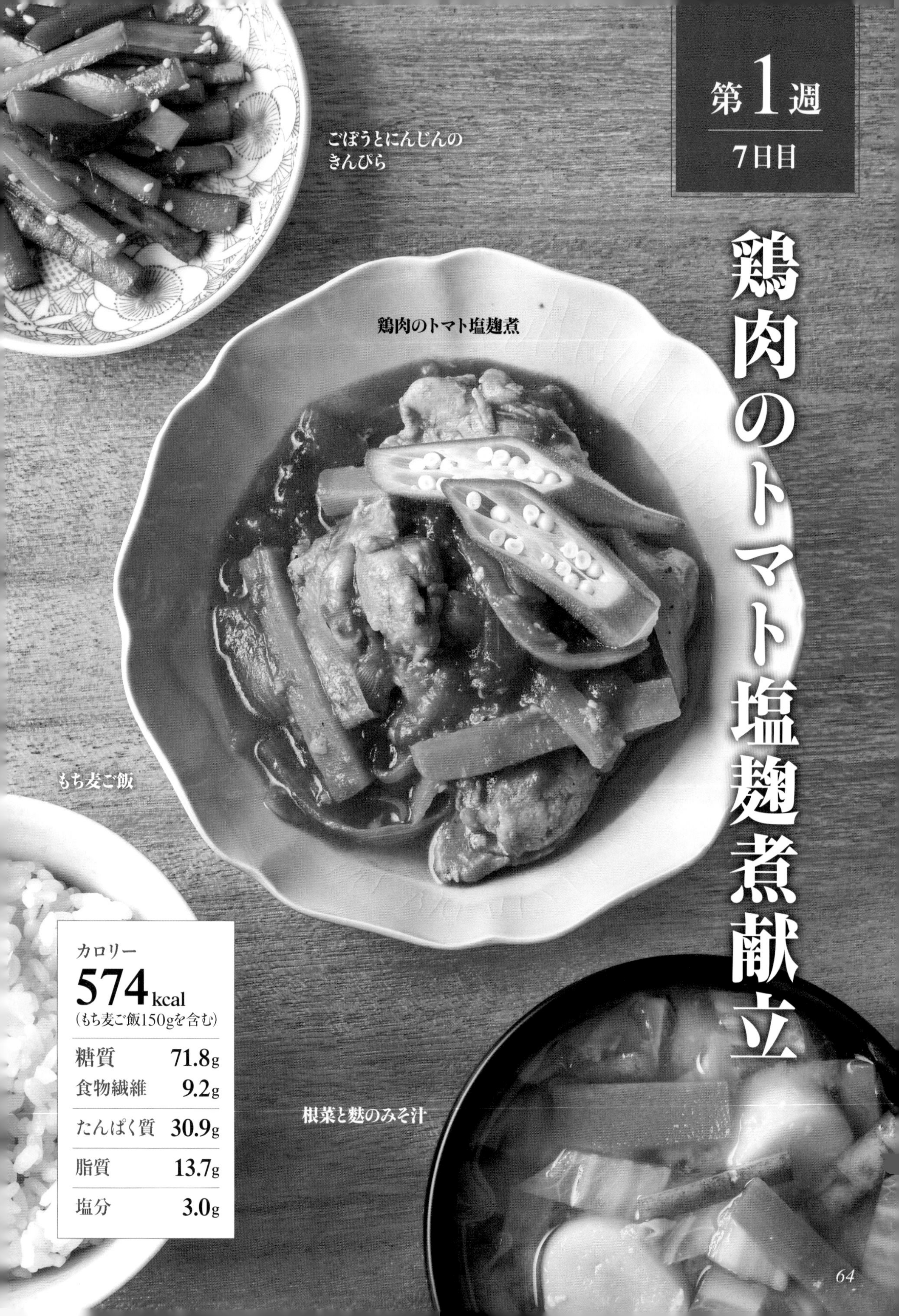

ごぼうとにんじんの
きんぴら
鶏肉のトマト塩麹煮
もち麦ご飯
根菜と麩のみそ汁


第1週
7日目

# 鶏肉のトマト塩麹煮献立

カロリー
**574**kcal
(もち麦ご飯150gを含む)

| | |
|---|---|
| 糖質 | 71.8g |
| 食物繊維 | 9.2g |
| たんぱく質 | 30.9g |
| 脂質 | 13.7g |
| 塩分 | 3.0g |

主菜

カロリー
235kcal

| | |
|---|---|
| 糖質 | 9.8g |
| 繊 | 3.5g |
| た | 22.9g |
| 脂 | 9.9g |
| 塩分 | 1.4g |

## 鶏肉のトマト塩麹煮 発酵食品

鶏肉、トマト、塩麹のそれぞれのうまみを重ねると、味わい深い煮ものになります。

材料(2人分)

**鶏肉の塩麹漬け**(P51)……**1枚分**(正味220g)
**にんじん**……1/2本
**玉ねぎ**……1/4個(50g)
にんにく(みじん切り)……1かけ分
オリーブオイル……小さじ2
**A** カットトマト缶(水煮)……1/2缶(200g)
　ローリエ……1枚
塩……小さじ1/4
こしょう……少々
ゆでオクラ(P61)……2本

作り方

**1** にんじんは4～5cm長さの短冊切りにする。玉ねぎは縦1cm幅に切る。

**2** フライパンにオリーブオイルとにんにくを入れ弱火で炒め、香りが立ったらにんじん、玉ねぎを炒める。しんなりしたら鶏肉を加えて表面に焼き色がつくまで焼く。

**3** **A**と水100mlを加えてふたをして、弱火で10分ほど煮て、塩、こしょうで味をととのえる。器に盛り、斜め半分に切ったオクラを添える。

副菜

カロリー
57kcal

| | |
|---|---|
| 糖質 | 6.5g |
| 繊 | 2.0g |
| た | 0.8g |
| 脂 | 2.5g |
| 塩分 | 0.3g |

## ごぼうとにんじんのきんぴら 食物繊維

はちみつで甘みをつけ、赤唐辛子でピリッと辛みをきかせると味にメリハリがつきます。

材料(2人分)

**ごぼうのだし漬け**(P51)……**1/4本分**
**にんじん**……**1/4本**(50g)
ごま油……小さじ1
赤唐辛子(種抜き)……1/4本
**A** はちみつ……小さじ1
　しょうゆ……小さじ1/2
　水……大さじ2
白いりごま……小さじ1/2

作り方

**1** にんじんはごぼうと同じくらいの細切りにする。

**2** フライパンにごま油を中火で熱し、ごぼう、にんじんを炒める。油が全体に回ったら、赤唐辛子、**A**を加え、水分がなくなるまで炒める。器に盛り、白いりごまをふる。

汁物

カロリー
48kcal

| | |
|---|---|
| 糖質 | 6.0g |
| 繊 | 2.2g |
| た | 2.8g |
| 脂 | 0.7g |
| 塩分 | 1.3g |

## 根菜と麩のみそ汁 食物繊維 発酵食品

歯ごたえのある根菜を汁物の具にすると、さらに早食い防止にもつながります。

材料(2人分)

**ごぼうのだし漬け**(P51)……**1/4本分**
**にんじん**……**1/4本**(50g)
**白菜**……**100g**
小町麩……6個
だし汁……250ml
みそ……大さじ1

作り方

**1** にんじんは3cm長さの短冊切りに、白菜は1cm幅のざく切りにする。ごぼうのだし漬けは長さを半分に切る。

**2** 鍋にだし汁と**1**を入れて中火にかけ、ふたをして3分ほど煮る。小町麩を加えてさっと煮て、火を止めてみそを溶き入れる。

夕食の献立

# 第2週

第2週で使う食材のリストです。
買い物をする日は週2回、
1日目と5日目に設定しています。
魚や豆腐の主菜をバランスよく入れましょう。

## 1日目 の買い物リスト（2人分）

### 肉類

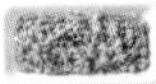
- 鶏ひき肉……150g ☐

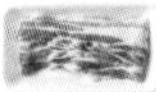
- 豚バラ薄切り肉……120g ☐

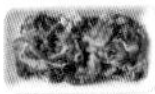
- 牛切り落とし肉……160g ☐

### 大豆製品

- 木綿豆腐……1丁（300g） ☐

### 野菜

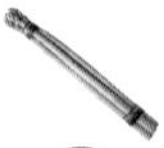
- グリーンアスパラガス……4本 ☐

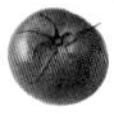
- トマト……1個（200g） ☐

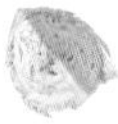
- キャベツ……1/4個（240g） ☐

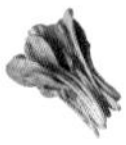
- 小松菜……1束（200g） ☐

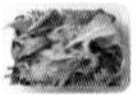
- ベビーリーフ……1パック ☐

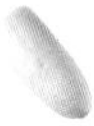
- 大根……1/2本（500g） ☐

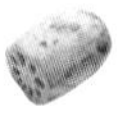
- れんこん……200g ☐

### そのほか使用する常備食材

●卵　●玉ねぎ　●にんじん　●にんにく　●しょうが
●かに風味かまぼこ　●ホールコーン　●冷凍枝豆
●芽ひじき（乾）　●白すりごま　●白いりごま
●粉さんしょう

### 注目の食材

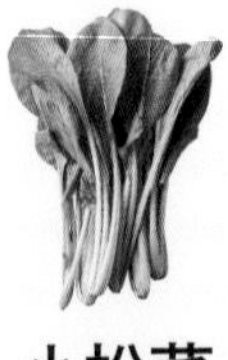
小松菜

青菜の中でもβ－カロテン、カルシウムが豊富。アクが少ないので、下ゆでせずに使えるところが便利です。

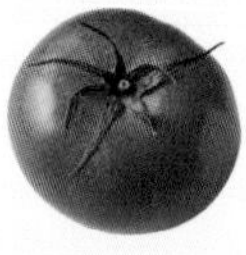
トマト

赤い色素のリコピンは抗酸化作用が強く、免疫力アップに効果的。グルタミン酸も豊富で減塩調理の強い味方。

# 買ってきた日にすること

## 1日目 大根のだし煮

大根1/2本は4㎝長さに切り、皮を厚めにむき、さらに半分の2㎝長さに切る（皮はピクルスに。右参照）。鍋に大根、だし汁600㎖を入れて中火にかける。煮立ったら弱火にし、落としぶたをして30分ほど煮る。大根に竹串がスッと入るくらいにやわらかくなったら火を止め、そのまま冷ます。完全に冷めたら保存容器に移し、冷蔵庫で保存する（3～4日保存可能）。

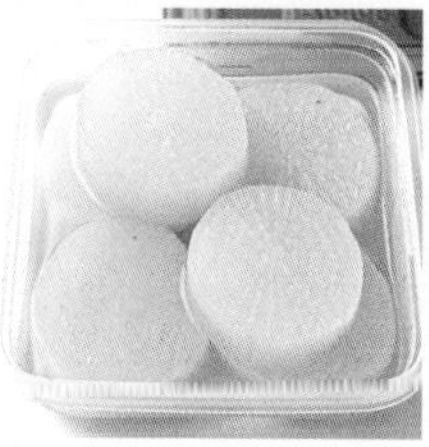

## 1日目 大根の皮のピクルス

大根の皮1/2本分（150g）を4㎝長さ、5㎜幅の細切りにし、熱湯でさっとゆでてざるに上げる。ボウルに酢大さじ2、はちみつ大さじ1、塩小さじ1/8を混ぜ、水けをきった大根と、しょうがのせん切り10gを加えて混ぜ、1時間以上おいて味をなじませる。

## 5日目 の買い足しリスト（2人分）

**肉類**

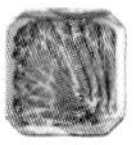
豚ロースしゃぶしゃぶ用肉……160g

**魚類**

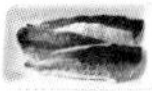
あじ（三枚おろし）……2尾分

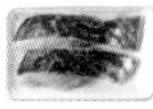
たら（切り身）……2切れ

**大豆製品**

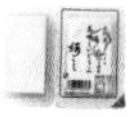
絹豆腐……1丁（300g）

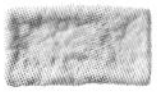
油揚げ……1枚（50g）

**野菜**

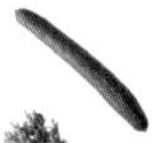
きゅうり……1本

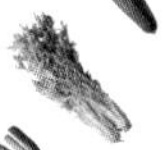
水菜……1袋（120g）

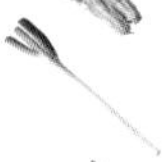
長ねぎ……1本

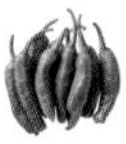
ししとう……10本

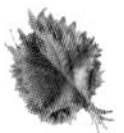
青じそ……10枚

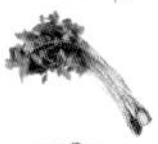
三つ葉……1袋

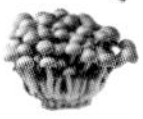
しめじ……1パック（100g）

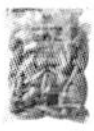
なめこ……1袋

### そのほか使用する常備食材

●卵 ●玉ねぎ ●にんじん ●ほたて缶 ●ピザ用チーズ
●かに風味かまぼこ ●梅干し（塩分20%） ●白菜キムチ ●そば（乾）
●削り節 ●とろろ昆布 ●干ししいたけ（スライス） ●白いりごま

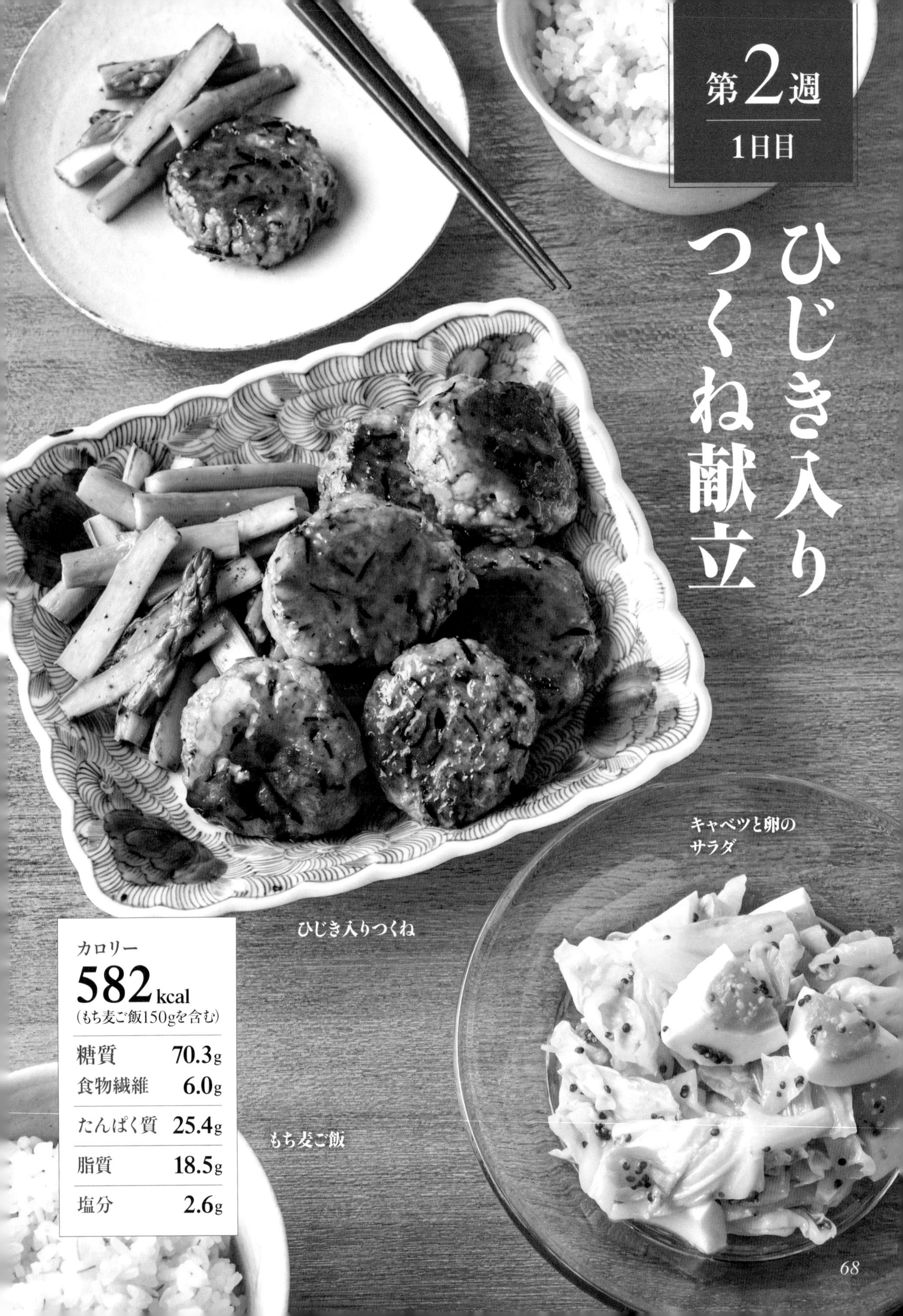

第2週
1日目

# ひじき入りつくね献立

キャベツと卵のサラダ

ひじき入りつくね

もち麦ご飯

カロリー
**582**kcal
（もち麦ご飯150gを含む）

| | |
|---|---|
| 糖質 | 70.3g |
| 食物繊維 | 6.0g |
| たんぱく質 | 25.4g |
| 脂質 | 18.5g |
| 塩分 | 2.6g |

主菜

カロリー
273kcal

糖質
19.0g

繊 3.8g

た 16.9g

脂 12.6g

塩分 2.1g

## ひじき入りつくね 発酵食品

れんこんは半量をみじん切りにすると、歯ごたえがよくなり、満足感を得やすくなります。

材料（2人分）

A
- **鶏ひき肉**……150g
- **れんこん**……150g
- **芽ひじき（乾）**……大さじ1
- しょうが（すりおろし）…小さじ1
- みそ……大さじ1/2
- 片栗粉……大さじ1

ごま油……大さじ1/2

しょうゆ、みりん……各小さじ2

〈つけ合わせ〉
- **グリーンアスパラガス**……4本
- 塩……ひとつまみ（0.3g）
- こしょう……少々

作り方

1 ひじきは水につけて戻す。れんこんは皮をむき、半分はすりおろし、残りは粗いみじん切りにする。アスパラは下半分くらい皮をむき、5㎝長さに切り、さらに縦に半分に切る。

2 ボウルにAを入れて粘りが出るまで混ぜ、8等分に分ける。

3 フライパンにごま油を中火で熱し、アスパラを炒める。しんなりしたら塩、こしょうで味をつけて取り出す。続いて2を丸めて平たく成形して並べ、5分ほどかけて両面を焼く。余分な脂が出てきたらふき取り、みりん、しょうゆを加えて煮詰めながらからめる。器に盛り、アスパラを添える。

---

副菜

カロリー
75kcal

糖質
1.8g

繊 0.7g

た 4.1g

脂 5.3g

塩分 0.5g

## キャベツと卵のサラダ

オリーブオイルと粒マスタードの香りと風味で減塩。

材料（2人分）

**キャベツ**……80g

**ゆで卵**……1個

A
- オリーブオイル、粒マスタード…各小さじ1
- 塩……ふたつまみ（0.6g）

作り方

1 キャベツはざく切りにし、ラップで包んで電子レンジで2分加熱する。ゆで卵は一口大に切る。

2 ボウルにAを混ぜ、1を加えてあえる。

糖尿病レシピの工夫

### 油分・酸味・塩味を分けて調味料を選ぶ

「キャベツと卵のサラダ」は、オリーブオイル・粒マスタード・塩で味をつけていますが、このように油分・酸味・塩味を別々の調味料にすることで、塩の量を意識でき、減塩しやすくなります。

## 第2週
### 2日目

# 大根の肉巻きステーキ献立

カロリー
**676**kcal
(もち麦ご飯150gを含む)

| | |
|---|---|
| 糖質 | 71.7g |
| 食物繊維 | 8.5g |
| たんぱく質 | 19.1g |
| 脂質 | 29.8g |
| 塩分 | 2.7g |

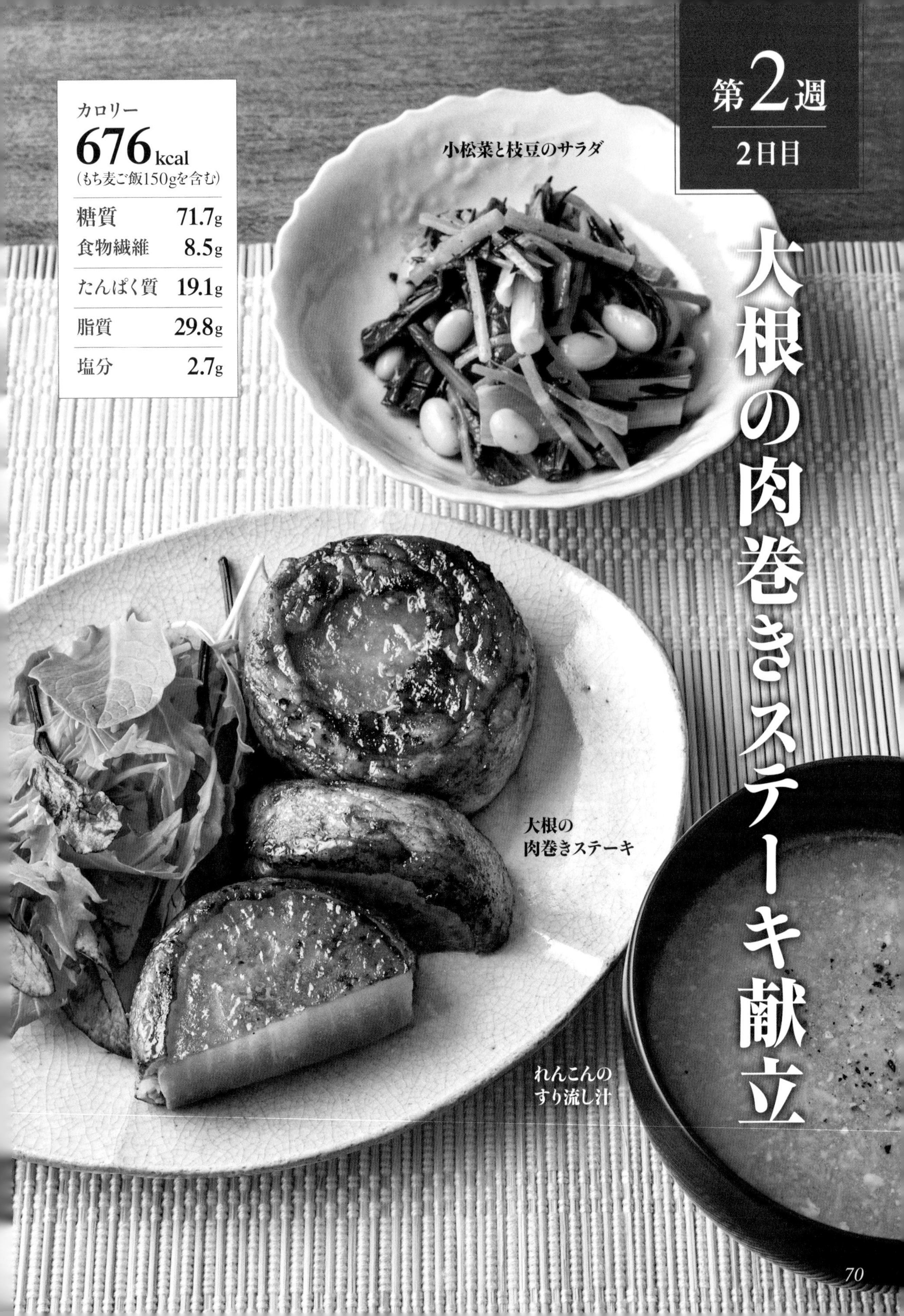
小松菜と枝豆のサラダ
大根の
肉巻きステーキ
れんこんの
すり流し汁

主菜

カロリー
336kcal
糖質
15.2g
繊 3.4g
た 10.5g
脂 23.6g
塩分 1.4g

## 大根の肉巻きステーキ

豚肉の脂が大根のだし汁にからまり、少量の肉でも大満足です。

材料（2人分）

**豚バラ薄切り肉**……120g
**大根のだし煮**（P67）……4枚
片栗粉……大さじ1
にんにく（つぶす）……1かけ
オリーブオイル……小さじ1
A ウスターソース……大さじ1
　しょうゆ、はちみつ……各小さじ1
ベビーリーフ……1パック

作り方

1 豚肉を大根の側面に巻きつけ、全体に片栗粉をまぶす。Aは混ぜておく。

2 フライパンにオリーブオイルとにんにくを中火で熱し1を並べる。5分ほどかけて全面を焼き、にんにくを取り、Aを加えてからめる。器に盛り、ベビーリーフを添える。

副菜

カロリー
75kcal
糖質
2.2g
繊 2.8g
た 2.6g
脂 5.2g
塩分 0.4g

## 小松菜と枝豆のサラダ 酢 食物繊維

緑黄色野菜と海藻がとれる一皿。シンプルにごま油+酢の味つけもおすすめです。

材料（2人分）

**小松菜**……1/3束
**にんじん**……1/4本（50g）
**冷凍枝豆**（さやから出す）……**大さじ2**
芽ひじき（乾）……大さじ1
A ごま油、酢……各小さじ2
　塩……ふたつまみ（0.6g）
　こしょう……少々

作り方

1 ひじきは水につけてもどす。小松菜は熱湯でさっとゆでて水けをきり、5cm幅に切る。にんじんはせん切りにして同じ湯でさっとゆでる。もどしたひじきも同様にさっと湯にくぐらせる。

2 ボウルにAを混ぜ、よく水けをきった1と枝豆を加えてあえる。

汁物

カロリー
31kcal
糖質
4.8g
繊 0.8g
た 1.6g
脂 0.4g
塩分 0.9g

## れんこんのすり流し汁 発酵食品

れんこんはすりおろすととろみがつき、のどごしよく食物繊維をとることができます。

材料（2人分）

**れんこん**……50g
だし汁……200mℓ
みそ……小さじ2
しょうが（すりおろし）……小さじ1/4
粗びき黒こしょう……少々

作り方

1 れんこんの皮をむいてすりおろす。

2 鍋にだし汁と1を入れて中火にかけ、煮立ったら火を止め、みそを溶き入れる。器に盛り、しょうがを入れ、黒こしょうをふる。

第2週
3日目

# 豆腐のごま照り焼き献立

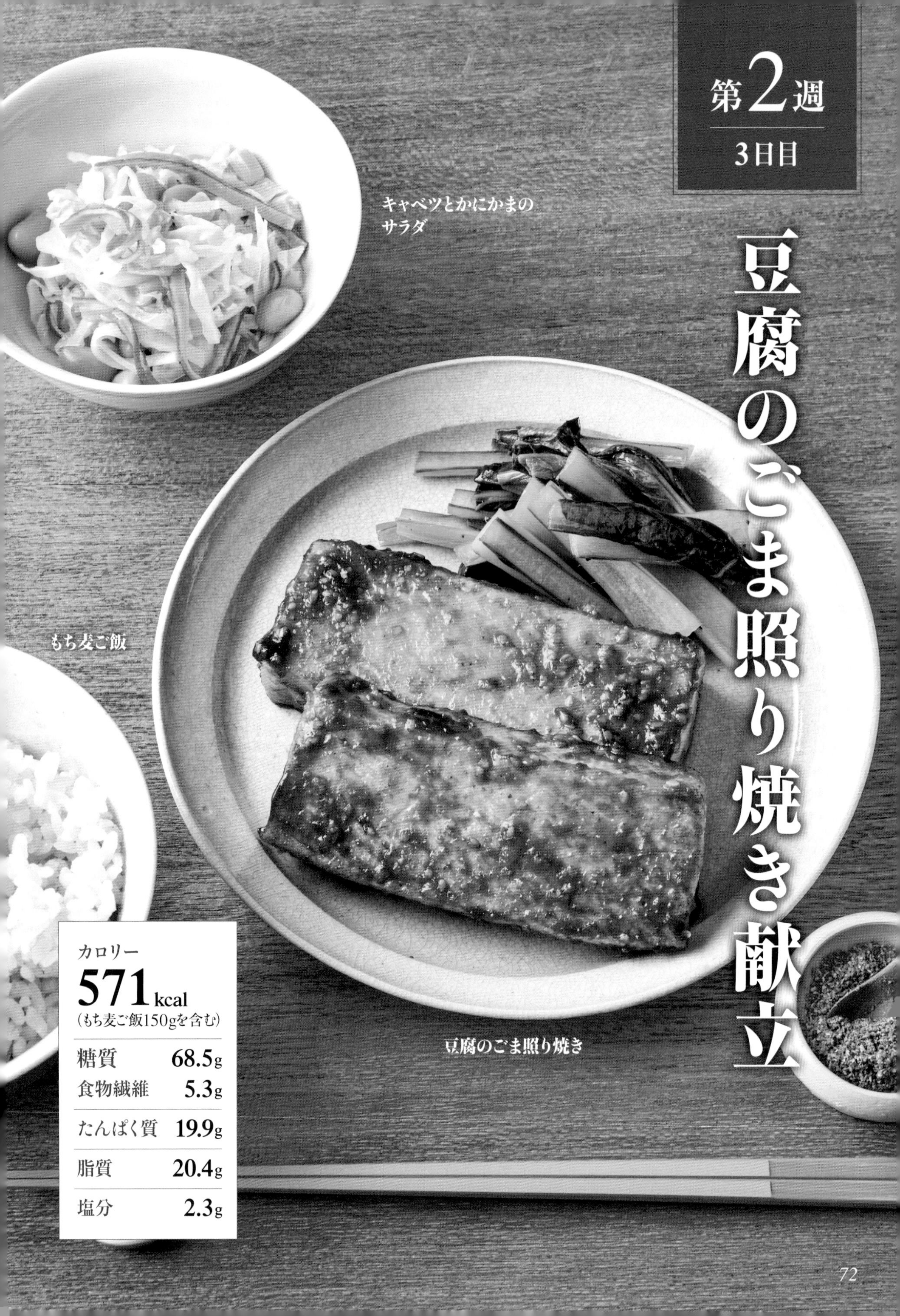

キャベツとかにかまのサラダ

もち麦ご飯

豆腐のごま照り焼き

| | |
|---|---|
| カロリー 571kcal（もち麦ご飯150gを含む） | |
| 糖質 | 68.5g |
| 食物繊維 | 5.3g |
| たんぱく質 | 19.9g |
| 脂質 | 20.4g |
| 塩分 | 2.3g |

主菜

カロリー
253kcal

糖質
14.3g

| | |
|---|---|
| 繊 | 1.9g |
| た | 12.1g |
| 脂 | 14.8g |
| 塩分 | 1.7g |

## 豆腐のごま照り焼き

ごまのコクをいかして、しょうゆの量を控えます。粉さんしょうの香りも◎。

材料（2人分）

**木綿豆腐**……1丁
片栗粉……大さじ2
A
- 白すりごま、しょうゆ、みりん……各大さじ1
- 水……50mℓ
- 粉さんしょう……少々

ごま油……大さじ1
〈つけ合わせ〉
- **小松菜**……**1/3束**
- 塩……ひとつまみ（0.3g）
- こしょう……少々

作り方

1 豆腐はペーパータオルで包んで10分ほどおき、水けをきる。半分に切り、さらに厚みを半分に切って片栗粉を全体にまぶす。小松菜はざく切りにする。**A**は混ぜる。

2 フライパンに半量のごま油を中火で熱し、小松菜をさっと炒め、塩、こしょうで味をつけ、取り出す。

3 残りのごま油を足し、豆腐を並べる。4分ほどかけて両面を焼く。両面に焼き色がついたら**A**を加えてからめる。器に豆腐を盛り、小松菜を添える。

---

副菜

カロリー
84kcal

糖質
4.7g

| | |
|---|---|
| 繊 | 1.9g |
| た | 3.4g |
| 脂 | 5.0g |
| 塩分 | 0.6g |

## キャベツとかにかまのサラダ　酢

かにかまは、うまみがある便利な食材。調味料的に使うと便利です。

材料（2人分）

**キャベツ**……**80g**
**かに風味かまぼこ**……**3本**
**ホールコーン**……**大さじ2**
**冷凍枝豆**（さやから出す）……**大さじ2**
A
- オリーブオイル、酢……各小さじ2
- 塩……ひとつまみ（0.3g）
- こしょう……少々

作り方

1 キャベツはせん切りにして耐熱皿に広げ、ラップをかけて電子レンジで2分加熱する。

2 ボウルに**A**を混ぜ、水けを軽くきった**1**、ホールコーン、枝豆、ほぐしたかにかまを加えてあえる。

糖尿病レシピの工夫

### 油分は味を全体に行きわたらせる効果アリ！

ドレッシングは適度に油分を含んでいるほうが、野菜にからみやすく、味が全体に行きわたるので少量ですみます。ノンオイルドレッシングは、エネルギー量は低くなりますが、サラサラしているので野菜にからみにくく、使う量が多くなりがちです。

## 第2週
### 4日目

# 牛肉とトマトの中華炒め献立

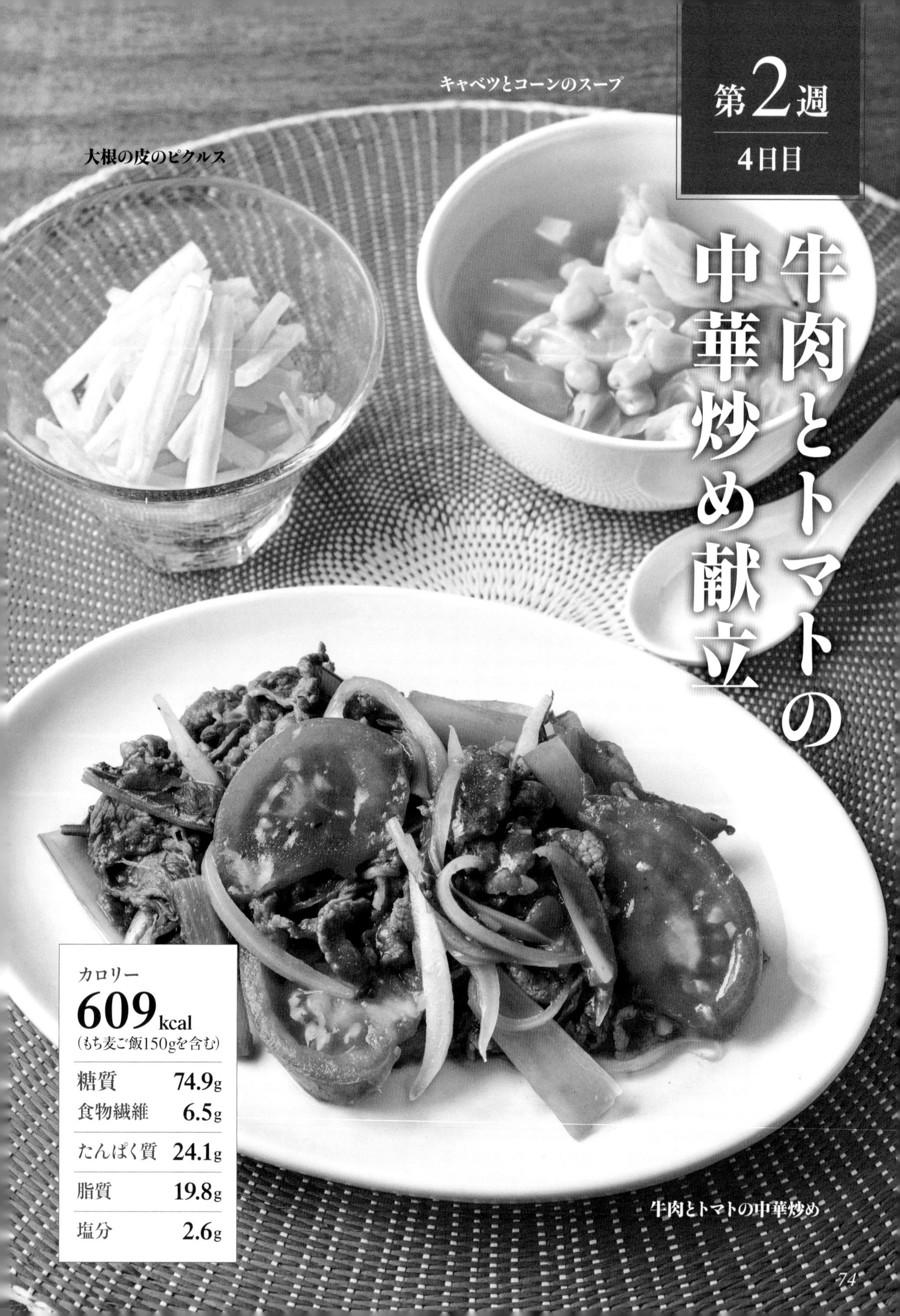
キャベツとコーンのスープ
大根の皮のピクルス
牛肉とトマトの中華炒め

カロリー
**609**kcal
（もち麦ご飯150gを含む）

| | |
|---|---|
| 糖質 | 74.9g |
| 食物繊維 | 6.5g |
| たんぱく質 | 24.1g |
| 脂質 | 19.8g |
| 塩分 | 2.6g |

主菜

カロリー
273kcal

糖質
8.4g

| | |
|---|---|
| 繊 | 2.3g |
| た | 18.1g |
| 脂 | 16.9g |
| 塩分 | 1.4g |

# 牛肉とトマトの中華炒め

にんにくとしょうがの香り、トマトの酸味、うまみが効いて食べごたえがあります。

材料（2人分）

**牛切り落とし肉**……160g
**玉ねぎ**……1/4個（50g）
**小松菜**……1/3束
**トマト**……1個
しょうが（みじん切り）……小さじ1
にんにく（みじん切り）……小さじ1
ごま油……大さじ1
A
- オイスターソース……大さじ1
- しょうゆ……小さじ1/2
- 酒……小さじ1

粗びき黒こしょう……少々

作り方

1 玉ねぎは縦薄切りに、小松菜はざく切りにする。トマトはくし形に10等分に切る。

2 フライパンにごま油、しょうが、にんにくを入れて弱火で炒め、香りが立ったら玉ねぎ、牛肉を加えて炒める。端に寄せ、小松菜を加えて炒め、小松菜がしんなりしたら全体を炒め合わせる。

3 トマトを加えてさっと炒め、Aを加えてトマトが少しとろりとしてきたら粗びき黒こしょうをふって火を止める。

---

副菜

カロリー
53kcal

糖質
11.7g

| | |
|---|---|
| 繊 | 1.2g |
| た | 0.5g |
| 脂 | 0.1g |
| 塩分 | 0.4g |

# 大根の皮のピクルス

大根の皮には食物繊維が豊富なので、捨てずに上手に活用を。

材料と作り方

→67ページ参照。

---

汁物

カロリー
49kcal

糖質
5.3g

| | |
|---|---|
| 繊 | 1.5g |
| た | 1.1g |
| 脂 | 2.2g |
| 塩分 | 0.8g |

# キャベツとコーンのスープ

スープにすればキャベツのかさが減り、野菜がたっぷりとれます。

材料（1人分）

**キャベツ**……80g
**ホールコーン**……大さじ4
鶏ガラスープの素……小さじ1/2
ごま油……小さじ1
塩、こしょう……各少々

作り方

1 キャベツはざく切りにする。

2 鍋にごま油を中火で熱し、キャベツを炒める。しんなりしたら水200mℓ、鶏ガラスープの素を加え、ふたをして2分煮る。キャベツが煮えたらコーンを加え、塩、こしょうで味をととのえる。

第2週
5日目

# あじの梅しそ焼き献立

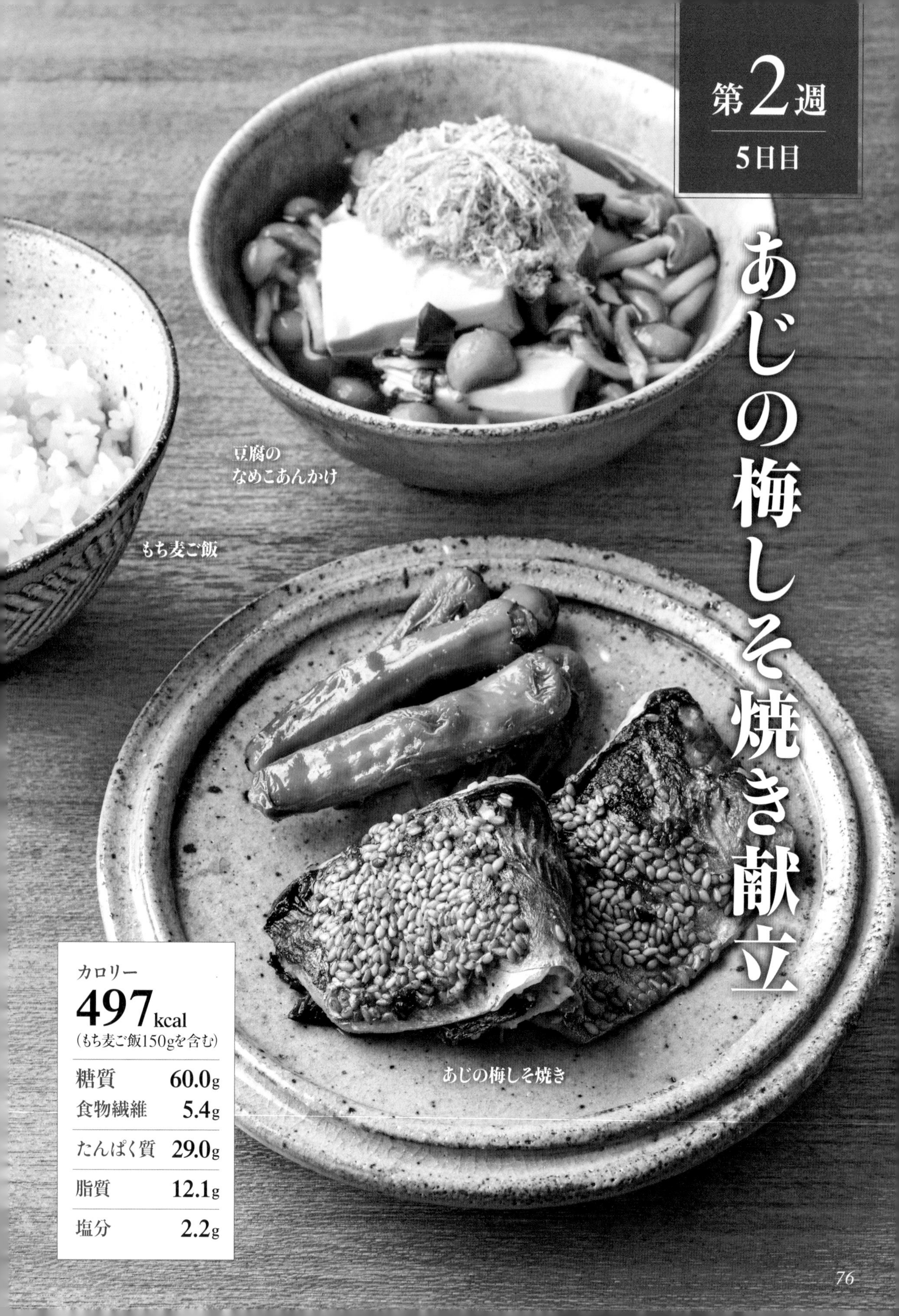

豆腐の
なめこあんかけ

もち麦ご飯

あじの梅しそ焼き

カロリー
**497**kcal
（もち麦ご飯150gを含む）

| | |
|---|---|
| 糖質 | 60.0g |
| 食物繊維 | 5.4g |
| たんぱく質 | 29.0g |
| 脂質 | 12.1g |
| 塩分 | 2.2g |

**主菜**

カロリー
**146**kcal

糖質
**3.4**g

| | |
|---|---|
| 繊 | 1.3g |
| た | 15.6g |
| 脂 | 6.6g |
| 塩分 | 1.1g |

# あじの梅しそ焼き

青じそと梅の風味をつけて、ごまを香ばしく焼くと味に広がりが出ます。

材料（2人分）

**あじ**（三枚おろし）……………………**2尾分**
梅干し（塩分20%）…………1/2個（5g）
削り節……………………………………1g
みりん…………………………………小さじ2
青じそ…………………………………10枚
白いりごま…………………大さじ1/2
油…………………………………………小さじ1
〈つけ合わせ〉
ししとう…………………………10本
塩………………………ふたつまみ（0.6g）

作り方

1 梅干しは種を除き、包丁でたたいてペースト状にし、削り節、みりんと混ぜる。青じそは軸を除き、細切りにする。ししとうはへたを切り、切り込みを1本入れる。

2 あじの身に梅肉を薄くぬり、青じそをのせ、半分に折ってはさむ。片面に白いりごまを押しつける。

3 フライパンに油を中火で熱し、ししとうを炒め、塩をふって取り出す。弱火にし、あじのごまが付いた面を下にして、フライ返しで押さえながら2分ほど焼き、焼き目がついたらもう片面も2分ほど焼く。

---

**副菜**

カロリー
**117**kcal

糖質
**7.1**g

| | |
|---|---|
| 繊 | 2.6g |
| た | 9.0g |
| 脂 | 4.9g |
| 塩分 | 1.1g |

# 豆腐のなめこあんかけ　食物繊維

なめこには水溶性食物繊維が豊富。とろろ昆布のうまみで減塩もしやすい。

材料（2人分）

**絹豆腐**…………………………………**3/4丁**
**なめこ**…………………………………**1袋**
**三つ葉**…………………………………**1/4袋**
A　だし汁…………………………………50mℓ
　　みりん……………………………大さじ1
　　しょうゆ…………………………小さじ2
とろろ昆布………ふたつまみ（2g）

作り方

1 豆腐は一口大に切る。なめこは水でさっと洗ってかるくぬめりを取る。三つ葉は1cm幅に切る。

2 鍋にA、なめこを入れて中火にかけ、煮立ったら豆腐、三つ葉を加えてさっと煮る。器に盛り、とろろ昆布を添える。

**糖尿病レシピの工夫**

## 汁物にとろみの出る食材を入れる

なめこやえのき、オクラなどは汁物に入れるととろみが出て、口の中に入ったときに舌に汁けが残りやすくなります。薄味に仕上げたいときに具として入れると、味を感じやすくするのに役立ちます。

第2週
6日目

# ハリハリねぎの豚しゃぶ献立

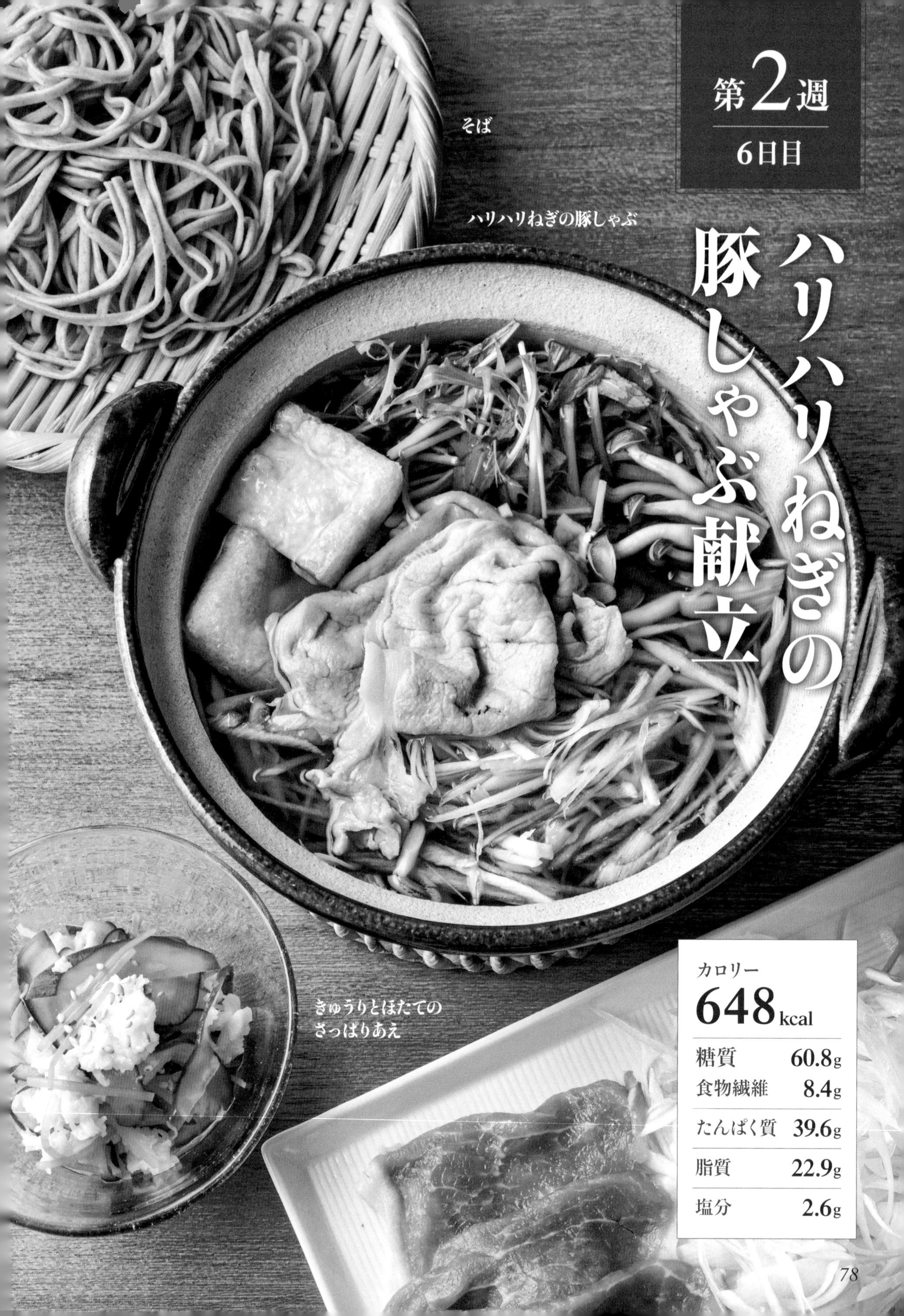
そば
ハリハリねぎの豚しゃぶ
きゅうりとほたてのさっぱりあえ

カロリー
**648** kcal

| | |
|---|---|
| 糖質 | 60.8g |
| 食物繊維 | 8.4g |
| たんぱく質 | 39.6g |
| 脂質 | 22.9g |
| 塩分 | 2.6g |

主菜

カロリー
356kcal

糖質
12.3g

繊 3.6g

た 25.1g

脂 20.5g

塩分 2.2g*

*鍋のつゆを30％残した場合の数値です。

## ハリハリねぎの豚しゃぶ

**煮ながら食べる鍋物は、野菜をとれます。鍋のつゆはきりながら食べましょう。**

材料（2人分）

**豚肩ロースしゃぶしゃぶ用肉……160g**
**長ねぎ……1本**
**油揚げ……1枚（50g）**
**水菜……2/3袋（80g）**
**しめじ……1/2パック**
だし汁……800㎖
A しょうゆ、みりん……各大さじ1 1/2
　塩……小さじ1/4

作り方

1 長ねぎは縦半分に切ってから、斜め細切りにし、水にさっとさらしてパリッとさせ、水けをきる。油揚げは8等分に切る。水菜は5㎝幅に切る。しめじは石づきを除き、小房に分ける。

2 鍋にだし汁を入れて火にかけ、煮立ったらAを加えてもう一度煮立たせる。豚肉、1の野菜を好みの量加えて煮る。〆にそばを加えてかるく煮て食べる。

---

主食

カロリー
258kcal

糖質
46.8g

繊 3.9g

た 9.4g

脂 2.0g

塩分 0.0g

## そば 食物繊維

そばは血糖値が上がりにくく、食物繊維を多く含みます。

材料（2人分）

**そば（乾）*……150g**
*ゆでそば390gでもOKです。

作り方

熱湯で表示の時間通りにゆで、冷水にとって冷まし、ざるに上げて水けをきる。鍋つゆにつけて食べる（つゆは飲まない）。

---

副菜

カロリー
34kcal

糖質
1.7g

繊 0.9g

た 5.1g

脂 0.4g

塩分 0.4g

## きゅうりとほたてのさっぱりあえ 酢

三つ葉の香りが食欲をそそる、さっぱりとした酢の物です。

材料（2人分）

**ほたて缶……小1缶**
**きゅうり……1本**
**三つ葉……1/2袋**
塩……ふたつまみ（0.6g）
酢……小さじ2
白いりごま……小さじ1/4

作り方

1 きゅうりは縦半分に切り、斜めに薄切りにする。塩をふり、しんなりしたら余分な水分をしぼる。三つ葉は熱湯でさっとゆでて水にとり、水けをきって4㎝幅に切る。

2 ボウルにほたてを缶汁ごと入れ、酢を加えて混ぜる。きゅうりを加えてあえる。器に盛り、白ごまをふる。

第2週
7日目

# たらのキムチ炒め献立

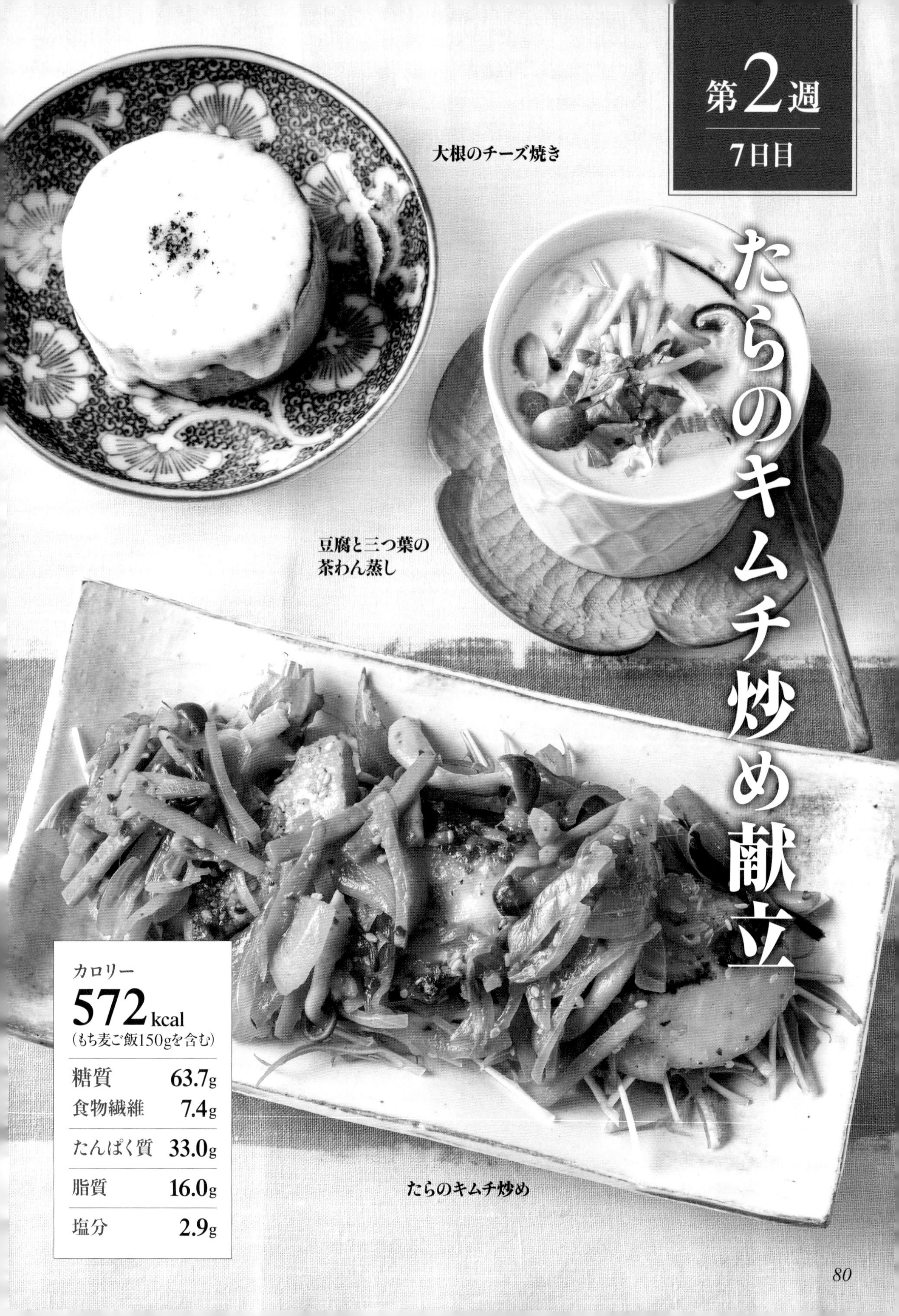

大根のチーズ焼き

豆腐と三つ葉の
茶わん蒸し

たらのキムチ炒め

カロリー
**572kcal**
（もち麦ご飯150gを含む）

| | |
|---|---|
| 糖質 | 63.7g |
| 食物繊維 | 7.4g |
| たんぱく質 | 33.0g |
| 脂質 | 16.0g |
| 塩分 | 2.9g |

**主菜**

カロリー
**160**kcal

糖質 **7.9**g
繊 3.3g
た 16.8g
脂 4.9g
塩分 1.6g

## たらのキムチ炒め 発酵食品

キムチを味つけにいかします。魚に片栗粉を少しまぶしておくと味がよくからみます。

材料（2人分）

- **たら**（切り身）……2切れ
- こしょう……少々
- 片栗粉……小さじ1
- **玉ねぎ**……1/4個（50g）
- **にんじん**……1/4本（50g）
- **しめじ**……1/4パック
- 白菜キムチ……80g
- ごま油……小さじ2
- しょうゆ……小さじ1
- 酒……小さじ2
- 白いりごま……小さじ1/2
- 水菜（ざく切り）…1/3袋（40g）

作り方

1 たらは4等分に切り、こしょうをふって、片栗粉をまぶす。玉ねぎは薄切り、にんじんは細切りにする。しめじはほぐす。キムチは2㎝幅に切る。

2 フライパンに半量のごま油を中火で熱し、たらを並べる。4分ほどかけて両面を焼き、焼き色がついたら取り出す。

3 残りのごま油を足し、玉ねぎ、にんじん、しめじ、キムチを入れて炒める。野菜がしんなりしたら2を戻し入れ、しょうゆ、酒、白ごまを加えて炒め合わせる。器に水菜を広げ、その上に盛る。

---

**副菜**

カロリー
**83**kcal

糖質 **3.4**g
繊 0.9g
た 7.0g
脂 4.1g
塩分 0.8g

## 豆腐と三つ葉の茶わん蒸し

献立にボリュームを足したいときにおすすめ。三つ葉の香りがさわやかです。

材料（2人分）

- **絹豆腐**……1/4丁
- **かに風味かまぼこ**…2本（14g）
- しめじ……1/4パック
- 干しいたけ（スライス）……4枚
- 卵……1個
- A
  - だし汁……120㎖
  - しょうゆ……小さじ1
  - みりん……小さじ1
- 三つ葉（ざく切り）……1/4袋

作り方

1 豆腐は1.5㎝角に切る。かにかまは5㎜幅に切る。しめじはほぐす。ボウルに卵を溶きほぐし、Aを加えて混ぜ、ざるでこしてなめらかにする。

2 耐熱の器に豆腐、かにかま、干しいたけを入れ、卵液を注ぎ入れる。アルミホイルをかぶせる。

3 ふたつきの鍋に水を深さ3㎝くらいになるまで入れ、2の器を入れる。ふたをして中火で2分加熱し、ごく弱火にして7分加熱する。火を止めて三つ葉をのせ、アルミホイルをかけ直して2分蒸らす。

---

**副菜**

カロリー
**95**kcal

糖質 **2.9**g
繊 1.7g
た 4.8g
脂 6.4g
塩分 0.5g

## 大根のチーズ焼き

だしのうまみとチーズの相性が抜群なので、調味料はほんの少しでOK。

材料（2人分）と作り方

**大根のだし煮2枚**（P67）をフライパンに並べ、中火で4分ほどかけて両面を焼いたら、**しょうゆ小さじ1/2**をからめる。**ピザ用チーズ30g**をのせて火を止め、ふたをしてチーズが溶けるまでおく。**粗びき黒こしょう少々**をふる。

# 夕食の献立 第3週

第3週で使う食材のリストです。買い物をする日は週2回、1日目と5日目に設定しています。緑黄色野菜がしっかりとれる献立ぞろいです。

## 1日目 の買い物リスト（2人分）

### 肉類

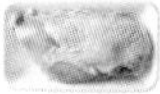
鶏むね肉（皮なし）……1枚（220g）

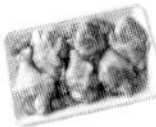
鶏手羽元……6本（300g）

### 魚介類

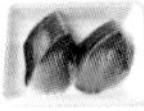
ぶり……2切れ

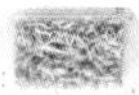
しらす干し……30g

### 卵・大豆製品

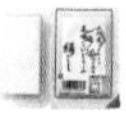
絹豆腐……1丁（300g）

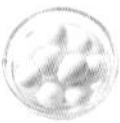
うずらの卵（水煮）……10個

### 野菜

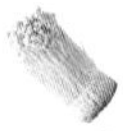
えのきだけ……1袋（200g）

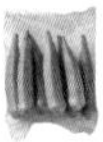
オクラ……8本

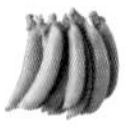
スナップエンドウ……10個

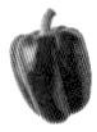
パプリカ（赤）……1個

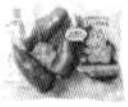
ピーマン……4個

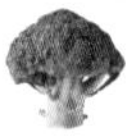
ブロッコリー……250g

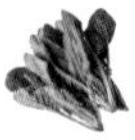
ほうれん草……1束（200g）

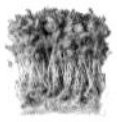
豆苗……1パック

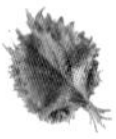
青じそ……10枚

### そのほか使用する常備食材

●玉ねぎ　●しょうが　●にんにく　●レモン（あれば）
●コーンクリーム缶（有塩・190g）　●牛乳●ピザ用チーズ
●切り昆布　●白いりごま　●白すりごま　●塩麹

# 買ってきた日にすること

## 1日目 ブロッコリーをゆでる

ブロッコリーは小房に切り分けてフライパンに入れ、水50mℓを加えて中火にかけ、沸騰したらふたをして2分ほど、蒸しゆでにする。ざるに上げて水けをきり、よく冷ましてから保存容器に入れて野菜室へ（3～4日保存可能）。

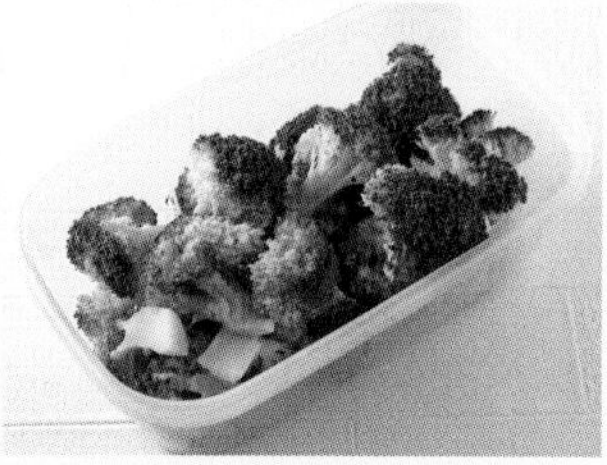

※ブロッコリーは熱や水に弱いビタミンCを含むので、栄養の損失を防ぐには、加熱は短めにし、水にとらないのがポイント。

## 5日目 の買い足しリスト（2人分）

**肉類**

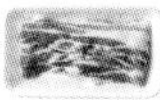 豚バラ薄切り肉……12枚（120g）□

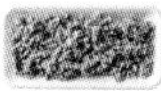 豚ひき肉……150g □

**魚介類**

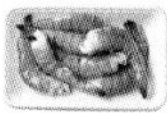 えび（殻つき）……150g □

**大豆製品**

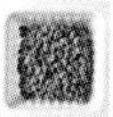 納豆……1パック（50g）□

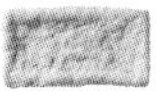 油揚げ……1枚（50g）□

**野菜**

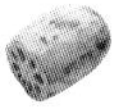 れんこん……180g □

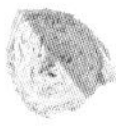 キャベツ……1/4個（250g）□

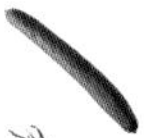 きゅうり……1本 □

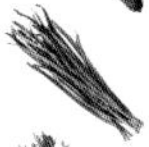 にら……1束（100g）□

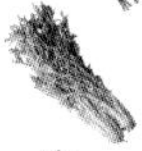 水菜……1袋（120g）□

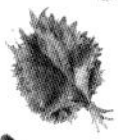 青じそ……10枚 □

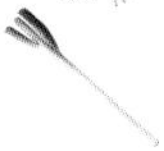 長ねぎ……1本 □

**そのほか使用する常備食材**

●卵　●しょうが　●にんにく　●わかめ（乾）　●白すりごま

**注目の食材**

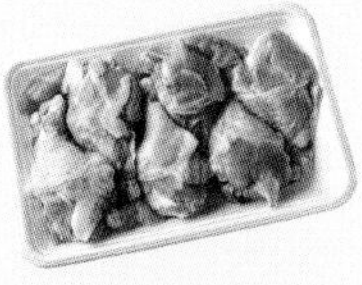

**鶏手羽元**

骨つき肉は煮込むとうまみが出て塩分を控えやすくなります。少し食べにくいので早食い防止に役立ちます。

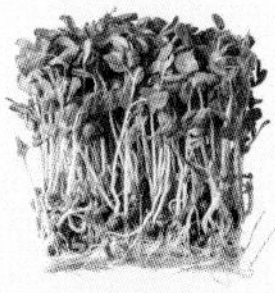

**豆苗**

ビタミンC、K、β－カロテン、葉酸などを含む栄養価の高い緑黄色野菜。価格が安定しているところも魅力。

第3週
1日目

# ぶりのたっぷり野菜あん献立

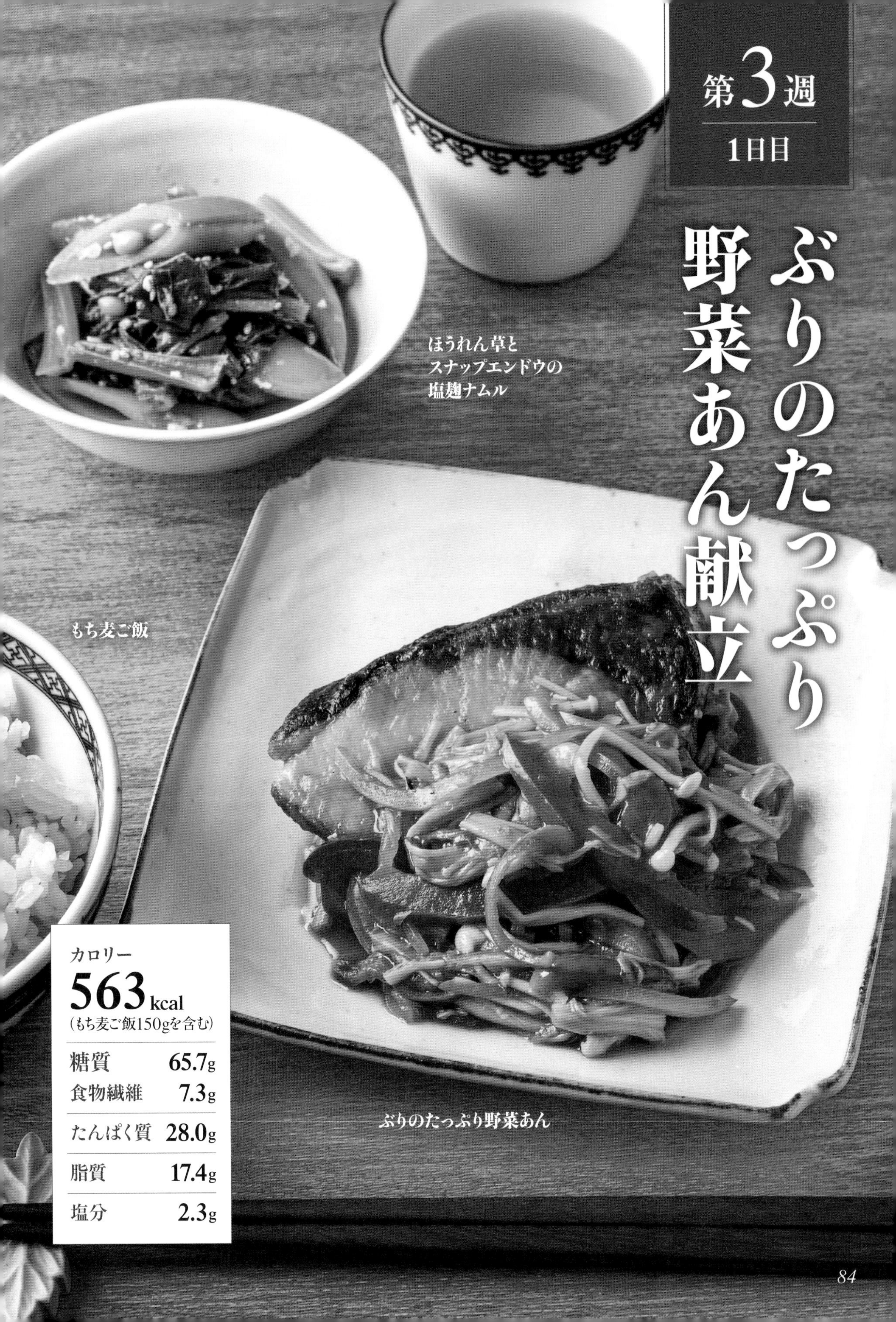

ほうれん草と
スナップエンドウの
塩麹ナムル

もち麦ご飯

ぶりのたっぷり野菜あん

| | |
|---|---|
| カロリー<br>563kcal<br>(もち麦ご飯150gを含む) | |
| 糖質 | 65.7g |
| 食物繊維 | 7.3g |
| たんぱく質 | 28.0g |
| 脂質 | 17.4g |
| 塩分 | 2.3g |

主菜

カロリー
282kcal

| | |
|---|---|
| 糖質 | 12.9g |
| 繊 | 4.0g |
| た | 21.7g |
| 脂 | 14.2g |
| 塩分 | 2.0g |

## ぶりのたっぷり野菜あん 食物繊維

ぶりに片栗粉をまぶしてから焼くと、野菜あんがからみ、味をしっかり感じます。

材料（2人分）

**ぶり**……2切れ
塩……ふたつまみ（0.6g）
こしょう……少々
片栗粉……小さじ1
**玉ねぎ**……1/4個
**ピーマン**……1個
**パプリカ（赤）**……1/2個
**えのきだけ**……2/3袋
にんにく（みじん切り）……1かけ分
油……大さじ1
A
　トマトケチャップ……大さじ2
　酒……大さじ1
　しょうゆ……大さじ1/2
　塩……ひとつまみ（0.3g）
　水……100㎖

作り方

1 玉ねぎは縦薄切り、ピーマンとパプリカは縦細切りにする。えのきは長さを半分に切る。Aは混ぜておく。ぶりは塩、こしょうをふり、片栗粉をまぶす。

2 フライパンに半量の油を中火で熱し、ぶりを並べる。両面に焼き色がつくまで5分ほどかけて焼いたら、器に取り出す。

3 同じフライパンに残りの油を足し、にんにくを入れて炒める。香りが立ったら玉ねぎ、ピーマン、パプリカ、えのきを加えてしんなりするまで炒め、Aを加えて2分ほど、水分が少し残るくらいまで炒め合わせる。2のぶりにかける。

---

副菜

カロリー
47kcal

| | |
|---|---|
| 糖質 | 3.3g |
| 繊 | 1.8g |
| た | 1.9g |
| 脂 | 2.6g |
| 塩分 | 0.3g |

## ほうれん草とスナップエンドウの塩麹ナムル 発酵食品

おろしにんにくに、塩麹、ごま油のナムル味は、どんな野菜にも合います。

材料（2人分）

**ほうれん草**……1/3束
**スナップエンドウ**……10個
A
　にんにく（すりおろし）……小さじ1/4
　塩麹……小さじ2/3
　ごま油……小さじ1
　白いりごま……小さじ1/2

作り方

1 スナップエンドウは筋をとる。

2 鍋にたっぷりの湯を沸かし、ほうれん草とスナップエンドウを入れてゆでる。ほうれん草は30秒ほどしたら水にとり、水けをしぼって4㎝長さに切る。スナップエンドウは1分ほどしたらざるに上げ、斜め半分に切る（4個分は保存容器に入れて野菜室で保存する（翌日用）。

3 ボウルにAを合わせ、2を加えてあえる。

**memo**
スナップエンドウの代わりに、枝豆やいんげんを加えても食感に変化がつきます。ほうれん草や小松菜だけでナムルにしてもおいしいです。

第3週
2日目

# 鶏手羽元とうずらのうま煮献立

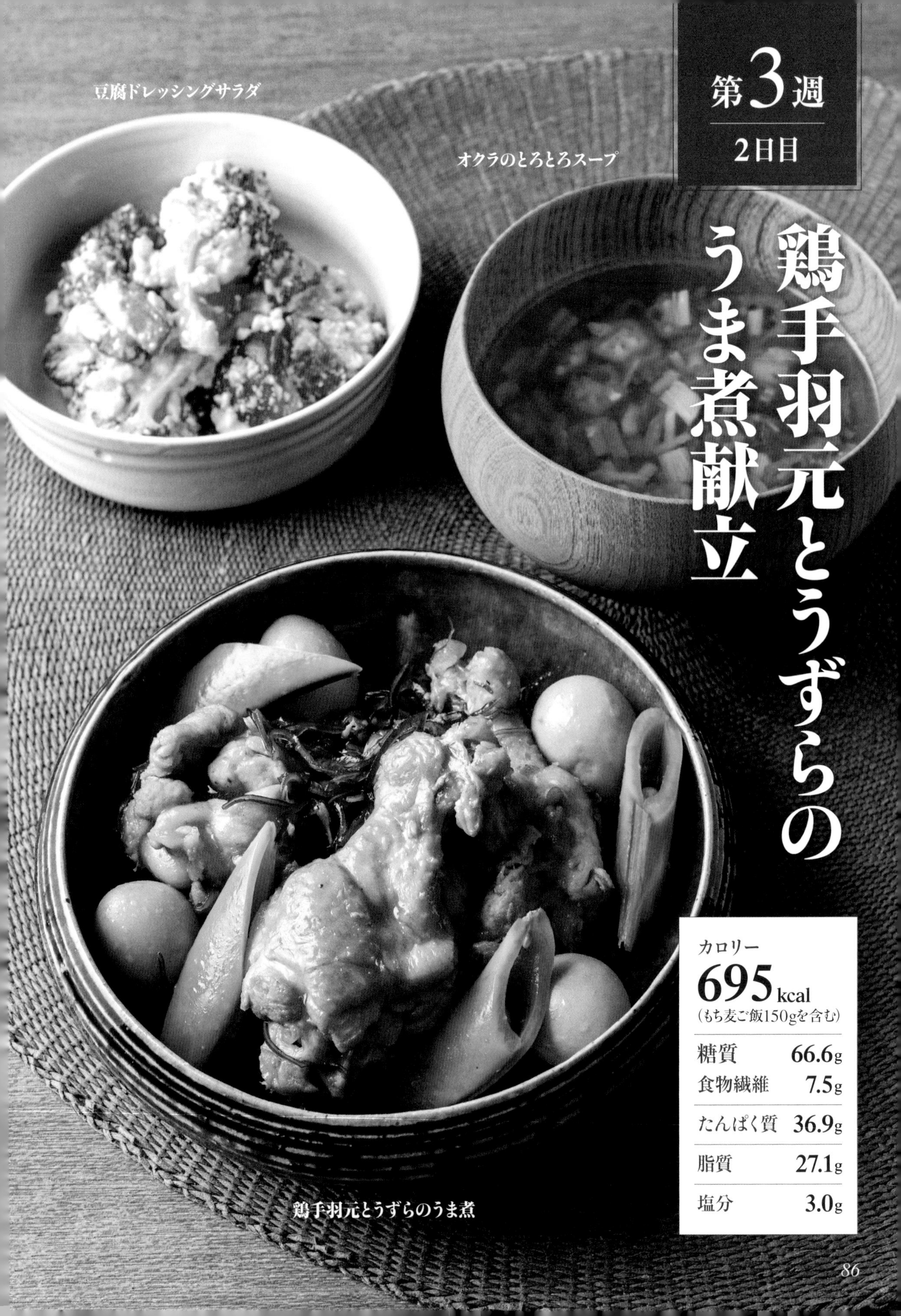

豆腐ドレッシングサラダ

オクラのとろとろスープ

鶏手羽元とうずらのうま煮

カロリー
**695**kcal
（もち麦ご飯150gを含む）

| | |
|---|---|
| 糖質 | 66.6g |
| 食物繊維 | 7.5g |
| たんぱく質 | 36.9g |
| 脂質 | 27.1g |
| 塩分 | 3.0g |

主菜

カロリー
373kcal
糖質
12.7g
繊 1.3g
た 26.9g
脂 22.0g
塩分 1.9g

## 鶏手羽元とうずらのうま煮 酢

甘辛しょうゆ味の煮汁に酢を加えるとコクが増し、鶏肉にホロホロになり食べやすい。

材料（2人分）

- **鶏手羽元**……6本（300g）
- **うずらの卵**（水煮）……**10個**
- しょうが（薄切り）……2枚
- A
  - 酢……大さじ3
  - しょうゆ、はちみつ……各大さじ1
  - 水……150㎖
  - 切り昆布……4g
- **ゆでたスナップエンドウ**……**4個**
- 油……小さじ1

作り方

1 鶏手羽元は骨の両側に切り込みを入れる。

2 鍋に油を入れて中火にかけ、手羽元を入れて炒める。肉の表面の色が変わったら、しょうが、Aを加える。煮立ったらアクをとり、うずらの卵を加えて、ふたを少しあけて20分ほど、ときどき上下を返しながら水分が少し残るくらいまで煮る。器に盛り、スナップエンドウを斜め半分に切って添える。

---

副菜

カロリー
64kcal
糖質
2.5g
繊 2.6g
た 4.2g
脂 3.4g
塩分 0.4g

## 豆腐ドレッシングサラダ 酢 食物繊維

豆腐をくずしてドレッシングに。野菜にからみ、食べごたえのあるサラダになります。

材料（2人分）

- **ゆでブロッコリー**（P83）……**100g**
- **パプリカ**（赤）……**1/4個**
- 〈豆腐ドレッシング〉
  - **絹豆腐**……**1/4丁**
  - 酢……小さじ2
  - オリーブオイル……小さじ1
  - 塩……ふたつまみ（0.6g）
  - こしょう……少々

作り方

1 パプリカは乱切りにする。

2 ボウルに豆腐ドレッシングの材料を入れ、泡立て器でなめらかになるまで混ぜる。ブロッコリーと1を加えてあえる。

---

汁物

カロリー
24kcal
糖質
1.9g
繊 2.1g
た 1.4g
脂 1.1g
塩分 0.7g

## オクラのとろとろスープ 食物繊維

水溶性食物繊維が豊富なオクラのスープは、とろみがつき、調味料をおさえられます。

材料（2人分）

- **オクラ**……**4本**
- **えのきだけ**……**1/3袋**
- 鶏がらスープの素、しょうゆ、ごま油……各小さじ1/2
- 塩……ひとつまみ（0.3g）
- こしょう……少々

作り方

1 オクラはガクを除いて3㎜幅に輪切りにする。えのきは1㎝幅に切る。

2 鍋に水250㎖と鶏がらスープの素を入れて中火にかけ、沸騰したら1を加えて1分ほど煮る。しょうゆ、塩、こしょうで味をととのえる。器に盛り、仕上げにごま油をたらす。

第3週
3日目

# ほうれん草と豆腐のグラタン献立

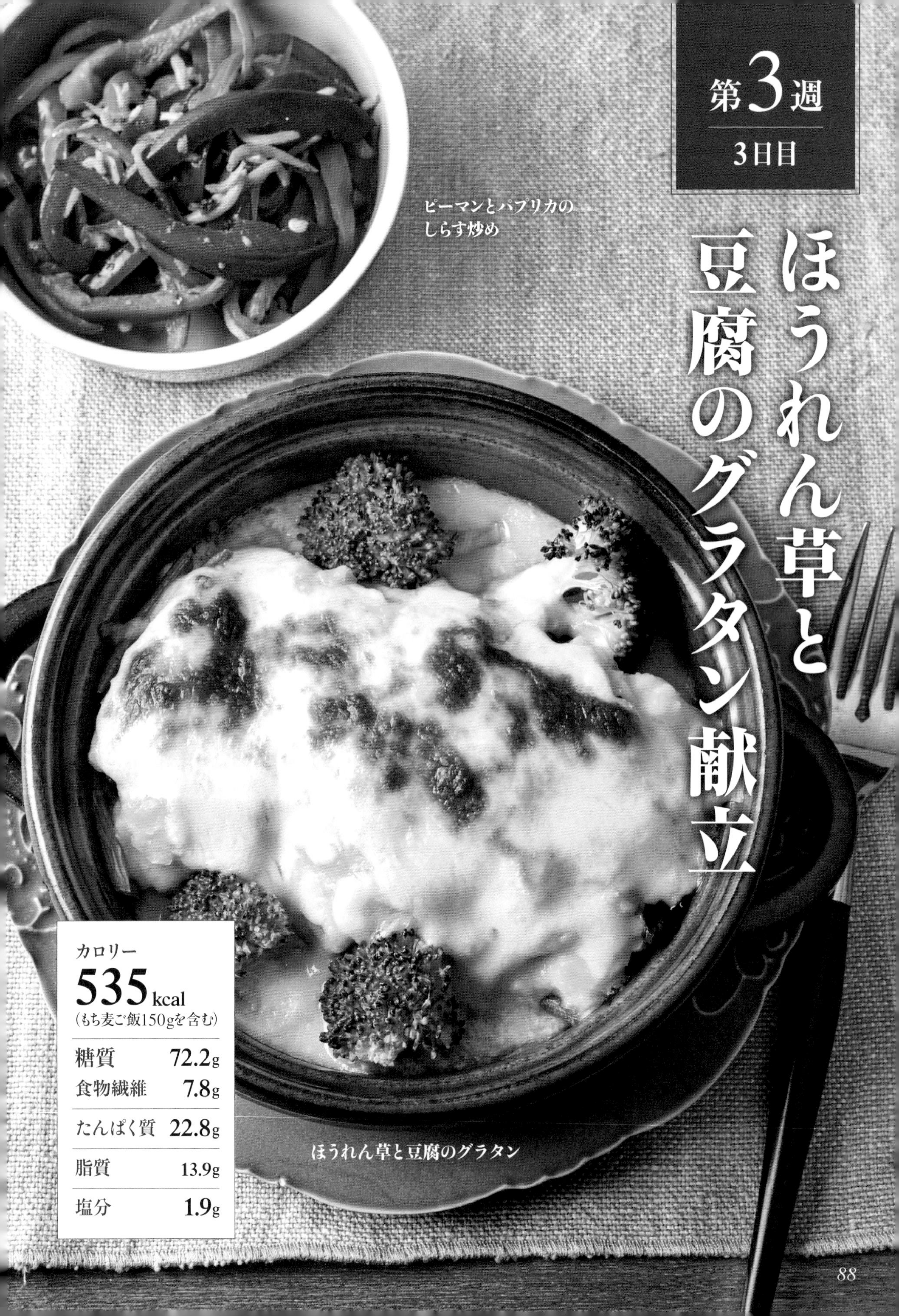

ピーマンとパプリカの
しらす炒め

ほうれん草と豆腐のグラタン

カロリー
**535**kcal
（もち麦ご飯150gを含む）

| | |
|---|---|
| 糖質 | 72.2g |
| 食物繊維 | 7.8g |
| たんぱく質 | 22.8g |
| 脂質 | 13.9g |
| 塩分 | 1.9g |

主菜

カロリー **258**kcal

| | |
|---|---|
| 糖質 | 20.3g |
| 繊 | 4.9g |
| た | 16.0g |
| 脂 | 11.0g |
| 塩分 | 1.4g |

## ほうれん草と豆腐のグラタン 食物繊維

コーンクリーム缶を使うと簡単で低カロリー。緑黄色野菜たっぷりで栄養バランスも◎。

材料（2人分）

- **絹豆腐**……3/4丁
- **ゆでブロッコリー**（P83）……**50g**
- **ほうれん草**……2/3束
- A
  - **コーンクリーム缶**（有塩）……**小1缶**（190g）
  - 牛乳……50㎖
  - コンソメ（顆粒）……小さじ1/2
  - こしょう……少々
- ピザ用チーズ……40g

作り方

1 豆腐はペーパータオルで包み、電子レンジで3分加熱して水けをきり、8等分に切る。Aは混ぜておく。

2 鍋にたっぷりの湯を沸かし、ほうれん草をゆでる。30秒ほどしたら水にとり、水けをしぼって4㎝長さに切る。

3 耐熱皿に豆腐、ほうれん草を入れ、Aを流し入れる。ブロッコリーをのせ、チーズをちらす。トースターで10分ほど焼く。

---

副菜

カロリー **43**kcal

| | |
|---|---|
| 糖質 | 2.4g |
| 繊 | 1.4g |
| た | 2.4g |
| 脂 | 2.3g |
| 塩分 | 0.5g |

## ピーマンとパプリカのしらす炒め

しらすはうまみだけでなく、カルシウムもプラスできます。

材料（2人分）

- **ピーマン**……**3個**
- **パプリカ**（赤）……**1/4個**
- **しらす**……**大さじ2**（15g）
- オリーブオイル……小さじ1
- しょうゆ……小さじ1/3
- こしょう……少々

作り方

1 ピーマンとパプリカは縦細切りにする。

2 フライパンにオリーブオイルを中火で熱し、ピーマンとパプリカを炒める。しんなりしたらしらすを加えてさっと炒め、しょうゆ、こしょうで味をととのえる。

糖尿病レシピの工夫

### コーン缶は成分表示で塩分をチェック！

市販のコーン缶は、食塩不使用のものと食塩が含まれているものがあるので、購入時には成分表示を確認しましょう。コーンクリーム缶は有塩なものが多いですが、有塩でも市販のホワイトソースの代わりに使うと、低塩分で低カロリーなグラタン風の一皿になります。

第3週
4日目

# 鶏の塩麹から揚げ献立

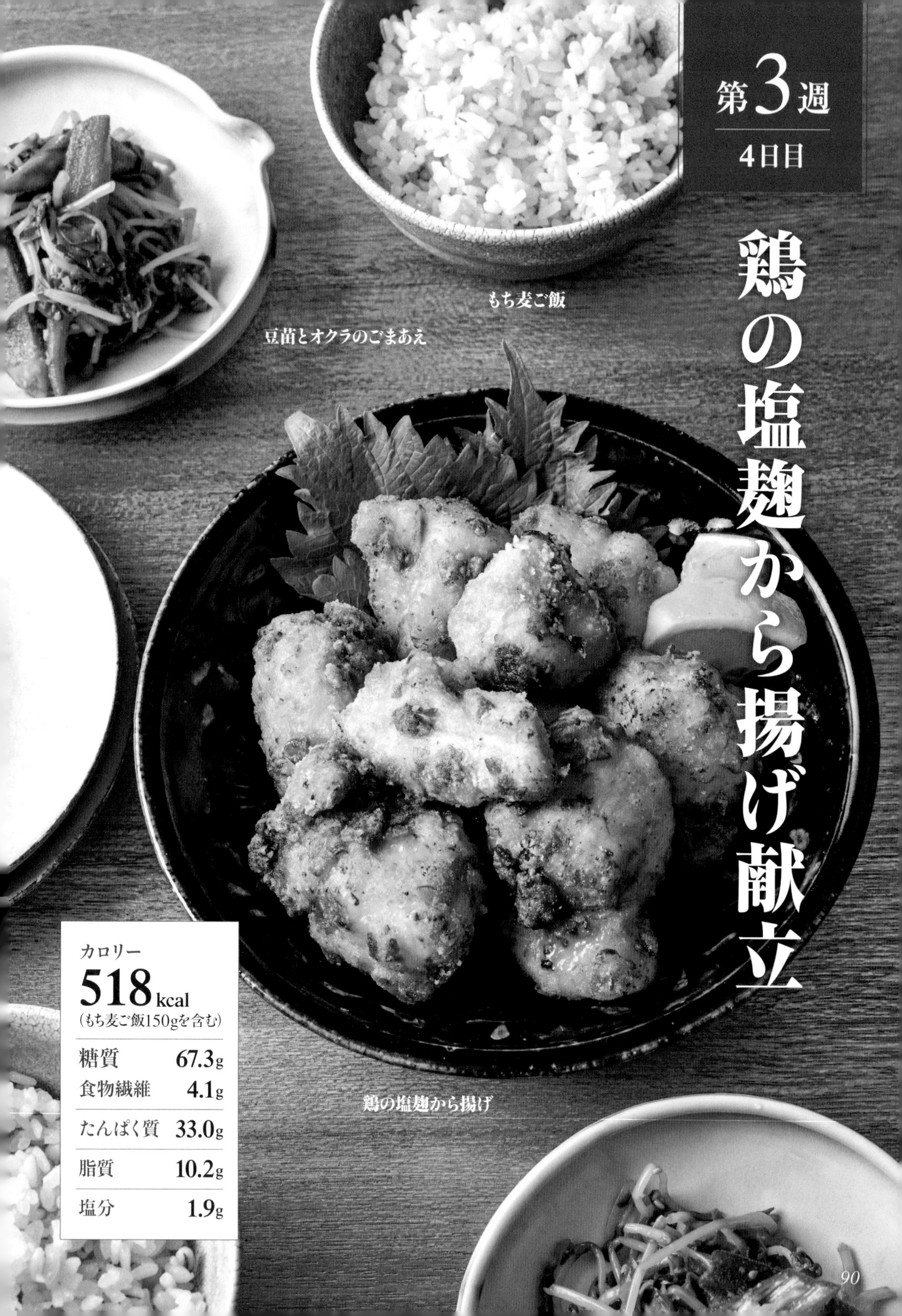

もち麦ご飯

豆苗とオクラのごまあえ

鶏の塩麹から揚げ

| | |
|---|---|
| カロリー | 518kcal（もち麦ご飯150gを含む） |
| 糖質 | 67.3g |
| 食物繊維 | 4.1g |
| たんぱく質 | 33.0g |
| 脂質 | 10.2g |
| 塩分 | 1.9g |

主菜

カロリー
248kcal

糖質
15.1g

| | |
|---|---|
| 繊 | 0.6g |
| た | 26.2g |
| 脂 | 8.2g |
| 塩分 | 1.2g |

## 鶏の塩麹から揚げ　発酵食品

下味に塩麹を使うと、鶏肉がやわらかく仕上がり、うまみも増して一石二鳥です。

材料（2人分）

- **鶏むね肉**（皮なし）……**1枚**（220g）
- 塩麹……大さじ1
- しょうが（すりおろし）……小さじ1
- にんにく（すりおろし）……小さじ1/2
- **青じそ**……**10枚**
- 片栗粉……大さじ3
- 揚げ油……適量
- レモン（あれば）……2切れ

作り方

1 鶏むね肉は10等分に切り、塩麹をまぶして1時間ほどおく（前日に仕込んでもOK）。青じそ8枚は5㎜角に切る。

2 ボウルに1、しょうが、にんにくを入れて全体を混ぜてから、片栗粉をまぶす。

3 フライパンに揚げ油を深さ3㎝ほど入れて中温に熱し、2を入れて転がしながら4分ほど揚げる。器に青じそ2枚を敷いて盛り、レモンを添える。

---

副菜

カロリー
36kcal

糖質
2.7g

| | |
|---|---|
| 繊 | 2.0g |
| た | 2.4g |
| 脂 | 1.4g |
| 塩分 | 0.7g |

## 豆苗とオクラのごまあえ　食物繊維

オクラのねばねばに調味料がよくからみます。よくかんで、豆苗の甘みも感じましょう。

材料（2人分）

- **オクラ**……**4本**
- **豆苗**……**1パック**
- A
  - 白すりごま……大さじ1/2
  - しょうゆ……大さじ1/2
  - 砂糖……小さじ1

作り方

1 オクラはガクを除いてさっとゆで、冷水にとって冷まし、斜め半分に切る。豆苗も食べやすい長さに切り、さっとゆでてざるに上げ、水けをしぼる。

2 ボウルにAを混ぜ合わせ、オクラと豆苗を加えてあえる。

糖尿病レシピの工夫

### 味を足したくなったら、レモンを！

味が足りないと感じたとき、しょうゆやソースをかける代わりに、レモン汁をかけてみましょう。さわやかな香りと酸味がアクセントになり、塩味に頼らなくても満足できます。市販のレモン果汁を常備しておくのも手です。

第3週
5日目

# えびとれんこんのお焼き献立

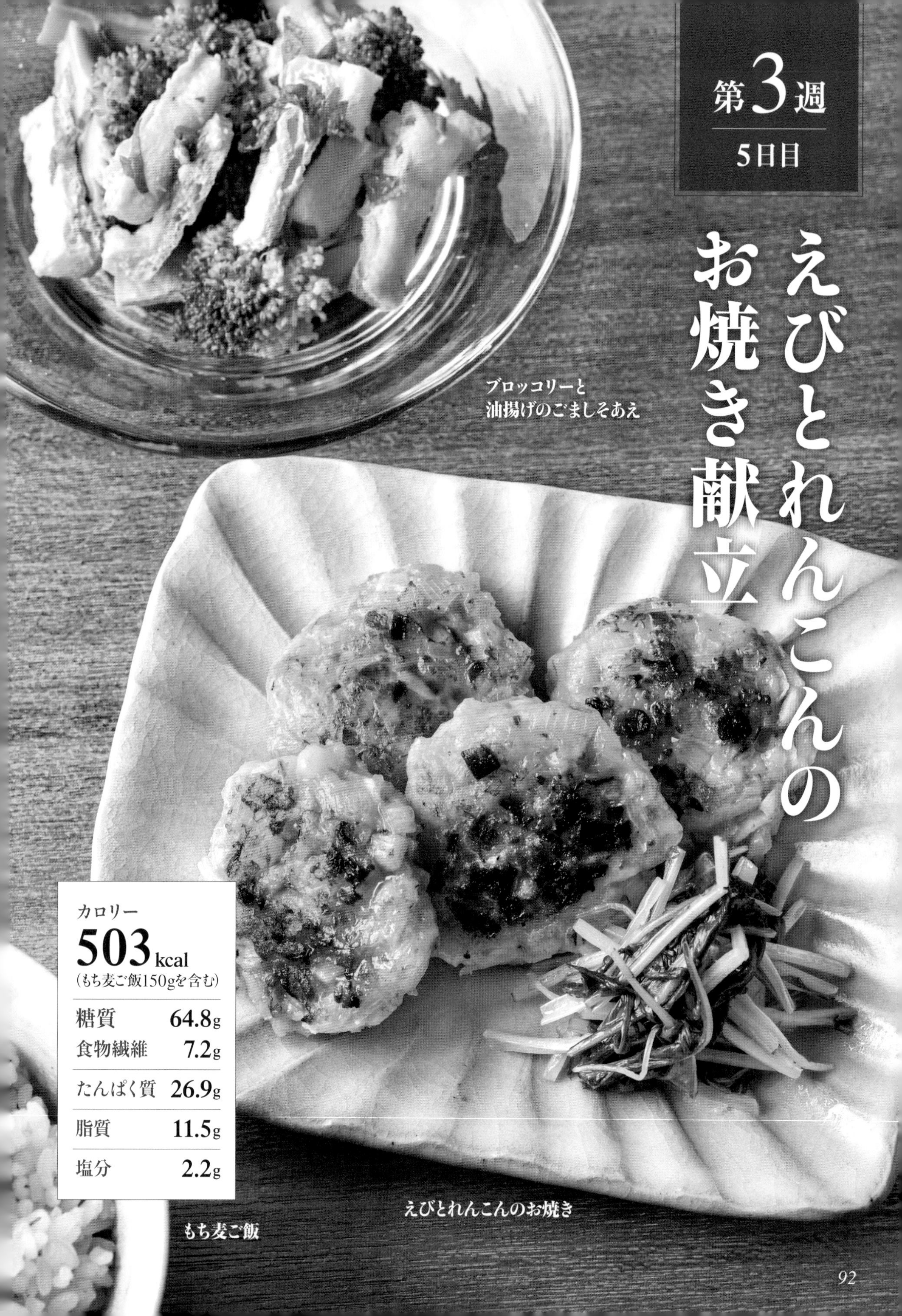

ブロッコリーと
油揚げのごましそあえ

えびとれんこんのお焼き

もち麦ご飯

カロリー
**503**kcal
(もち麦ご飯150gを含む)

| | |
|---|---|
| 糖質 | 64.8g |
| 食物繊維 | 7.2g |
| たんぱく質 | 26.9g |
| 脂質 | 11.5g |
| 塩分 | 2.2g |

主菜

カロリー
198kcal

| | |
|---|---|
| 糖質 | 14.1g |
| 繊 | 3.0g |
| た | 17.4g |
| 脂 | 6.6g |
| 塩分 | 1.8g |

## えびとれんこんのお焼き　酢

れんこんを細かく切ると、もちもちとした食感が楽しめます。

材料（2人分）

- **えび**（殻つき）……150g
- **れんこん**……120g
- **長ねぎ**……1/4本
- A
  - しょうが（すりおろし）…小さじ1
  - 片栗粉……大さじ1
  - 塩……小さじ1/4
  - こしょう……少々
- **水菜**……3/4袋（90g）
- 油……大さじ1
- 塩……ふたつまみ（0.6g）
- ポン酢しょうゆ……大さじ1

**memo**
むきえびには、品質保持のために塩分が多く含まれています。減塩には殻つきえびがおすすめです。

作り方

1 えびは殻をむいて背わたを取り、包丁で粗めにたたく。れんこんは皮をむいて粗いみじん切りにする。長ねぎはみじん切りにする。水菜は5cm長さに切る。

2 ボウルにえび、れんこん、長ねぎ、**A**を入れてねばりが出るまで混ぜる。

3 フライパンに半量の油を中火で熱し、水菜をさっと炒めて塩で味をととのえる。器に取り出す。

4 続いて残りの油を足して中火で熱し、**2**を8等分してスプーンで落とし、5分ほどかけて両面がカリッとするまで焼く。**3**の水菜とともに盛りつけ、ポン酢しょうゆをかける。

---

副菜

カロリー
71kcal

| | |
|---|---|
| 糖質 | 1.2g |
| 繊 | 2.7g |
| た | 5.1g |
| 脂 | 4.3g |
| 塩分 | 0.4g |

## ブロッコリーと油揚げのごましそあえ　発酵食品　酢　食物繊維

油揚げがコクを出します。青じそを加えると、さわやかな味わいになります。

材料（2人分）

- **ゆでブロッコリー**（P83）……100g
- **油揚げ**……1枚
- **青じそ**……4枚
- 〈ごまみそドレッシング〉
  - 白すりごま……小さじ1/2
  - 酢……小さじ2
  - みそ……小さじ1

作り方

1 青じそはみじん切りにする。油揚げは熱湯をかけて水けをきり、細切りにする。

2 ボウルにごまみそドレッシングの材料と青じそを混ぜ合わせ、ブロッコリーと油揚げを加えてあえる。

第3週
6日目

# 豚ひき肉とキャベツのピリ辛煮献立

カロリー
**534**kcal
（もち麦ご飯150gを含む）

| | |
|---|---|
| 糖質 | 62.5g |
| 食物繊維 | 6.2g |
| たんぱく質 | 23.8g |
| 脂質 | 16.4g |
| 塩分 | 2.9g |

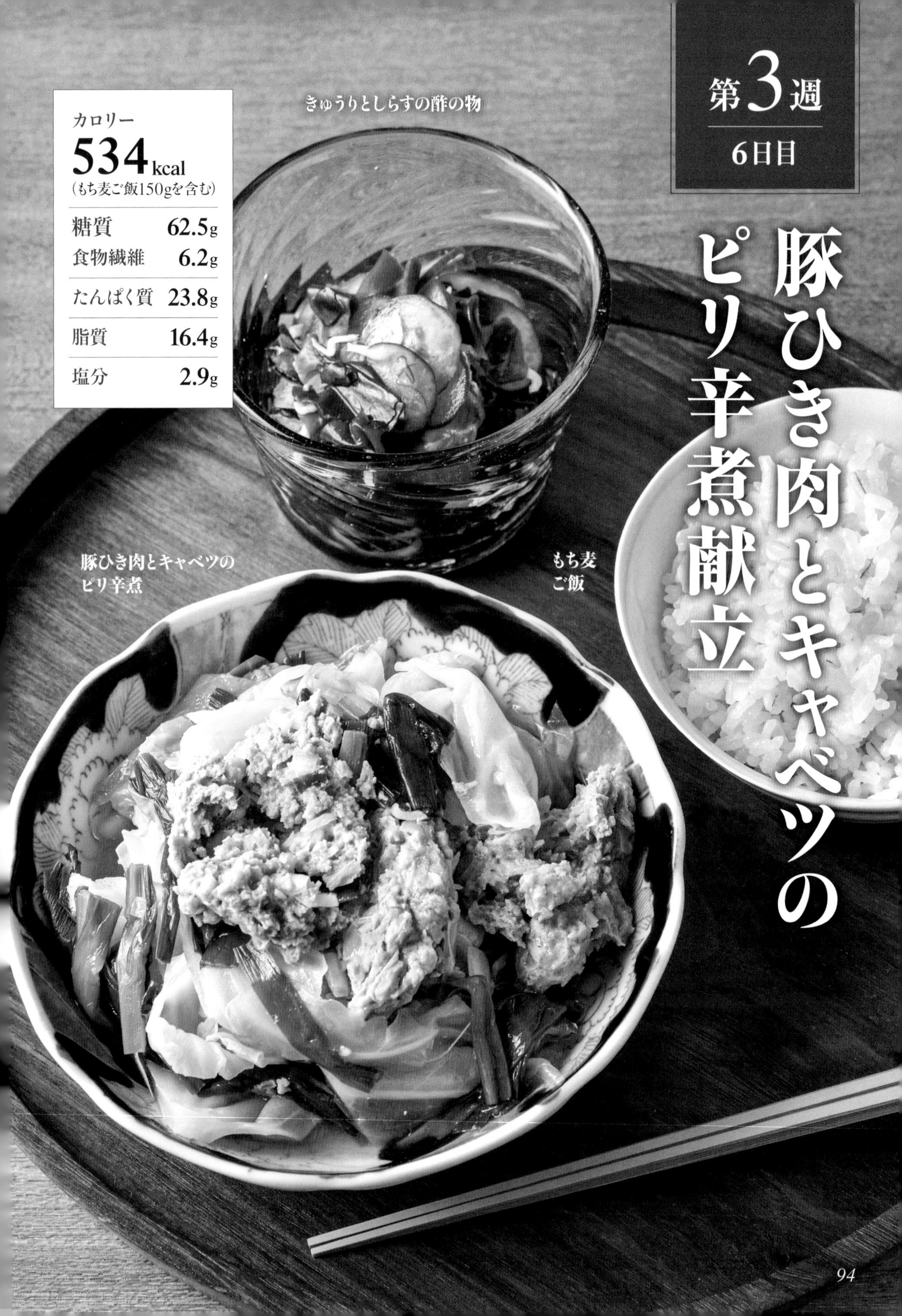
きゅうりとしらすの酢の物
豚ひき肉とキャベツのピリ辛煮
もち麦ご飯

主菜

カロリー
280kcal

糖質
11.4g

繊 3.8g

た 16.8g

脂 15.6g

塩分 1.9g

## 豚ひき肉とキャベツのピリ辛煮 発酵食品

鍋に材料を入れて蒸し煮にするだけ！ 野菜が肉のうまみを吸っておいしくなります。

材料（2人分）

- **豚ひき肉**……150g
- **キャベツ**……1/4個（250g）
- **にら**……1/2束（50g）
- **長ねぎ**……1/4本
- **A**
  - にんにく（すりおろし）…小さじ1
  - しょうが（すりおろし）…小さじ1
  - 白すりごま……小さじ2
  - 酒……大さじ2
  - みそ、しょうゆ…各大さじ1/2
  - 砂糖……小さじ1
  - 豆板醤……小さじ1/2
- ごま油……小さじ1

作り方

1. キャベツは3cm角のざく切りにする。にらは4cm長さに切る。長ねぎは粗めのみじん切りにする。
2. ボウルに豚ひき肉、長ねぎ、Aを入れて練り混ぜる。
3. 土鍋や厚手の鍋にキャベツ、にらを敷き、2を真ん中にのせる。水200mℓを注ぎ入れ、ふたをして10分ほど中火で蒸し煮にする。ひき肉をくずしながら器に盛りつけ、仕上げにごま油を回しかける。

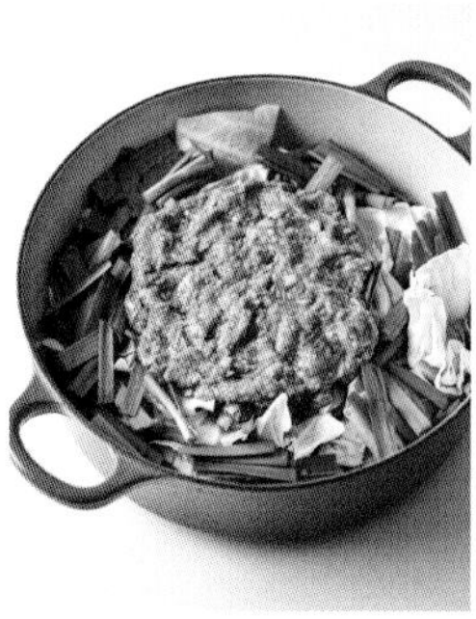

---

副菜

カロリー
20kcal

糖質
1.6g

繊 0.9g

た 2.6g

脂 0.2g

塩分 0.9g

## きゅうりとしらすの酢の物 酢

しらすのうまみで、酢の酸味がやわらかく感じます。

材料（2人分）

- **きゅうり**……1本
- 塩……ひとつまみ（0.3g）
- **わかめ（乾）**……2g
- **しらす**……大さじ2（15g）
- 酢……小さじ2
- しょうゆ……小さじ1/2

作り方

1. きゅうりは薄い輪切りにして塩をまぶして10分ほどおき、しんなりしたら水けをしぼる。わかめは水につけて戻し、水けをしぼる。
2. ボウルに1、しらすを入れ、酢、しょうゆを加えてあえる。

## 第3週
### 7日目

# れんこんとねぎの肉巻き献立

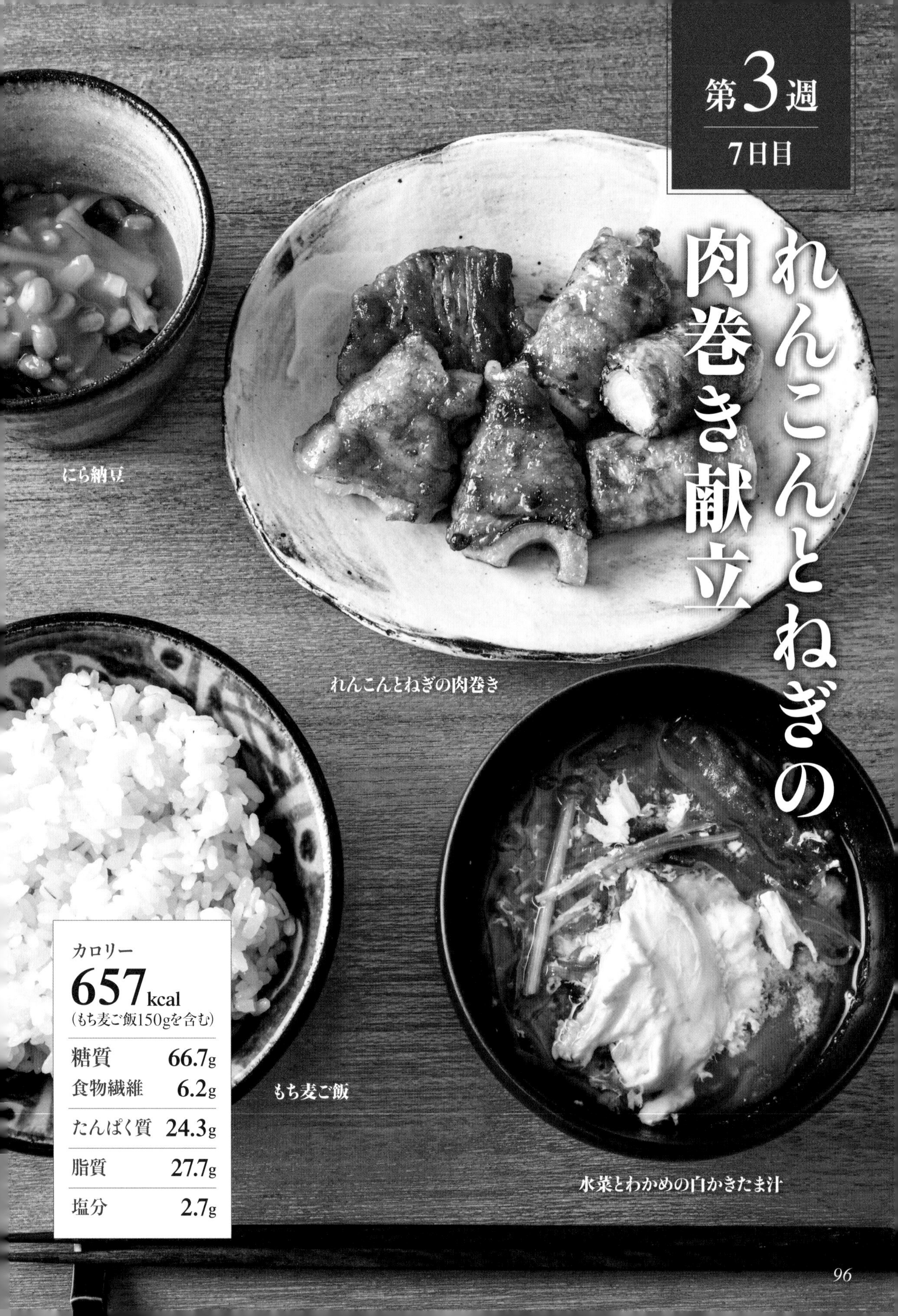

にら納豆

れんこんとねぎの肉巻き

もち麦ご飯

水菜とわかめの白かきたま汁

| | |
|---|---|
| カロリー | 657kcal（もち麦ご飯150gを含む） |
| 糖質 | 66.7g |
| 食物繊維 | 6.2g |
| たんぱく質 | 24.3g |
| 脂質 | 27.7g |
| 塩分 | 2.7g |

**主菜**

カロリー
305kcal

糖質
13.0g

繊 1.6g

た 10.3g

脂 21.3g

塩分 1.0g

## れんこんとねぎの肉巻き

野菜を肉で巻いてカロリーオフ。一緒に巻いた青じその香りが味の決め手です。

材料（2人分）

| | |
|---|---|
| **豚バラ薄切り肉** | **12枚**（120g） |
| **れんこん** | **60g** |
| **長ねぎ** | **1/2本** |
| **青じそ** | **6枚** |
| こしょう | 少々 |
| 片栗粉 | 小さじ2 |
| A みりん | 大さじ1 |
| A しょうゆ | 小さじ2 |

作り方

1 れんこんは皮をむき、1cm幅のいちょう切りを6枚用意する。長ねぎは6等分に切る。青じそは縦半分に切る。

2 豚肉は1枚ずつ広げ、青じそ1切れを敷き、れんこん、長ねぎを1個ずつ、それぞれ巻く。こしょうをふり、片栗粉を薄くまぶす。

3 フライパンに、**2**を巻き終わりを下にして並べて中火にかけ、転がしながら焼く。肉全体に焼き色がついたら**A**を加え、からめながら炒める。

---

**副菜**

カロリー
89kcal

糖質
2.3g

繊 2.0g

た 5.9g

脂 5.4g

塩分 0.4g

## にら納豆 発酵食品 食物繊維

市販の麺つゆを上手に使うと、手軽にうまみが補えます。

材料（2人分）

| | |
|---|---|
| **納豆** | **1パック** |
| **にら** | **1/2束**（50g） |
| **卵黄** | **1個分** |
| 麺つゆ（3倍濃縮） | 小さじ1 |

作り方

1 にらは熱湯でさっとゆでて水にとり、水けをしぼって4cm長さに切る。

2 ボウルに納豆、にらを混ぜ合わせ、麺つゆを加えて混ぜる。器に盛り、卵黄を添える。

---

**汁物**

カロリー
29kcal

糖質
1.9g

繊 1.1g

た 3.7g

脂 0.4g

塩分 1.3g

## 水菜とわかめの白かきたま汁 発酵食品

余った卵白を汁物に入れて。火を入れすぎないほうが舌触りよく仕上がります。

材料（2人分）

| | |
|---|---|
| **水菜** | **1/4袋**（30g） |
| **わかめ**（乾） | **2g** |
| **卵白** | **1個分** |
| だし汁 | 300mℓ |
| みそ | 小さじ2 |

作り方

1 水菜は4cm幅に切る。

2 鍋にだし汁、水菜、わかめを入れて中火にかける。煮立ったら火を止めてみそを溶き入れる。再び中火にかけ、卵白を回し入れて大きく混ぜ、火を止める。

# 夕食の献立 第4週

第４週で使う食材のリストです。買い物をする日は週２回、１日目と５日目に設定しています。餃子や肉豆腐など、定番おかずでの糖質量を抑える工夫をマスターしましょう。

## 1日目の買い物リスト（2人分）

**肉類**

- 豚ひき肉……200g
- 牛こま切れ肉……120g
- 鶏むね肉（皮なし）……1枚（220g）

**魚介類**

- 明太子……45g

**大豆製品**

- 木綿豆腐……1丁（300g）
- 納豆……1パック（50g）

**野菜**

- きゅうり……2本
- キャベツ……大1/4個（400g）
- なす……4本
- にら……1束（100g）
- ほうれん草……1束（200g）
- もやし……1袋（200g）
- 小松菜……1束（200g）
- 長ねぎ……2本
- 青じそ……10枚

**そのほか**

- 餃子の皮（大）……1袋（20枚）
- しらたき……小1袋（50g）
- ちくわ……4本（80g）

**そのほか使用する常備食材**

●卵 ●玉ねぎ ●にんじん ●万能ねぎ ●しょうが ●にんにく ●小町麩 ●削り節 ●焼きのり ●白すりごま ●白いりごま ●塩麹

# 買ってきた日にすること

## 1日目 明太子の薄皮を除く

明太子やたらこは塩分が高い食品なので、少量使いを心がけたいもの。薄皮を除き、身を保存容器に入れて冷蔵庫で保存しておくと便利に使えます（1週間保存可能）。

## 1日目 レンジ蒸しなす

なすは縦に切り込みを1～2本入れ、ラップで1本ずつ包み、電子レンジで4分加熱する。そのまま冷まし、冷蔵庫へ（3日間保存可能）。

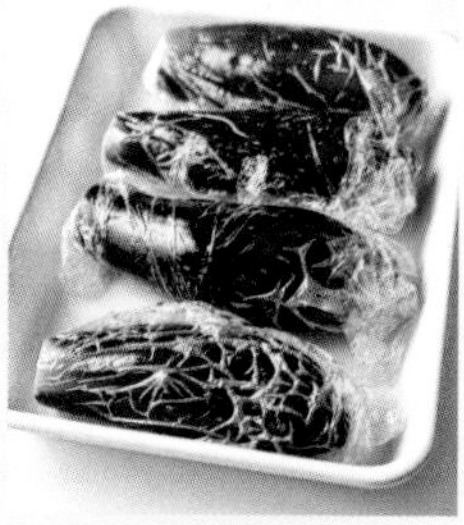

## 5日目 の買い足しリスト（2人分）

**肉類**

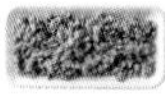
- 豚ひき肉……120g ☐

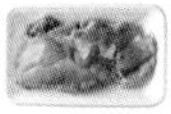
- 鶏もも肉（皮なし）……1枚（220g）☐

**魚介類**

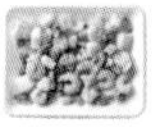
- シーフードミックス（冷凍）……200g ☐

**野菜**

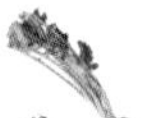
- かぶ……4個 ☐

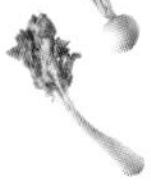
- セロリ……1本 ☐

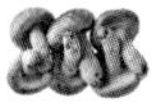
- しいたけ……6個 ☐

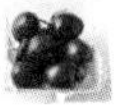
- ミニトマト……6個 ☐

### そのほか使用する常備食材

●玉ねぎ　●にんじん　●万能ねぎ　●しょうが　●にんにく
●プレーンヨーグルト（無糖）　●梅干し（塩分20％）　●とろろ昆布　●削り節
●赤唐辛子　●黒すりごま

**注目の食材**

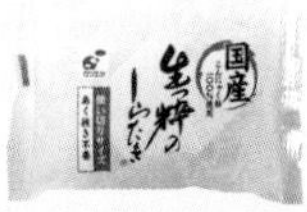

**しらたき**

食物繊維が豊富。アク抜き済みが便利です。食感は変わりますが、水けをきり冷凍保存できます。

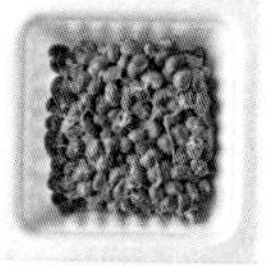

**納豆**

腸内の善玉菌を増やすのに役立ちます。鉄、カルシウム、ビタミンK、$B_2$などを含み、毎日とりたい食品です。

# 第4週 1日目

# キャベツしそ餃子献立

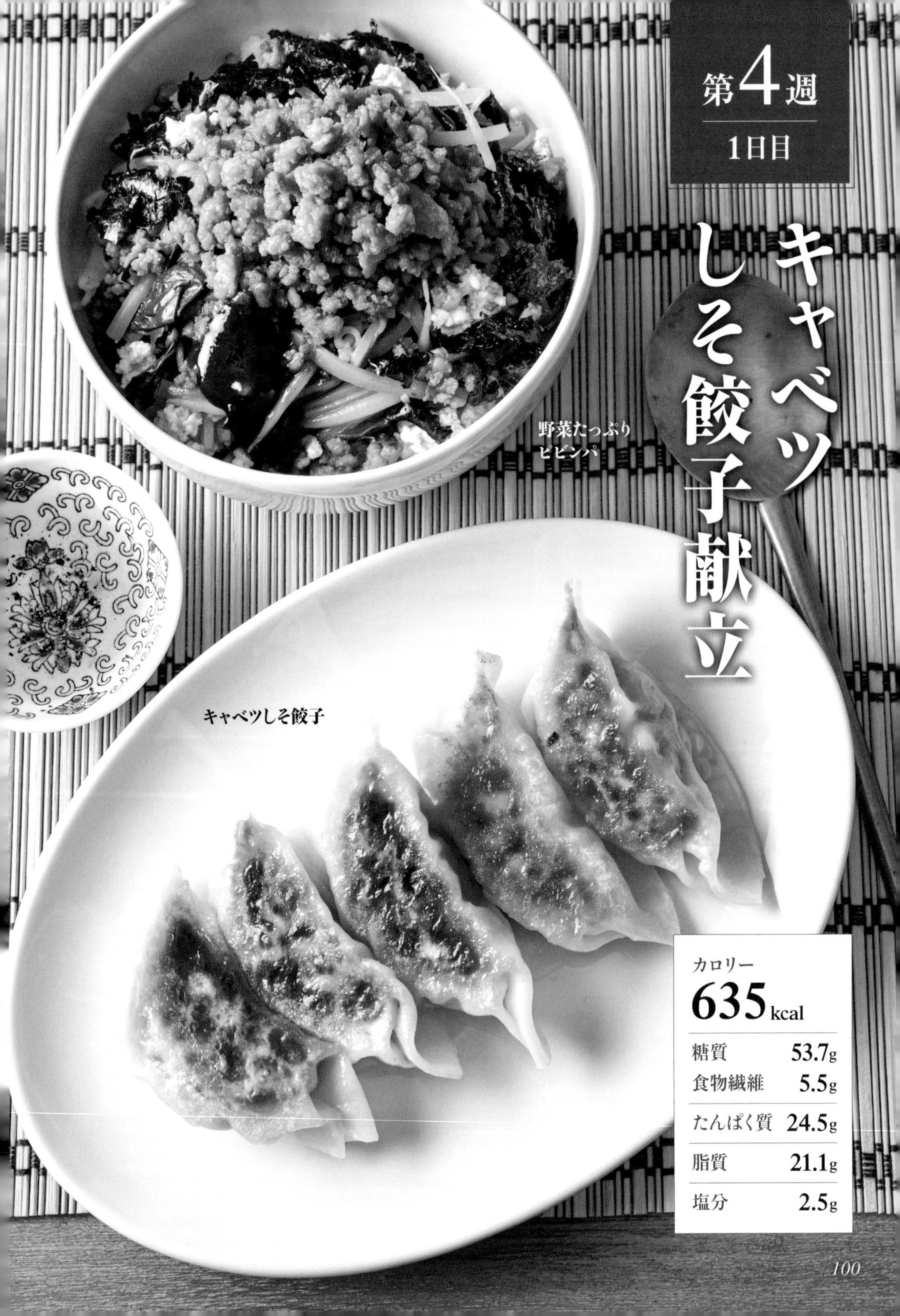

野菜たっぷり
ピビンパ

キャベツしそ餃子

カロリー
**635**kcal

| | |
|---|---|
| 糖質 | 53.7g |
| 食物繊維 | 5.5g |
| たんぱく質 | 24.5g |
| 脂質 | 21.1g |
| 塩分 | 2.5g |

主菜

カロリー
193kcal

糖質
2.9g

繊 1.0g

た 5.3g

脂 5.4g

塩分 0.6g

## キャベツしそ餃子 酢

青じそを入れて香りを高めます。たれは酢と黒こしょうで塩分なしでOKです。

材料（作りやすい分量・4人分*）

餃子の皮（大）……20枚

〈肉だね〉

- **豚ひき肉**……**100g**
- **キャベツ**……**200g**
- 塩……ひとつまみ（0.3g）
- **玉ねぎ**……**¼個（50g）**
- **青じそ**……**10枚**

A
- しょうが（すりおろし）…小さじ1
- オイスターソース……小さじ1
- 鶏がらスープの素…小さじ½
- しょうゆ……小さじ⅔

ごま油……小さじ1

〈つけだれ〉

- 酢……小さじ4
- 粗びき黒こしょう……少々

作り方

1 キャベツはみじん切りにして塩をまぶし、かるくもんでしんなりしたら余分な水分をしぼる。玉ねぎはみじん切りにする。青じそは縦半分に切り、横細切りにする。

2 ボウルに豚ひき肉、Aを入れて練り混ぜ、1を加えて混ぜ合わせる。20等分にし、餃子の皮で包む。

3 フライパンにごま油を中火で熱し、餃子（10個）を並べ入れる。底面に焼き色がついたら、水100mℓを入れ、ふたをして3分ほど蒸し焼きにする。ふたをとり、水分が残っていたらさらに加熱して水分をとばす。器に盛り、つけだれをつけて食べる。

＊余った餃子は焼く前の状態で冷凍（2週間保存可能）。焼くときは冷凍のまま並べ、同様に。

---

副菜＋主食

カロリー
442kcal

糖質
50.8g

繊 4.5g

た 19.2g

脂 15.7g

塩分 1.9g

## 野菜たっぷりピビンパ 食物繊維 発酵食品

主菜が餃子のときは、主食のご飯は減らして豆腐をプラス。野菜たっぷり大満足できます。

材料（2人分）

**もち麦ご飯**……**130g×2**

**木綿豆腐**……**⅓丁**

**豚ひき肉**……**100g**

A
- にんにく（すりおろし）……小さじ¼
- しょうゆ……大さじ½
- 砂糖……小さじ1

**ほうれん草**……**½束**

**にんじん**……**¼本（50g）**

**もやし**……**½袋**

コチュジャン……大さじ½

焼きのり……½枚

ごま油、塩、こしょう…各適量

作り方

1 ほうれん草は4cm長さに切る。にんじんは細切りにする。もやしはさっと洗って水けをきる。

2 フライパンに豆腐を入れて中火にかけ、木べらで細かくつぶしながら、ぽろぽろになるまで炒めたら、一度取り出す。

3 フライパンをきれいにし、ごま油小さじ1を中火で熱し、にんじん、もやし、ほうれん草を炒める。しんなりしたら塩小さじ¼、こしょう少々で味をつけて、取り出す。同じフライパンにごま油小さじ1を中火で熱し、豚ひき肉を炒め、Aを加えて味をつける。

4 器にごはんを盛り、2、3をのせ、のりをちぎってちらし、コチュジャンを添える。

# 第4週
## 2日目

# 肉豆腐献立

| | |
|---|---|
| カロリー | 529kcal（もち麦ご飯150gを含む） |
| 糖質 | 62.4g |
| 食物繊維 | 5.9g |
| たんぱく質 | 27.0g |
| 脂質 | 15.0g |
| 塩分 | 2.6g |

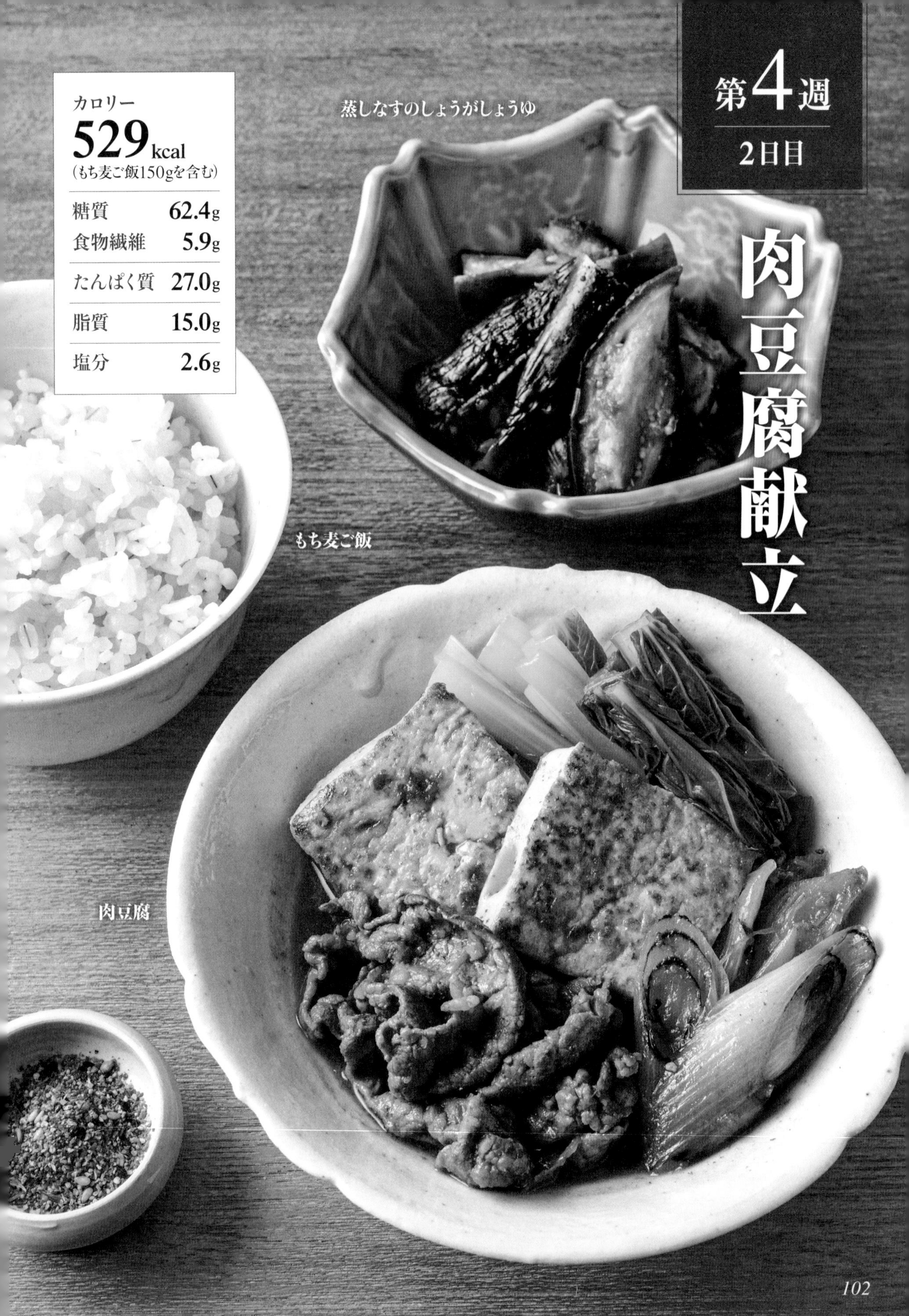
蒸しなすのしょうがしょうゆ
もち麦ご飯
肉豆腐

主菜

カロリー
272kcal

| | |
|---|---|
| 糖質 | 9.9g |
| 繊 | 2.6g |
| た | 21.2g |
| 脂 | 14.3g |
| 塩分 | 2.3g |

# 肉豆腐

まず肉や豆腐を焼いて水分をとばして香ばしさをつけると、調味料少なめでも満足できます。

材料（2人分）

| | |
|---|---|
| **牛こま切れ肉** | **120g** |
| **木綿豆腐** | **2/3丁** |
| **長ねぎ** | **1本** |
| **小松菜** | **1/2束** |
| A しょうが（すりおろし） | 小さじ1 |
| A しょうゆ | 大さじ1 1/2 |
| A 酒 | 大さじ1 |
| A 砂糖 | 小さじ2 |
| A だし汁 | 200mℓ |
| ごま油 | 小さじ1 |
| 七味唐辛子（好みで） | 適量 |

作り方

1 木綿豆腐はペーパータオルで包んで水けをきり、4等分に切る。長ねぎは1cm幅の斜め切りにする。小松菜は熱湯でさっとゆで、水けをしぼって4cm長さに切る。

2 フライパンにごま油を中火で熱し、豆腐を並べ入れる。両面に焼き目がつくまで焼いたら、取り出す。

3 同じフライパンに長ねぎを入れて炒め、しんなりしたら牛肉を加えて炒める。肉の色が変わったら、2とAを加える。煮立ったらアクを除き、ふたをして弱火で10分ほど煮る。器に盛り、小松菜を添える。好みで七味唐辛子をふる。

---

副菜

カロリー
23kcal

| | |
|---|---|
| 糖質 | 3.0g |
| 繊 | 1.8g |
| た | 1.4g |
| 脂 | 0.1g |
| 塩分 | 0.3g |

# 蒸しなすのしょうがしょうゆ

削り節のうまみ、しょうがの香りで調味料控えめでもOKです。

材料（2人分）

| | |
|---|---|
| **レンジ蒸しなす（P99）** | **2本** |
| しょうが（すりおろし） | 小さじ1 |
| 麺つゆ（3倍濃縮） | 小さじ2/3 |
| 削り節 | 1g |

作り方

蒸しなすは長さを半分に切り、四つ割りにしてボウルに入れ、しょうが、麺つゆ、削り節を加えてあえる。

糖尿病レシピの工夫

### 甘味も悪ではなく、味つけのバリエーションに

糖尿病の患者さんは糖質のとり過ぎに注意が必要ですが、砂糖やみりんなどでの味つけがダメなわけではありません。甘味は上手に利用すると、塩分を控えた味つけがしやすくなります。また、献立は異なる味のおかずを組み合わせたほうが満足感を得やすくなります。適量を守れば、甘味も悪ではありません。

第4週
3日目

# 蒸し鶏のねぎ塩麹だれ献立

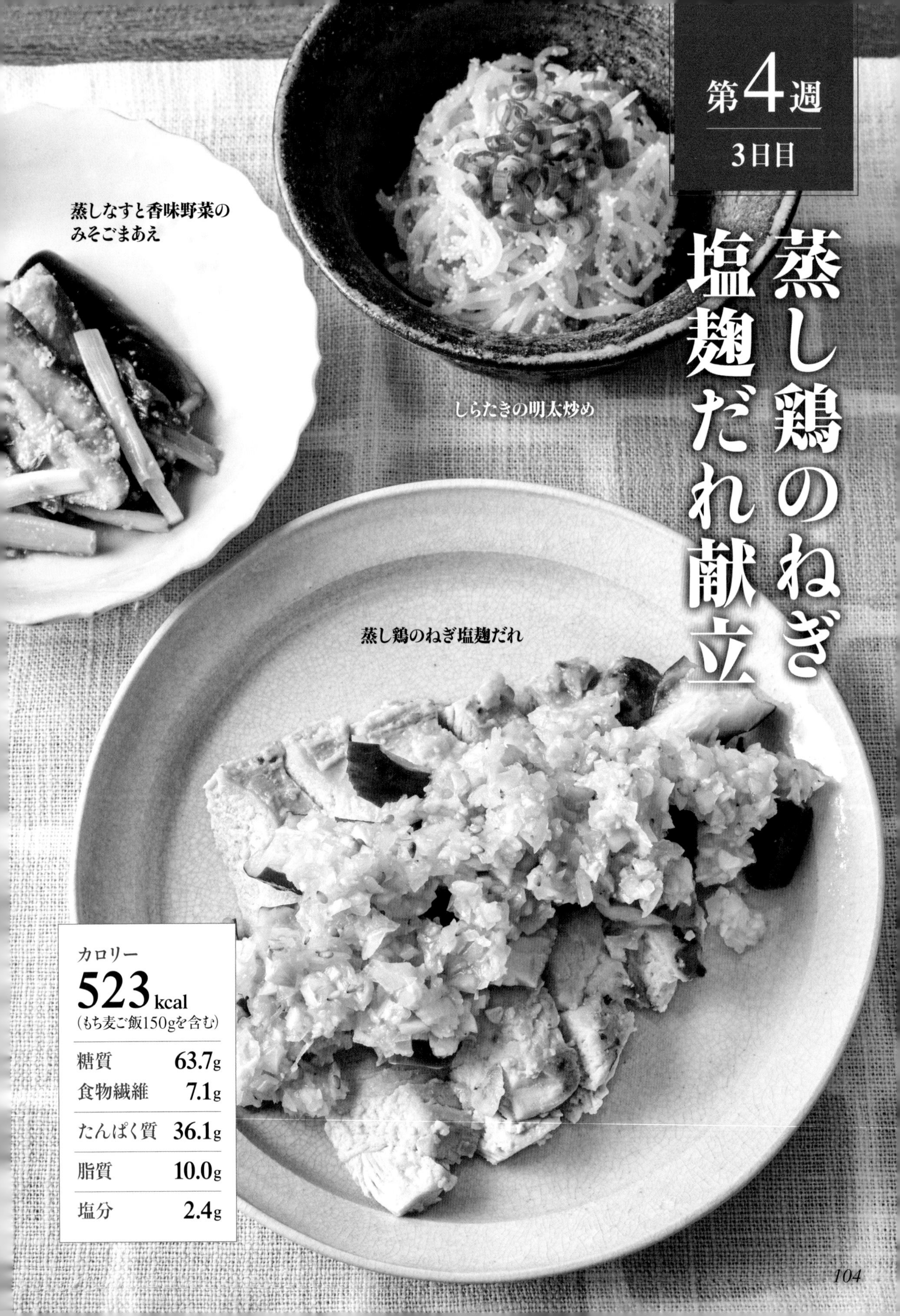

蒸しなすと香味野菜のみそごまあえ

しらたきの明太炒め

蒸し鶏のねぎ塩麹だれ

| | |
|---|---|
| カロリー | 523kcal（もち麦ご飯150gを含む） |
| 糖質 | 63.7g |
| 食物繊維 | 7.1g |
| たんぱく質 | 36.1g |
| 脂質 | 10.0g |
| 塩分 | 2.4g |

主菜

カロリー
**199**kcal

| | |
|---|---|
| 糖質 | 8.7g |
| 繊 | 2.0g |
| た | 27.5g |
| 脂 | 5.1g |
| 塩分 | 1.5g |

## 蒸し鶏のねぎ塩麹だれ 発酵食品

塩麹でつけ込み蒸し焼きにすると、パサつきがちなむね肉がしっとりやわらかくなります。

材料（2人分）

- **鶏むね肉**（皮なし）……**1枚**（220g）
- 塩麹……小さじ2
- **きゅうり**……**1本**
- **長ねぎ**……**1本**
- A
  - にんにく（すりおろし）……小さじ1/4
  - 塩麹、レモン汁……各小さじ2
  - 白いりごま……小さじ1
- ごま油……小さじ1

作り方

**1** 鶏肉は厚さを均等にして、塩麹をまぶして1時間ほどおく（前日に仕込んでもOK）。きゅうりは麺棒などでたたき、食べやすい大きさに割る。長ねぎは緑の部分を切り、白い部分はみじん切りにする。ボウルに長ねぎのみじん切り、**A**を入れて混ぜ合わせてたれを作る。

**2** フライパンにごま油を中火で熱し、長ねぎの緑の部分と鶏肉を入れる。鶏肉の片面を1分ずつ焼いたら、ふたをして弱火で5分蒸し焼きにする。焼き上がったら長ねぎは除き、鶏肉を斜めそぎ切りにして器に盛る。きゅうりをのせ、**1**のたれを鶏肉にをかける。

---

副菜

カロリー
**39**kcal

| | |
|---|---|
| 糖質 | 0.7g |
| 繊 | 0.8g |
| た | 1.8g |
| 脂 | 2.3g |
| 塩分 | 0.5g |

## しらたきの明太炒め

春雨に比べて低カロリーで食物繊維も多いしらたきは、カロリーを抑えたいときに便利。

材料（2人分）

- **しらたき**……**小1袋**（50g）
- **明太子**（薄皮を除く）……**15g**
- 酒……大さじ1
- ごま油……小さじ1
- 万能ねぎ（小口切り）……大さじ1

作り方

**1** しらたきはハサミで切り、熱湯で1分ほどゆで、ざるに上げて水けをきる。

**2** フライパンにごま油を中火で熱し、**1**、明太子、酒を加えて水分がとぶまで炒める。器に盛り、万能ねぎをのせる。

---

副菜

カロリー
**51**kcal

| | |
|---|---|
| 糖質 | 4.8g |
| 繊 | 2.8g |
| た | 2.4g |
| 脂 | 2.0g |
| 塩分 | 0.4g |

## 蒸しなすと香味野菜のみそごまあえ 発酵食品 酢 食物繊維

すりごま、みそ、酢は相性抜群。少し甘みをつければ、箸休めに最適です。

材料（2人分）

- **レンジ蒸しなす**（P99）……**2本**
- **万能ねぎ**……**5本**
- **にら**……**1/3束**
- A
  - 白すりごま、酢…各小さじ2
  - みそ……小さじ1
  - 砂糖……小さじ1/2

作り方

**1** 蒸しなすは長さを半分に切って縦半分に切る。万能ねぎとにらは4cm長さに切り、ラップに包んで電子レンジで1分加熱する。

**2** ボウルに**A**を入れて混ぜ合わせ、**1**を加えてあえる。

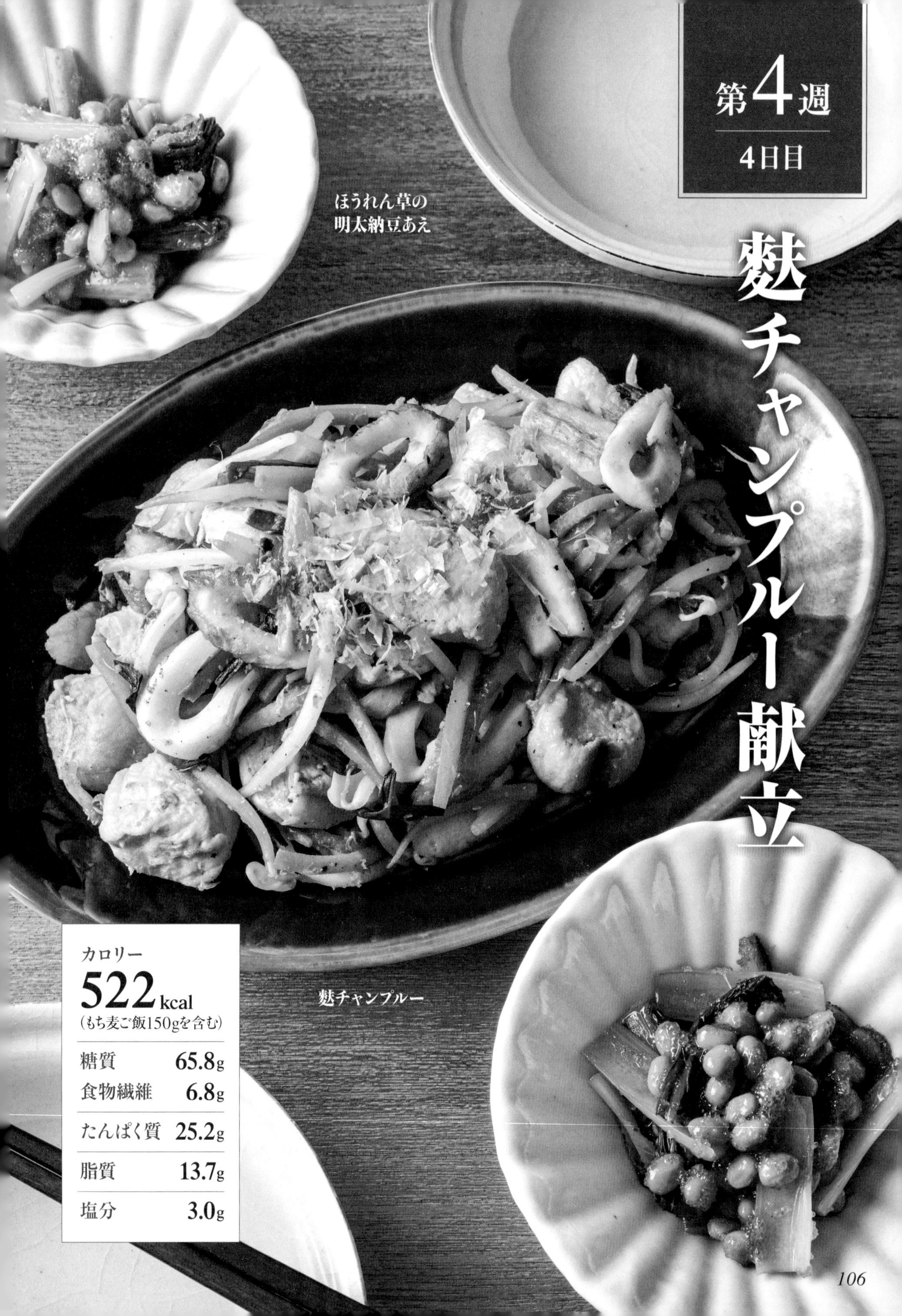

## 第4週

### 4日目

# 麩チャンプルー献立

ほうれん草の明太納豆あえ

麩チャンプルー

カロリー
**522** kcal
（もち麦ご飯150gを含む）

| | |
|---|---|
| 糖質 | 65.8g |
| 食物繊維 | 6.8g |
| たんぱく質 | 25.2g |
| 脂質 | 13.7g |
| 塩分 | 3.0g |

主菜

カロリー
**211**kcal

糖質
**14.1**g

繊　2.6g

た　12.8g

脂　10.0g

塩分　2.1g

# 麩チャンプルー

麩をだし汁につけるのがコツ。うまみがしっかりしみて、減塩しやすくなります。

材料（2人分）

- **ちくわ**……3本
  - **小町麩**……20g
  - だし汁……100mℓ（戻し用）
- **卵**……1個
- **もやし**……1/2袋
- **にんじん**……1/5本（40g）
- **にら**……2/3束
- A
  - だし汁……大さじ2
  - しょうが（すりおろし）……小さじ1
  - しょうゆ　大さじ1/2
  - みりん……小さじ1
- 油……大さじ1
- 塩……小さじ1/4
- こしょう……少々
- 削り節……2g

作り方

**1** ちくわは斜め薄切りにする。小町麩はだし汁につけて水分を含ませ、やわらかくする。もやしは水でさっと洗いざるに上げて水けをきる。にらは4cm長さに切り、にんじんは細切りにする。**A**は混ぜておく。

**2** ボウルに卵を溶きほぐし、麩を加えてからめる。フライパンに半量の油を中火で熱し、卵にからませた麩を全量加えて両面を焼いて取り出す。残りの油を足し、ちくわ、もやし、にんじん、にらを炒め、野菜がしんなりしたら麩を戻し入れてさっと炒め合わせる。

**3** **A**を加えて炒め、塩、こしょうで味をととのえ、削り節を加えてさっと混ぜる。

---

副菜

カロリー
**77**kcal

糖質
**2.2**g

繊　2.7g

た　8.0g

脂　3.1g

塩分　0.9g

# ほうれん草の明太納豆あえ 発酵食品 食物繊維 酢

*β*-カロテンや鉄が豊富なほうれん草をプラスして、納豆の栄養効果をさらにアップ！

材料（2人分）

- **ほうれん草**……1/2束
- **納豆**……1パック（50g）
- **明太子**（薄皮を除く）……30g
- 酢……小さじ1

作り方

**1** ほうれん草は熱湯でさっとゆでて水にとり、水けをしぼって2cm幅に切る。

**2** ボウルに納豆、明太子、酢を入れて混ぜ合わせ、ほうれん草を加えてあえる。

糖尿病
レシピの
工夫

## 手軽にたんぱく質がとれる「麩」を活用

麩は植物性たんぱく質が豊富で、みそ汁や炒め物の具に加えれば、手軽にたんぱく質を補うことができます。また、肉の量を減らして麩に置き換えれば、カロリーオフにも役立ちます。乾物で保存がしやすいので、常備しておくとよいでしょう。

第4週
5日目

# 魚介とキャベツの炒め物献立

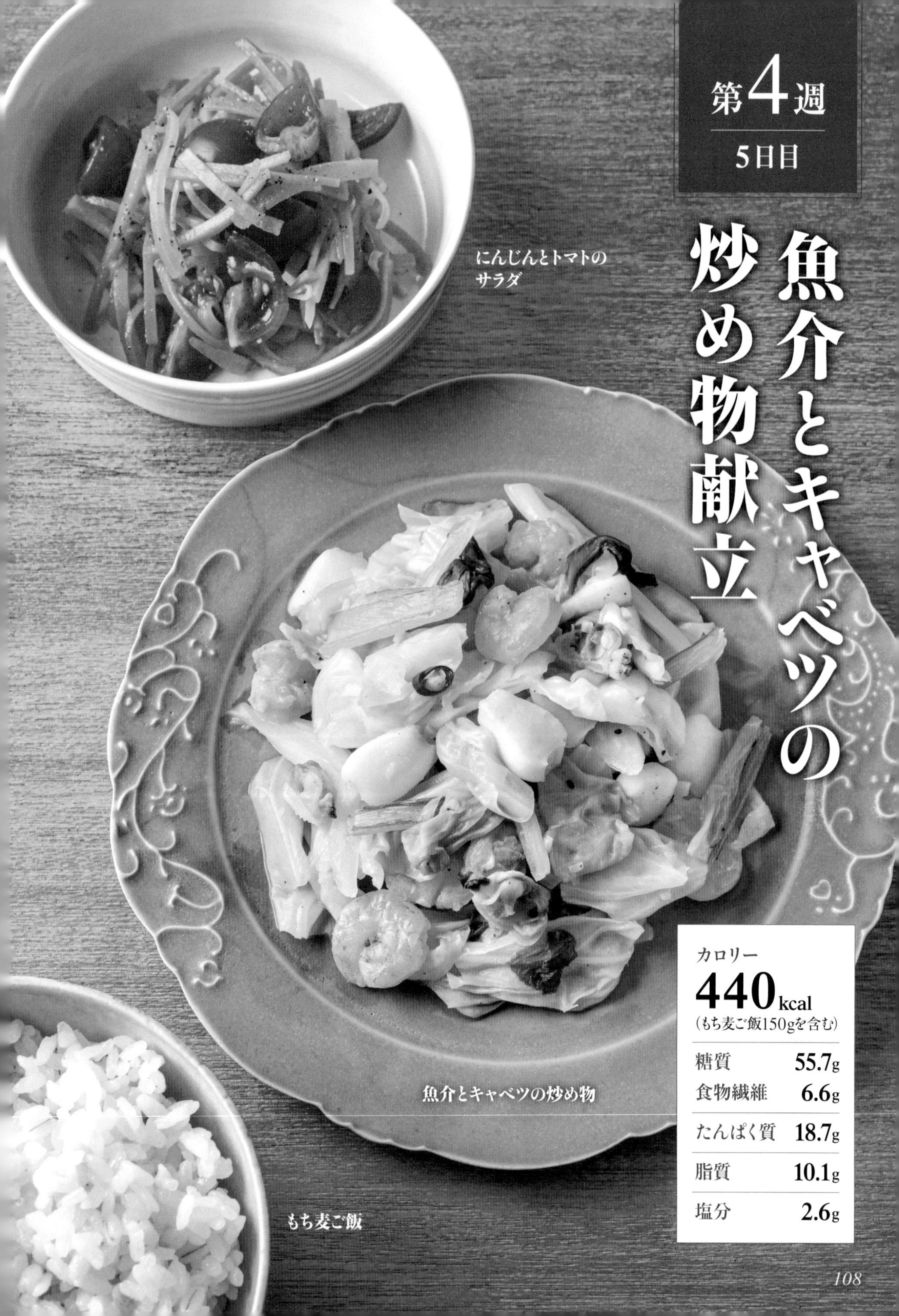

にんじんとトマトのサラダ

魚介とキャベツの炒め物

もち麦ご飯

カロリー
**440**kcal
（もち麦ご飯150gを含む）

| | |
|---|---|
| 糖質 | 55.7g |
| 食物繊維 | 6.6g |
| たんぱく質 | 18.7g |
| 脂質 | 10.1g |
| 塩分 | 2.6g |

主菜

## 魚介とキャベツの炒め物

野菜を下ゆでするると、味がつきやすくなり、減塩につながります。

カロリー
**152kcal**

| | |
|---|---|
| 糖質 | 3.1g |
| 繊 | 3.0g |
| た | 13.4g |
| 脂 | 7.3g |
| 塩分 | 1.9g |

材料（2人分）

**シーフードミックス**（冷凍）……**200g**
**キャベツ**……**200g**
**小松菜**……**1/2束**
にんにく（みじん切り）……1かけ分
赤唐辛子（小口切り）……1/2本分
オリーブオイル……大さじ1
鶏がらスープの素……小さじ1
塩……小さじ1/4
粗びき黒こしょう……少々

作り方

1 シーフードミックスは表示通りに解凍し、水けをきる。キャベツはざく切りに、小松菜は4cm長さに切る。

2 鍋にたっぷりの湯を沸かし、キャベツ、小松菜を30秒ほどゆでてざるに上げ、水けをきる。

3 フライパンにオリーブオイル、にんにく、赤唐辛子を入れて弱火にかけ、香りが立ったらシーフードミックスを加えて炒め、キャベツ、小松菜を加えてさらに炒める。野菜がしんなりしてきたら、鶏がらスープの素、塩、こしょうを加えてさっと炒め合わせる。

---

副菜

## にんじんとトマトのサラダ 酢 食物繊維

にんじんのせん切りはスライサーを使うと簡単。トマトから出るエキスがかくし味です。

カロリー
**54kcal**

| | |
|---|---|
| 糖質 | 3.1g |
| 繊 | 2.1g |
| た | 0.9g |
| 脂 | 2.2g |
| 塩分 | 0.7g |

材料（2人分）

**にんじん**……**1/2本（100g）**
**ミニトマト**……**6個**
塩……小さじ1/4
酢……小さじ2
オリーブオイル……小さじ1
粗びき黒こしょう……少々

作り方

1 にんじんはせん切りにする。ミニトマトは四つ割りにする。

2 ポリ袋ににんじんと塩を入れてかるくもみ、しんなりするまでもみ、トマト、酢、オリーブオイル、こしょうを加えてかるくもみ、なじませる。

糖尿病レシピの工夫

### シーフードミックスは調味料を控えて調理する

シーフードミックスは100gあたり食塩相当量が0.6g前後で、魚に比べると塩分が高めですが、うまみはたっぷり。炒め物や汁物に使うときはうまみを生かして、調味料は控えめを心がけましょう。

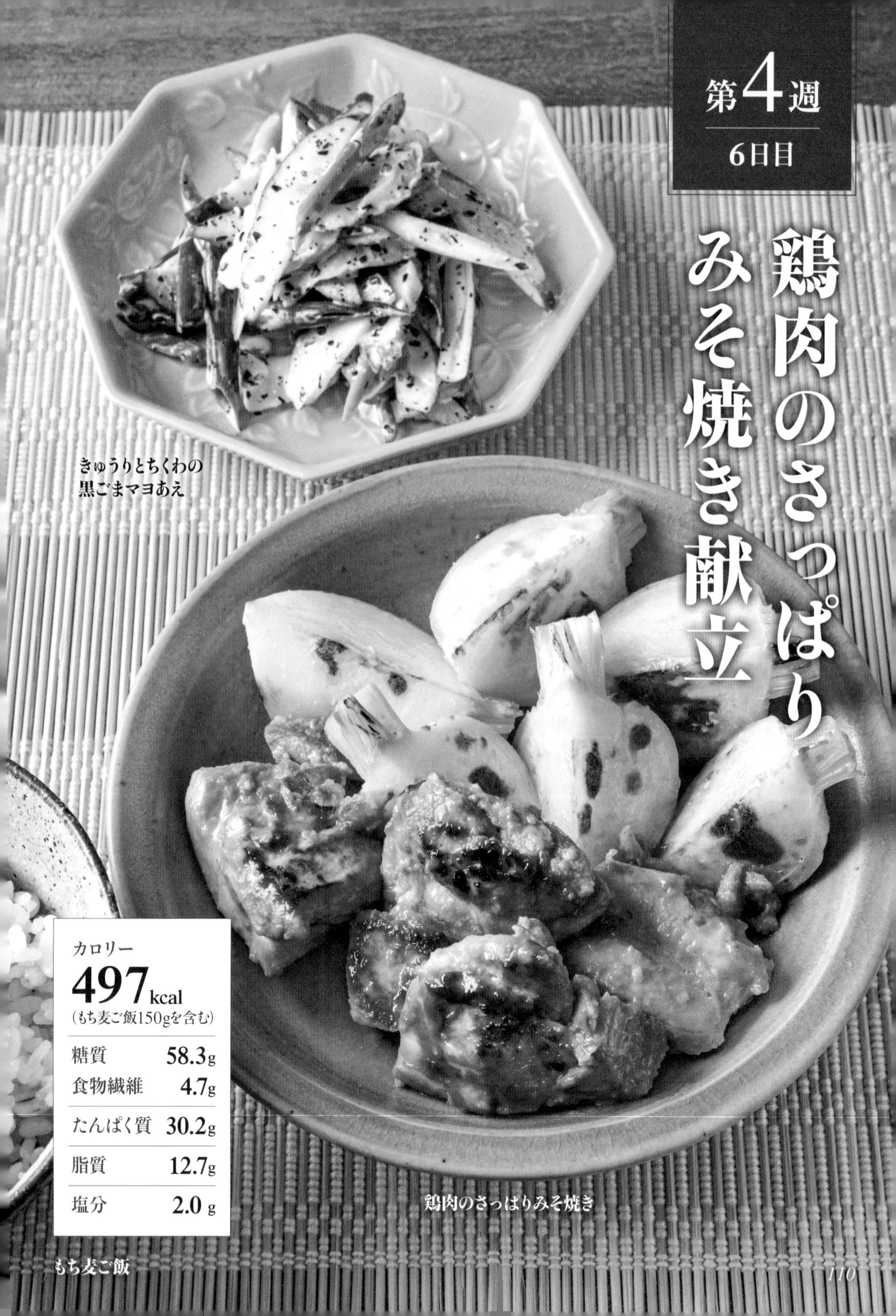

第4週
6日目

# 鶏肉のさっぱりみそ焼き献立

きゅうりとちくわの黒ごまマヨあえ

鶏肉のさっぱりみそ焼き

もち麦ご飯

カロリー
**497**kcal
（もち麦ご飯150gを含む）

| | |
|---|---|
| 糖質 | 58.3g |
| 食物繊維 | 4.7g |
| たんぱく質 | 30.2g |
| 脂質 | 12.7g |
| 塩分 | 2.0 g |

**主菜**

カロリー
**187**kcal

糖質
**5.7**g

| | |
|---|---|
| 繊 | 2.0g |
| た | 23.2g |
| 脂 | 6.5g |
| 塩分 | 1.7g |

# 鶏肉のさっぱりみそ焼き 発酵食品

みそにヨーグルトを混ぜた下味は、ダブル発酵効果でまろやかでさわやかな味わいです。

材料（2人分）

- **鶏もも肉**（皮なし）………**1枚**（220g）
- 〈下味〉
  - プレーンヨーグルト（無糖）………大さじ1½
  - みそ………大さじ1
  - にんにく（すりおろし）…小さじ½
- **かぶ**………**3個**（200g）
- 塩………ふたつまみ（0.6g）
- こしょう………少々

作り方

1 鶏肉は8等分に切る。ポリ袋に下味の材料を混ぜ合わせ、鶏肉を入れてよくもんで、1時間以上おく。

2 かぶは根元を残して葉を落とし、皮つきのまま4等分に切る。

3 フライパンにオリーブオイルを中火で熱し、かぶを入れて焼く。表面に焼き色がついてきたら端に寄せ、鶏肉を下味ごと入れる。両面に焼き色がついたら、ふたをして弱火で4分蒸し焼きにする。焼き上がったら、かぶに塩、こしょうをふる。

---

**副菜**

カロリー
**76**kcal

糖質
**3.1**g

| | |
|---|---|
| 繊 | 1.2g |
| た | 2.6g |
| 脂 | 5.6g |
| 塩分 | 0.3g |

# きゅうりとちくわの黒ごまマヨあえ 酢

マヨネーズに酢を加えてのばすとよくからみます。酸味は黒ごまのコクでやわらげます。

材料（2人分）

- **ちくわ**………**1本**（20g）
- **きゅうり**………**1本**
- **万能ねぎ**………**4本**
- A
  - マヨネーズ………大さじ1
  - 酢、黒すりごま……各小さじ1

作り方

1 ちくわは斜め薄切りにする。きゅうりは縦に半分に切り、2㎜幅の斜め薄切りにする。万能ねぎは5㎜幅の斜め切りにする。

2 ボウルに**A**を合わせ、**1**を加えてあえる。

**糖尿病レシピの工夫**

### 余ったかぶの葉は塩もみして保存を

余ったかぶの葉は3〜4㎝長さに切り、ごくわずかな塩でもみ、余分な水分をかるくしぼって保存容器に入れ、野菜室へ（1週間保存可能）。かぶの葉には$\beta$-カロテンやカルシウムが豊富。細かく刻んで納豆やご飯に混ぜれば、栄養を補給できます。

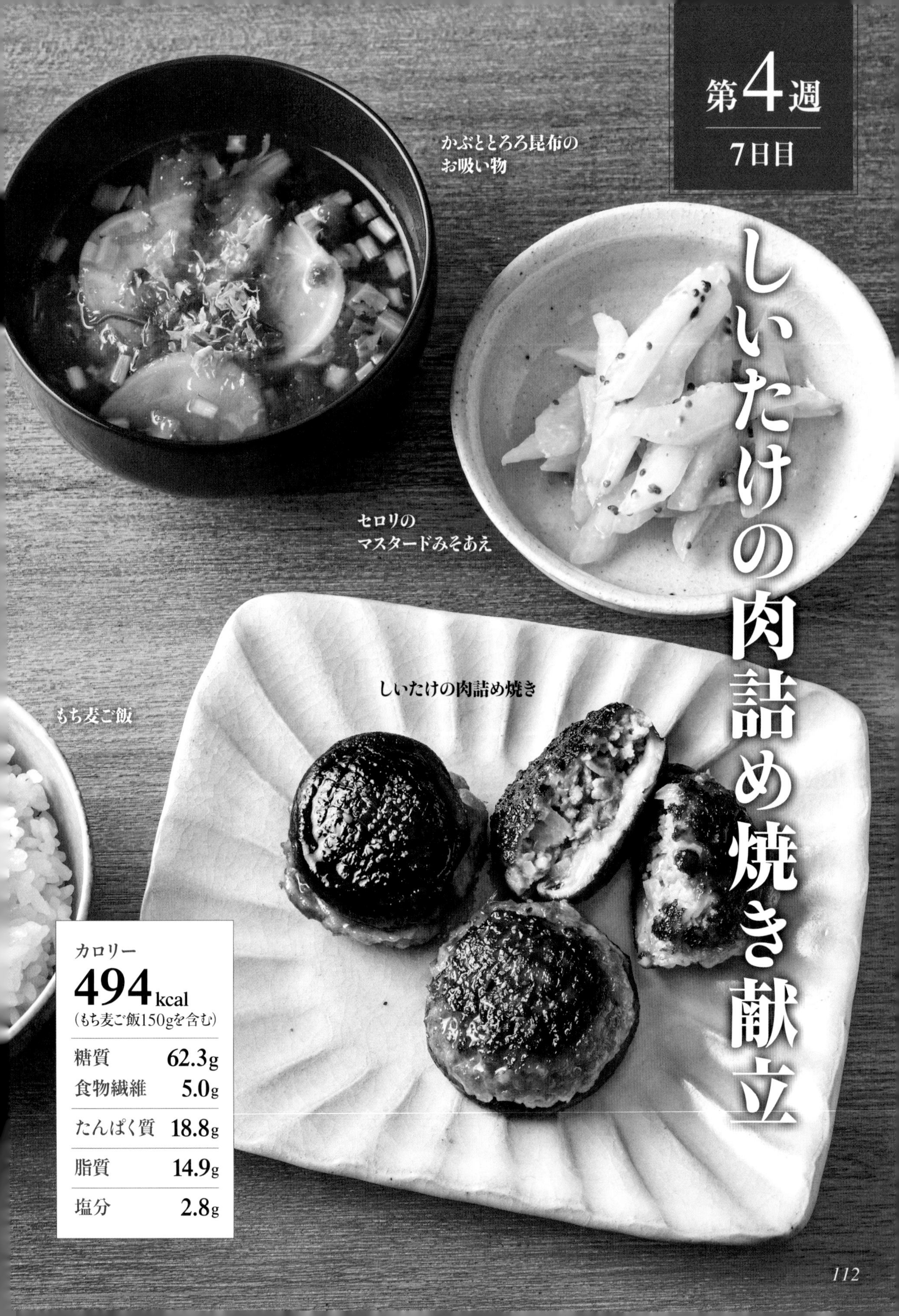
かぶととろろ昆布の
お吸い物
セロリの
マスタードみそあえ
しいたけの肉詰め焼き
もち麦ご飯

第4週
7日目

# しいたけの肉詰め焼き献立

カロリー
**494**kcal
（もち麦ご飯150gを含む）

| | |
|---|---|
| 糖質 | 62.3g |
| 食物繊維 | 5.0g |
| たんぱく質 | 18.8g |
| 脂質 | 14.9g |
| 塩分 | 2.8g |

主菜

カロリー
229kcal

糖質
9.3g

繊 2.0g

た 12.6g

脂 13.5g

塩分 1.0g

## しいたけの肉詰め焼き

焼いたしいたけと肉だねのとうまみがジュワ～とあふれる、定番にしたいおかずです。

材料（2人分）

**しいたけ**……6個

〈肉だね〉

- **豚ひき肉**……120g
- **玉ねぎ**……1/4個（50g）
- しょうが（すりおろし）……小さじ1/2
- 酒……大さじ1
- 片栗粉……小さじ1
- しょうゆ……小さじ1/2

油……大さじ1/2

A
- みりん……大さじ1
- しょうゆ……大さじ1/2

七味唐辛子……少々

作り方

**1** しいたけは軸を除き、かさの表面に格子状に切り込みを入れる。玉ねぎはみじん切りにする。ボウルに肉だねの材料を入れて練り混ぜる。

**2** しいたけのかさの内側に片栗粉小さじ1（分量外）をふり、**1**の肉だねを詰める。

**3** フライパンに油を中火で熱し、**2**を肉の面を下にして並べる。4分ほど焼いたら返し、さらに2分ほど焼き、**A**を加えてからめる。器に盛り、七味唐辛子をふる。

---

副菜

カロリー
18kcal

糖質
1.6g

繊 0.6g

た 0.8g

脂 0.7g

塩分 0.7g

## セロリのマスタードみそあえ 発酵食品

みそにヨーグルト、粒マスタードを加えて減塩します。香りのよいセロリによく合います。

材料（2人分）

**セロリ**……1本

塩……ふたつまみ（0.6g）

A
- プレーンヨーグルト……小さじ2
- 粒マスタード……小さじ1
- みそ……小さじ2/3

作り方

**1** セロリは葉と筋を取り、斜め細切りにし、塩をまぶして10分ほどおき、余分な水分をしぼる。

**2** ボウルに**A**を混ぜ合わせ、**1**を加えてあえる。

---

汁物

カロリー
13kcal

糖質
1.9g

繊 0.9g

た 1.0g

脂 0.1g

塩分 1.1g

## かぶととろろ昆布のお吸い物

とろろ昆布、梅干し、削り節のうまみの調和を味わいましょう。

材料（2人分）

**かぶ**……1個

梅干し（塩分20％）……1/2個分（5g）

しょうゆ……小さじ1

とろろ昆布……2g

削り節……1g

作り方

**1** かぶは葉を落とし、皮をむいて8等分のくし形切りにする。葉は1cm幅に切る。梅干しは包丁でたたいてペースト状にする。

**2** 鍋に水400㎖を入れて強火にかけ、沸騰したらかぶを入れて弱火にし、5分ほど煮る。かぶの葉、しょうゆ、梅干しを加えてさっと煮て、とろろ昆布を加えて火を止める。器に盛り、削り節を添える。

# 夕食の献立 第5週

第5週で使う食材のリストです。
買い物をする日は週2回、
1日目と5日目に設定しています。
カロリーオフのテクニックを覚えて、応用していきましょう。

## 1日目の買い物リスト（2人分）

### 肉類

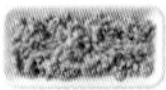
豚ひき肉（冷）……200g
150gと50gに分けて冷凍する（P131）。

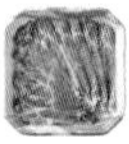
豚肩ロースしゃぶしゃぶ用肉……10枚（150g）

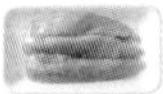
鶏ささみ……3本（300g）

### 魚介類

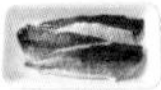
あじ（三枚おろし）……2尾分

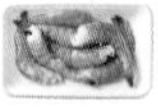
えび（殻つき）……80g

### 豆製品

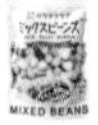
ミックスビーンズ（ドライパック）……50g

### 野菜

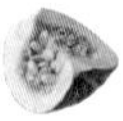
かぼちゃ……1/4個（240g）

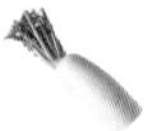
大根……1/2本（500g）

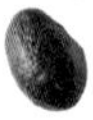
アボカド……1個

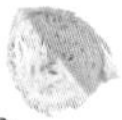
キャベツ……1/4個（200g）

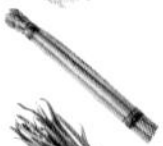
グリーンアスパラガス……4本

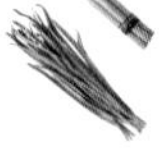
にら……1束（100g）

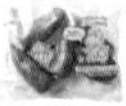
ピーマン……5個

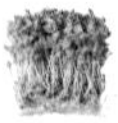
豆苗……1パック

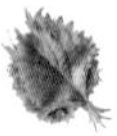
青じそ……10枚

### そのほか使用する常備食材

●玉ねぎ ●にんじん ●しょうが ●万能ねぎ
●ホールコーン ●梅干し（塩分20％） ●きくらげ（乾）
●芽ひじき（乾） ●くるみ（ロースト） ●赤唐辛子
●ゆずこしょう

# 買ってきた日にすること

## 1日目 かぼちゃを切り分ける

かぼちゃは種とワタをとり除き、レシピに合わせて切り分けておくと調理時間の短縮になります。かたくて切りにくいときは、電子レンジで30秒ほど加熱すると切りやすくなります。切ったあとのかぼちゃは、ラップなどで包んで野菜室へ(2〜3日保存可能)。

## 1日目 大根の葉は切り離す

大根はすりおろして使うなら、上側のほうが辛みが弱いです。葉つきを購入したら、葉が大根の水分を吸収しないようにすぐに切り落とし、ラップで包んで野菜室へ。葉はさっとゆでておくと、みそ汁の具やあしらいに使えて便利です。

## 5日目 の買い足しリスト(2人分)

**肉類**

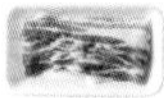
豚バラしゃぶしゃぶ用肉 …… 150g ☐

**魚介類**

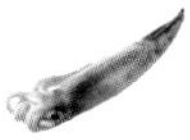
いか …… 1ぱい(正味150g) ☐

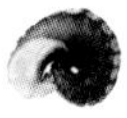
ゆでだこ …… 110g ☐

**大豆製品**

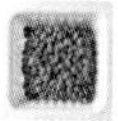
納豆 …… 1パック(50g) ☐

**野菜**

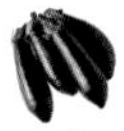
なす …… 5本 ☐

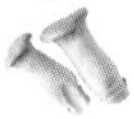
エリンギ …… 2本 ☐

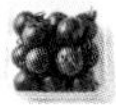
ミニトマト …… 10個 ☐

### そのほか使用する常備食材

- 卵
- 玉ねぎ
- にんじん
- 万能ねぎ
- しょうが
- にんにく
- レモン(あれば)
- ツナ缶(水煮)
- 赤唐辛子
- 塩麹

**注目の食材**

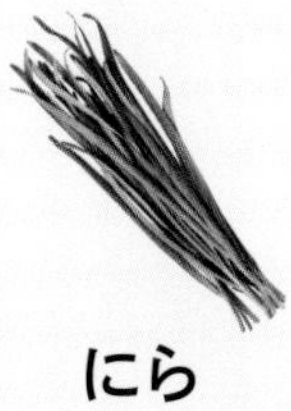

**にら**

食物繊維、β-カロテン、ビタミンCが豊富。にら特有の香り成分・硫化アリルには、強い抗酸化力があります。

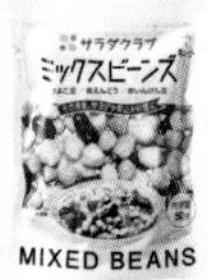


**ミックスビーンズ**

豆類は植物性たんぱく質、食物繊維が豊富。サラダやあえものに加えると、手軽に栄養を強化できます。

第5週

1日目

# あじのはちみつ南蛮漬け献立

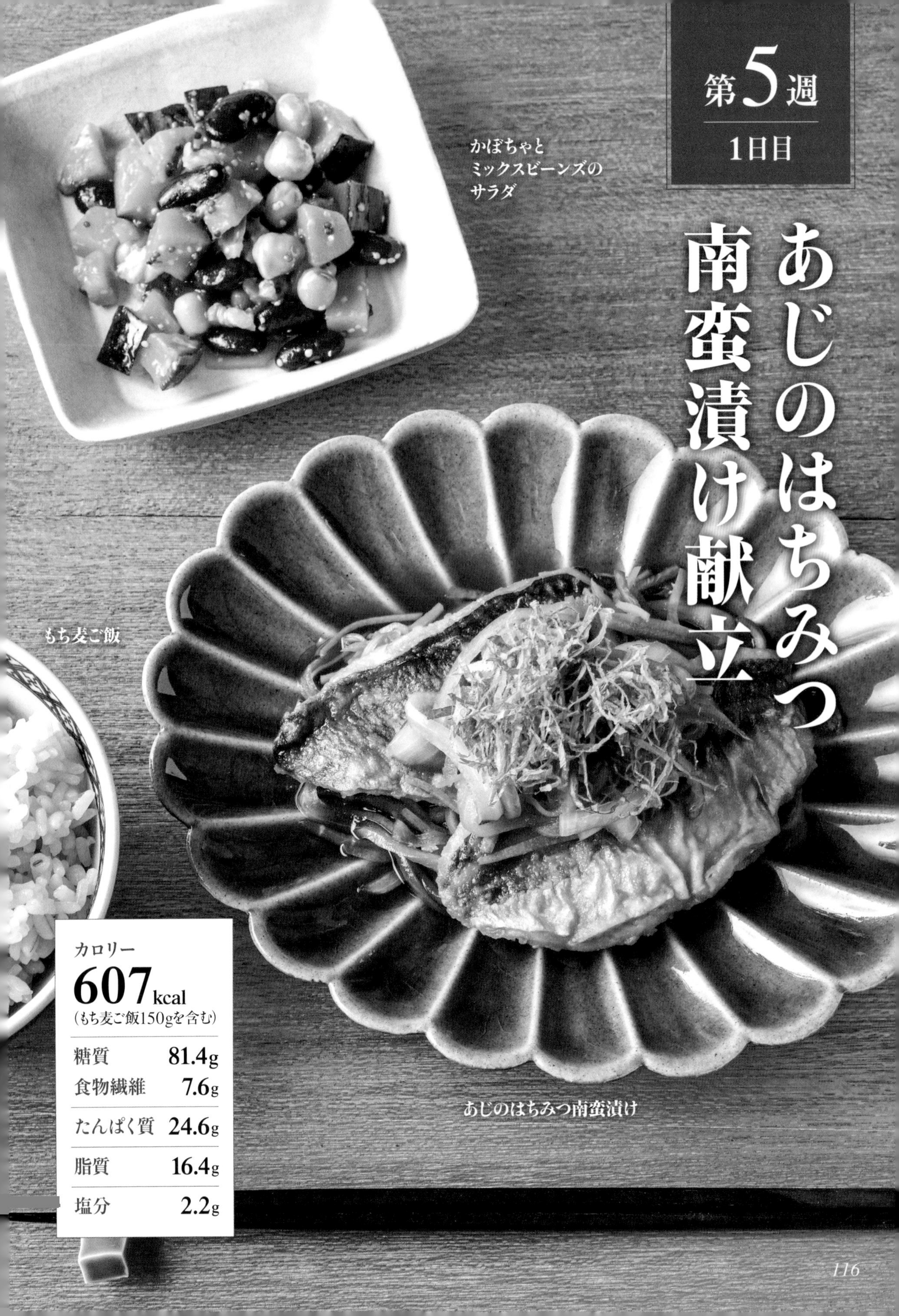

かぼちゃと
ミックスビーンズの
サラダ

もち麦ご飯

あじのはちみつ南蛮漬け

| | |
|---|---|
| カロリー | 607kcal<br>（もち麦ご飯150gを含む） |
| 糖質 | 81.4g |
| 食物繊維 | 7.6g |
| たんぱく質 | 24.6g |
| 脂質 | 16.4g |
| 塩分 | 2.2g |

主菜

# あじのはちみつ南蛮漬け 酢

はちみつの甘さが酸味をやわらげるので、お酢が苦手な人にもおすすめです。

カロリー
225kcal

糖質
16.6g

繊 1.6g

た 15.8g

脂 9.4g

塩分 1.6g

材料（2人分）

**あじ**（三枚おろし）……………………**2尾分**

薄力粉 ……………………大さじ1/2

油 ……………………………大さじ1

**玉ねぎ**……………………**1/4個（50g）**

**にんじん** ……………………**1/4本（50g）**

**ピーマン**……………………………**1個**

しょうが（せん切り）………1/2かけ分

赤唐辛子（小口切り）…………1/2本分

A
- 酢………………………………大さじ3
- しょうゆ、はちみつ
  ……………………………各大さじ1

青じそ（せん切り）………………4枚分

作り方

1 あじに薄力粉をまぶす。フライパンに油を中火で熱し、あじを皮目を下に並べて両面を4分ほどかけて焼き色がつくまで焼く。

2 玉ねぎは縦薄切り、にんじん、ピーマンはせん切りにする。

3 鍋にAを入れて中火で煮立てたら、2、しょうが、赤唐辛子を加え、再び煮立ったら火を止める。1を加えてあえる。器に盛り、青じそをのせる。

---

副菜

# かぼちゃとミックスビーンズのサラダ 酢 食物繊維

ビタミン豊富なかぼちゃ&くるみ、植物性たんぱく質がとれる豆類の組み合わせは◎。

カロリー
148kcal

糖質
15.3g

繊 4.5g

た 4.4g

脂 6.4g

塩分 0.6g

材料（2人分）

**かぼちゃ** ……………………………**120g**

**ミックスビーンズ**（ドライパック）
……………………………………………**50g**

**くるみ**（ロースト）…………………**10g**

A
- 酢、オリーブオイル、
  粒マスタード …各小さじ1
- 塩…………ふたつまみ（0.6g）

作り方

1 かぼちゃは1.5㎝角に切り、耐熱皿にのせてふんわりとラップをかけ、電子レンジで3分加熱する。くるみは粗く刻む。

2 ボウルにAを混ぜ合わせ、1、ミックスビーンズを加えてあえる。

糖尿病レシピの工夫

### 青魚にはオメガ3系の脂肪酸が豊富

あじ、さば、さんま、いわしなど青魚にはDHAやIPAといったオメガ3系脂肪酸が含まれています。オメガ3系脂肪酸は高血圧や動脈硬化を予防するのに役立ちます。体内ではつくられない脂肪酸なので、食品から積極的にとりたい栄養です。

第5週
2日目

# 豆苗とにんじんの肉巻き蒸し献立

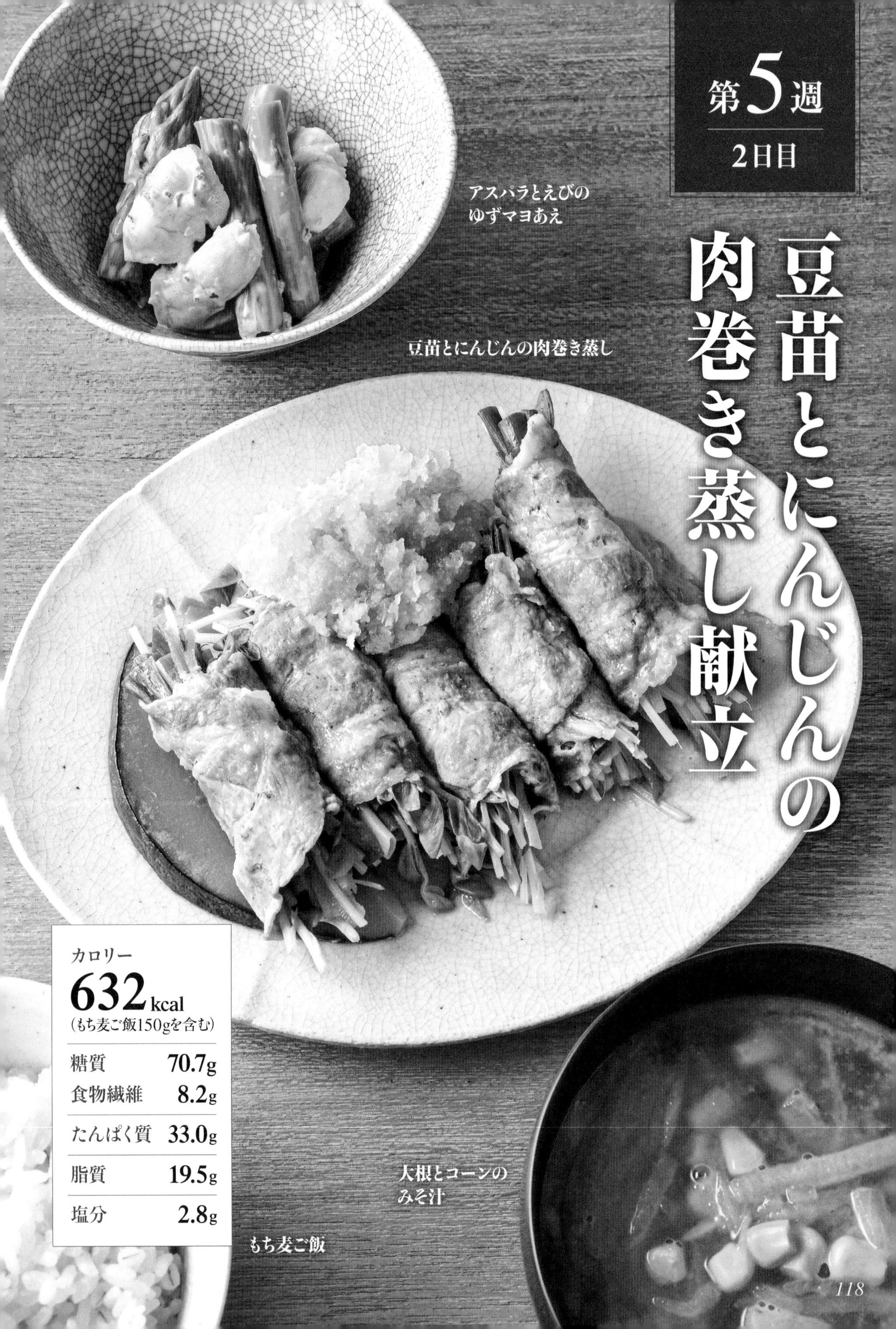
アスパラとえびの
ゆずマヨあえ
豆苗とにんじんの肉巻き蒸し
大根とコーンの
みそ汁
もち麦ご飯

カロリー
**632**kcal
（もち麦ご飯150gを含む）

| | |
|---|---|
| 糖質 | 70.7g |
| 食物繊維 | 8.2g |
| たんぱく質 | 33.0g |
| 脂質 | 19.5g |
| 塩分 | 2.8g |

主菜

カロリー
245kcal
糖質
13.5g
繊 4.3g
た 17.5g
脂 11.4g
塩分 1.0g

## 豆苗とにんじんの肉巻き蒸し 食物繊維 酢

レンジで作れる簡単おかず。緑黄色野菜のかぼちゃで栄養価と食べごたえをアップ。

材料(2人分)

**豚肩ロース しゃぶしゃぶ用肉**……10枚(150g)
**豆苗**……1パック
**にんじん**……1/4本(50g)
**万能ねぎ**……1/5束(20g)
**かぼちゃ**……120g
こしょう……少々
大根おろし……100g
ポン酢しょうゆ……大さじ1 1/2

作り方

1 豆苗は根を切り、長さを半分に切る。耐熱皿にのせ、ふんわりとラップをかけて電子レンジで1分加熱する。にんじんはせん切りにする。万能ねぎは5cm長さに切る。かぼちゃは薄いくし形に切る。

2 豚肉は1枚ずつ広げ、豆苗、にんじん、万能ねぎを1/10量ずつのせてしっかりと巻き、こしょうをふる。

3 耐熱皿にかぼちゃと2をのせ、ふんわりとラップをかけて電子レンジで6分加熱する。大根おろしをのせ、ポン酢しょうゆをかける。

---

副菜

カロリー
88kcal
糖質
1.4g
繊 0.6g
た 8.8g
脂 4.8g
塩分 0.3g

## アスパラとえびのゆずマヨあえ 酢

ゆずこしょう+酢で味にアクセントをつけます。覚えておくと便利なあえごろもです。

材料(2人分)

**えび**(殻つき)……80g
**グリーンアスパラガス**……4本
A マヨネーズ……大さじ1
A 酢……小さじ1
A ゆずこしょう……小さじ1/4

作り方

1 アスパラは下半分の皮をむき、4cm長さに切る。えびは背わたを楊枝で取り除き、水でさっと洗って水けをきる。

2 鍋にたっぷりの湯を沸し、アスパラを1分ほどゆでてざるに上げる。続いてえびを入れ、再び沸騰したら火を止めそのまま2分ほどおく。ざるにとり、殻をむいて3等分に切る。

3 ボウルにAを混ぜ合わせ、2を加えてあえる。

---

汁物

カロリー
65kcal
糖質
6.3g
繊 1.8g
た 2.3g
脂 2.7g
塩分 1.5g

## 大根とコーンのみそ汁 発酵食品

バターで大根を炒めるとコクが出て甘みが引き立ちます。みその量も減らせて減塩に。

材料(2人分)

**大根**……100g
**ホールコーン**……40g
だし汁……300mℓ
みそ……大さじ1
バター……5g

作り方

大根はせん切りにする。鍋にバターと大根を入れて中火でしんなりするまで炒めたら、だし汁、ホールコーンを加えてふたをして、3分ほど煮る。みそを溶き入れ、火を止める。

第5週
3日目

# キャベツシューマイ献立

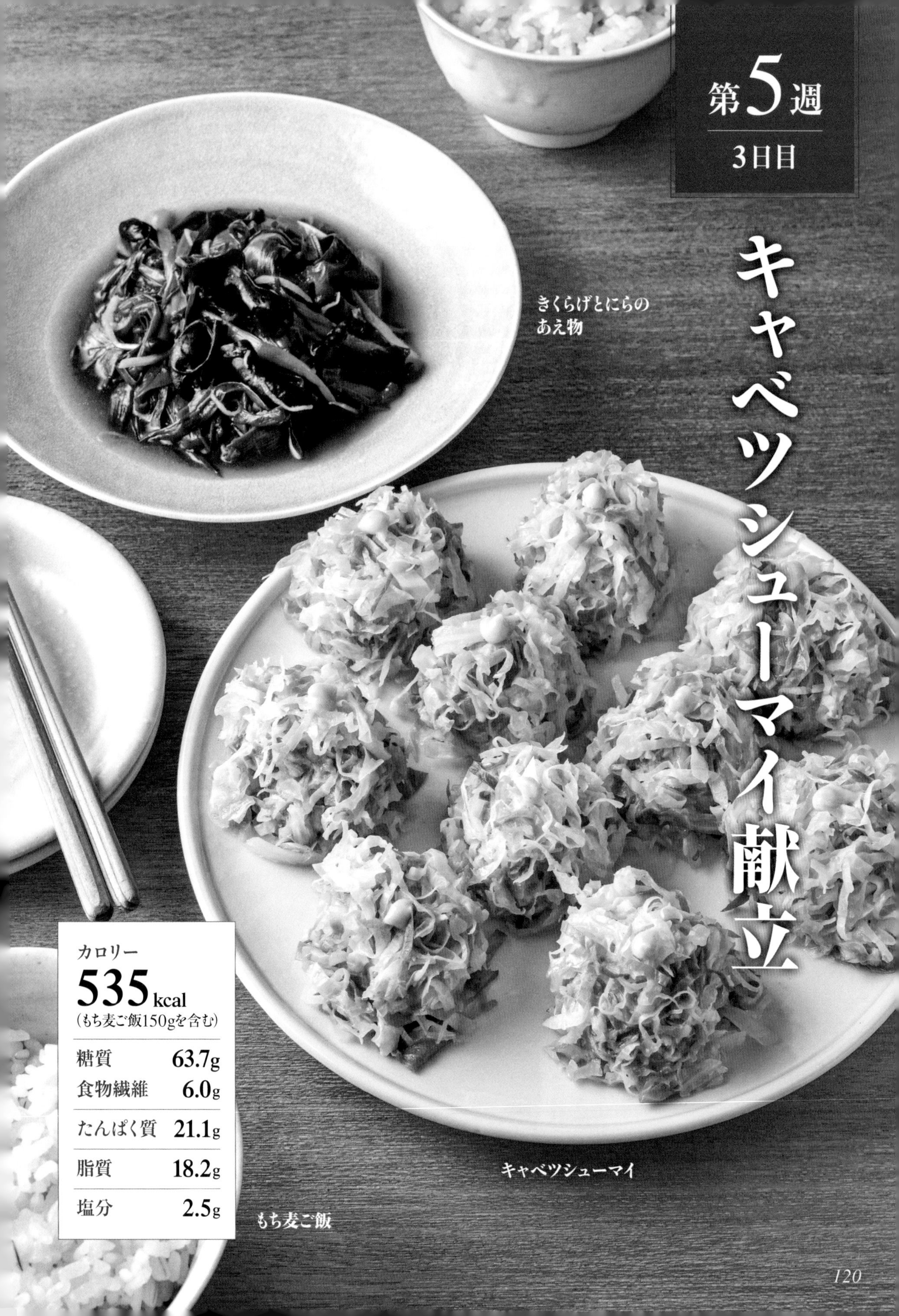

きくらげとにらの
あえ物

キャベツシューマイ

もち麦ご飯

カロリー
**535** kcal
（もち麦ご飯150gを含む）

| | |
|---|---|
| 糖質 | 63.7g |
| 食物繊維 | 6.0g |
| たんぱく質 | 21.1g |
| 脂質 | 18.2g |
| 塩分 | 2.5g |

主菜

カロリー
**261**kcal

糖質
**12.0**g

繊　2.3g

た　15.4g

脂　15.4g

塩分　1.8g

## キャベツシューマイ

シューマイの皮は使わずにキャベツをまとわせると糖質もカロリーもオフに。

材料（2人分）

**キャベツ**……150g
片栗粉……小さじ1
〈肉だね〉
　**豚ひき肉**……150g
　**玉ねぎ**……1/4個
　**ホールコーン**……30g
　しょうが（すりおろし）……小さじ1
　片栗粉……大さじ1
　しょうゆ、オイスターソース、
　　ごま油……各小さじ1
　塩……小さじ1/4
　こしょう……少々
練りがらし……小さじ1/2

作り方

1 キャベツはせん切りにして、片栗粉をまぶす。玉ねぎはみじん切りにし、耐熱皿にのせてふんわりとラップをかけ、1分加熱して冷ます。

2 ボウルに肉だねの材料を入れて練り混ぜ、10等分にして丸める。

3 **2**の周りに**1**のキャベツをまぶしつける（かるくにぎるようにする）。フライパンにクッキングシートを敷いて上に並べ、クッキングシートの下に注ぐように水100㎖を入れ、ふたをして、中火で8分ほど、ほぼ水分が無くまるまで蒸す。器に盛り、からしをのせる。

---

副菜

カロリー
**40**kcal

糖質
**2.2**g

繊　2.2g

た　1.3g

脂　2.2g

塩分　0.7g

## きくらげとにらのあえ物　酢　食物繊維

きくらげは食物繊維・鉄分・ミネラルが豊富で低カロリー。歯ごたえのよい食材です。

材料（2人分）

**にら**……1束
**きくらげ（乾）**……2g
しょうが（せん切り）……1かけ分
A　酢……大さじ1
　しょうゆ……大さじ1/2
　ごま油……小さじ1
　砂糖……小さじ1/4

作り方

1 きくらげは水につけて戻し、石づきを除いて半分に切る。にらは5㎝長さに切る。鍋にたっぷりの湯を沸し、きくらげとにらを入れてさっとゆで、ざるに上げる。

2 ボウルに**A**を混ぜ合わせ、**1**が温かいうちに加え、あえて味を含ませる。

糖尿病レシピの工夫

### 皮の代わりに野菜をまとわせ糖質オフに

餃子やシューマイの皮は小麦粉が原料なので、ご飯と一緒に食べると糖質を多くとることになります。そこで皮の代わりに、せん切りにしたキャベツを肉だねにまとわせれば、食物繊維がとれ、糖質がオフになります。

第5週
4日目

# ささみの梅照り焼き献立

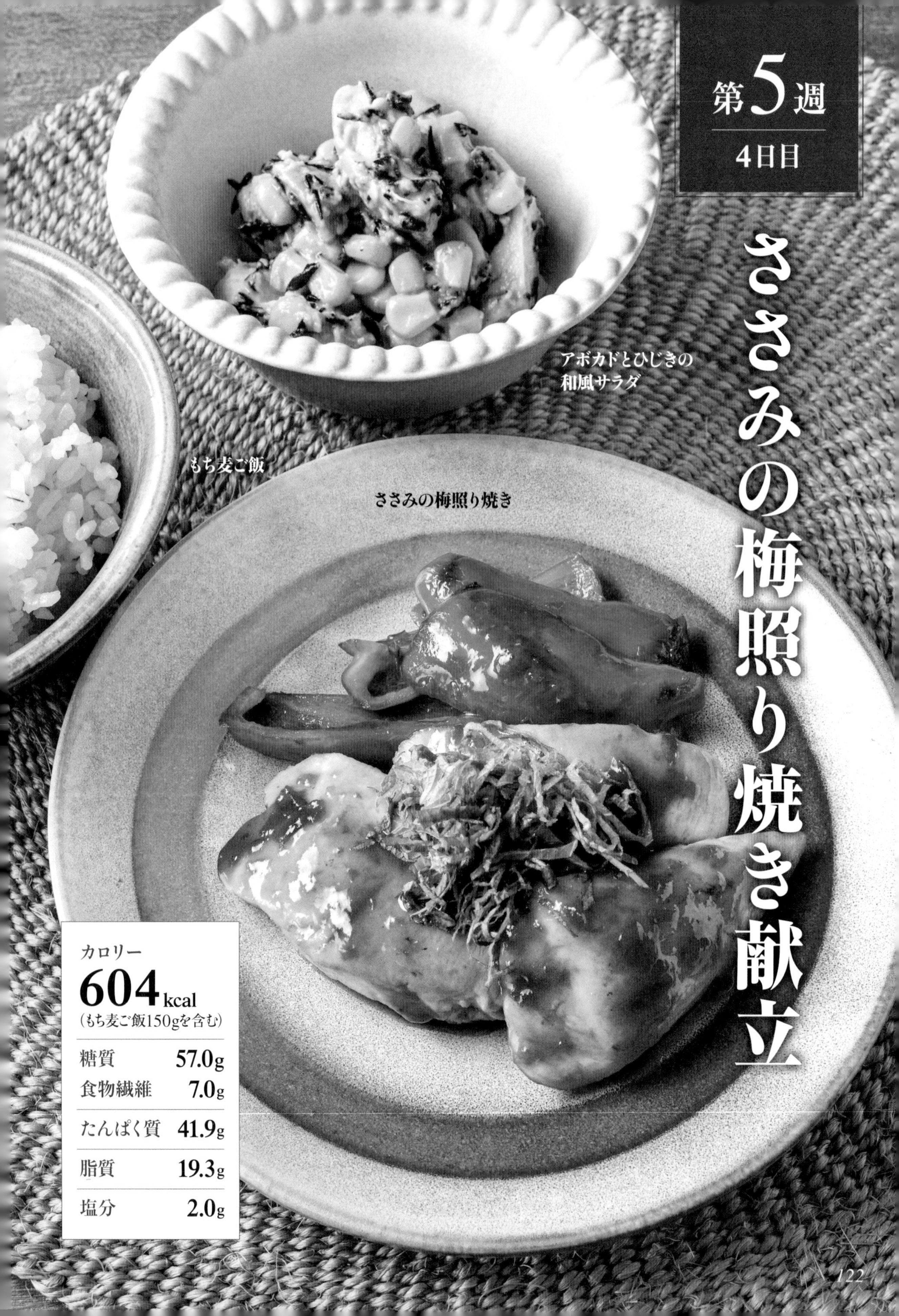
アボカドとひじきの
和風サラダ
もち麦ご飯
ささみの梅照り焼き

カロリー
**604** kcal
（もち麦ご飯150gを含む）

| | |
|---|---|
| 糖質 | 57.0g |
| 食物繊維 | 7.0g |
| たんぱく質 | 41.9g |
| 脂質 | 19.3g |
| 塩分 | 2.0g |

主菜

| | |
|---|---|
| カロリー | 200kcal |
| 糖質 | 3.9g |
| 繊 | 0.9g |
| た | 35.0g |
| 脂 | 3.3g |
| 塩分 | 1.5g |

# ささみの梅照り焼き

カロリーを抑えつつ、しっかりたんぱく質をとりたいときは、鶏ささみがおすすめです。

材料（2人分）

- **ささみ**……3本（300g）
- **ピーマン**……2個
- A
  - 梅干し（塩分20％）……1個（10g）
  - みりん、水……各大さじ2
  - しょうゆ……小さじ1/2
- 油……小さじ1
- 青じそ（せん切り）……6枚

作り方

1 ささみは筋を取り除き、半分にそぎ切りにする。ピーマンはヘタと種を除き、縦4等分に切る。

2 梅干しは種を除き、包丁でたたいてペースト状にし、ほかのAと混ぜる。

3 フライパンを油を中火で熱し、ささみを並べる。両面を色が変わるまで焼いたら、ピーマンを加えて2分ほど炒め、2を加えてからめる。器に盛り、青じそをのせる。

---

副菜

| | |
|---|---|
| カロリー | 170kcal |
| 糖質 | 3.6g |
| 繊 | 4.6g |
| た | 2.5 |
| 脂 | 15.4g |
| 塩分 | 0.5g |

# アボカドとひじきの和風サラダ

発酵食品　食物繊維　酢

みそベースの和風ドレッシングが、ひじきに合います。海藻などと合わせてもいいですよ。

材料（2人分）

- **アボカド**……1個
- **芽ひじき（乾）**……1g
- **ホールコーン**……30g
- A
  - みそ、ごま油、酢……各小さじ1

作り方

1 ひじきは水につけて戻し、熱湯で1分ほどゆでてざるに上げ、水けをきる。アボカドは種と皮を除き、食べやすい大きさに切る。

2 ボウルにAを混ぜ合わせ、1、コーンを加えてあえる。

**memo**
ひじきの代わりに、わかめや海藻ミックスを入れてもおいしいです。

糖尿病レシピの工夫

## アボカドは生活習慣病予防の強い味方

森のバターといわれるアボカドには、一価不飽和脂肪酸《いっかふほうわしぼうさん》（オレイン酸）が豊富。オレイン酸は、悪玉コレステロールだけを減らして血中コレステロールを適正に保つ働きがあるため、生活習慣病の予防が期待できます。食物繊維も豊富なので、腸内環境をととのえるのにも役立ちます。

## 第5週
5日目

# いかとエリンギのガリバタ炒め献立

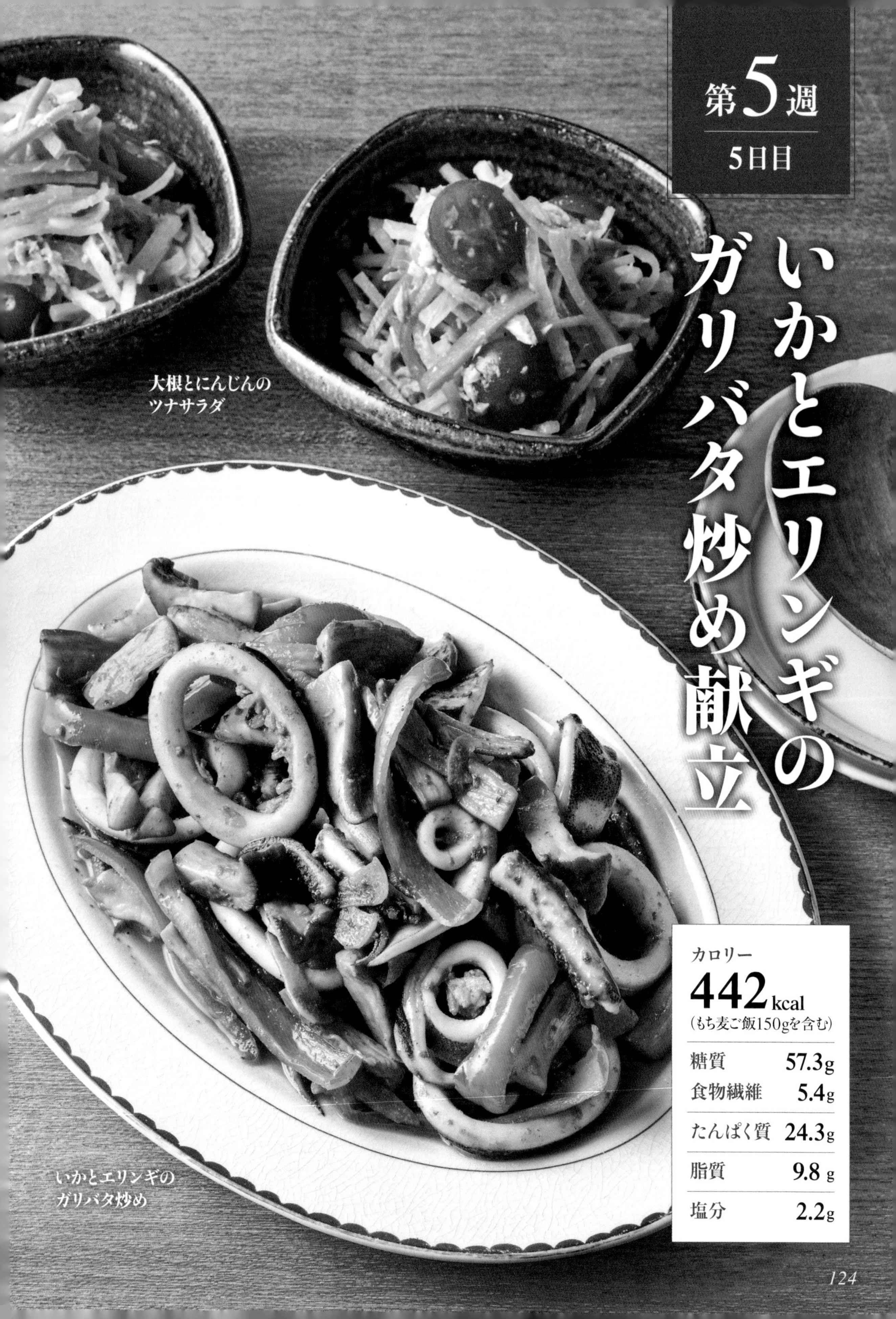

大根とにんじんの
ツナサラダ

いかとエリンギの
ガリバタ炒め

カロリー
**442kcal**
（もち麦ご飯150gを含む）

| | |
|---|---|
| 糖質 | 57.3g |
| 食物繊維 | 5.4g |
| たんぱく質 | 24.3g |
| 脂質 | 9.8 g |
| 塩分 | 2.2g |

主菜

カロリー
139kcal

糖質
3.0g

繊 2.1g

た 15.5g

脂 6.9g

塩分 1.4g

## いかとエリンギのガリバタ炒め

バターのコクににんにくの香りをきかせ、少量のしょうゆを加えた、鉄板の味。

材料(2人分)

**いか**……**1ぱい**(正味150g)
**エリンギ**……**2本**
**ピーマン**……**2個**
にんにく……1かけ
油……小さじ1
バター……10g
しょうゆ……小さじ2

作り方

1 いかは足をワタごと引き抜き、胴は軟骨を除く。胴は1.5cm幅の輪切りに、足は2本ずつ分け、5cm長さに切る。エリンギは長さを半分に切り、棒状にさく。ピーマンは縦半分に切ってヘタと種を除き、縦に1cm幅に切る。にんにくは横に薄切りにし、芯を除く。

2 フライパンに油とにんにくを入れて中火にかけ、香りが立つまで炒めたら、いか、エリンギを加えて炒める。エリンギがしんなりしたらピーマンを加えて1分ほど炒める。バター、しょうゆを加え、さっと炒め合わせる。

---

副菜

カロリー
69kcal

糖質
4.8g

繊 1.8g

た 4.4g

脂 2.3g

塩分 0.8g

## 大根とにんじんのツナサラダ 酢

生野菜を"しょうがの刻み漬け"であえると、味つけがピタリと決まります。

材料(2人分)

**ツナ缶**(水煮)……**1缶**(正味50g)
**大根**……**100g**
**にんじん**……**1/4本**(50g)
**ミニトマト**……**4個**
塩……ふたつまみ(0.6g)
**しょうがの刻み漬け***(P158)……**大さじ1**
ごま油……小さじ1

*しょうがの刻み漬けがなければ、しょうゆ大さじ1/2に。

作り方

1 大根、にんじんはせん切りにし、塩をまぶし、出てきた余分な水分をしぼる。ミニトマトは横半分に切る。ツナは缶汁をきる。

2 ボウルに**1**を入れ、しょうがの刻み漬け、ごま油を加えてあえる。

第5週
6日目

# なすと豚肉の重ね蒸し献立

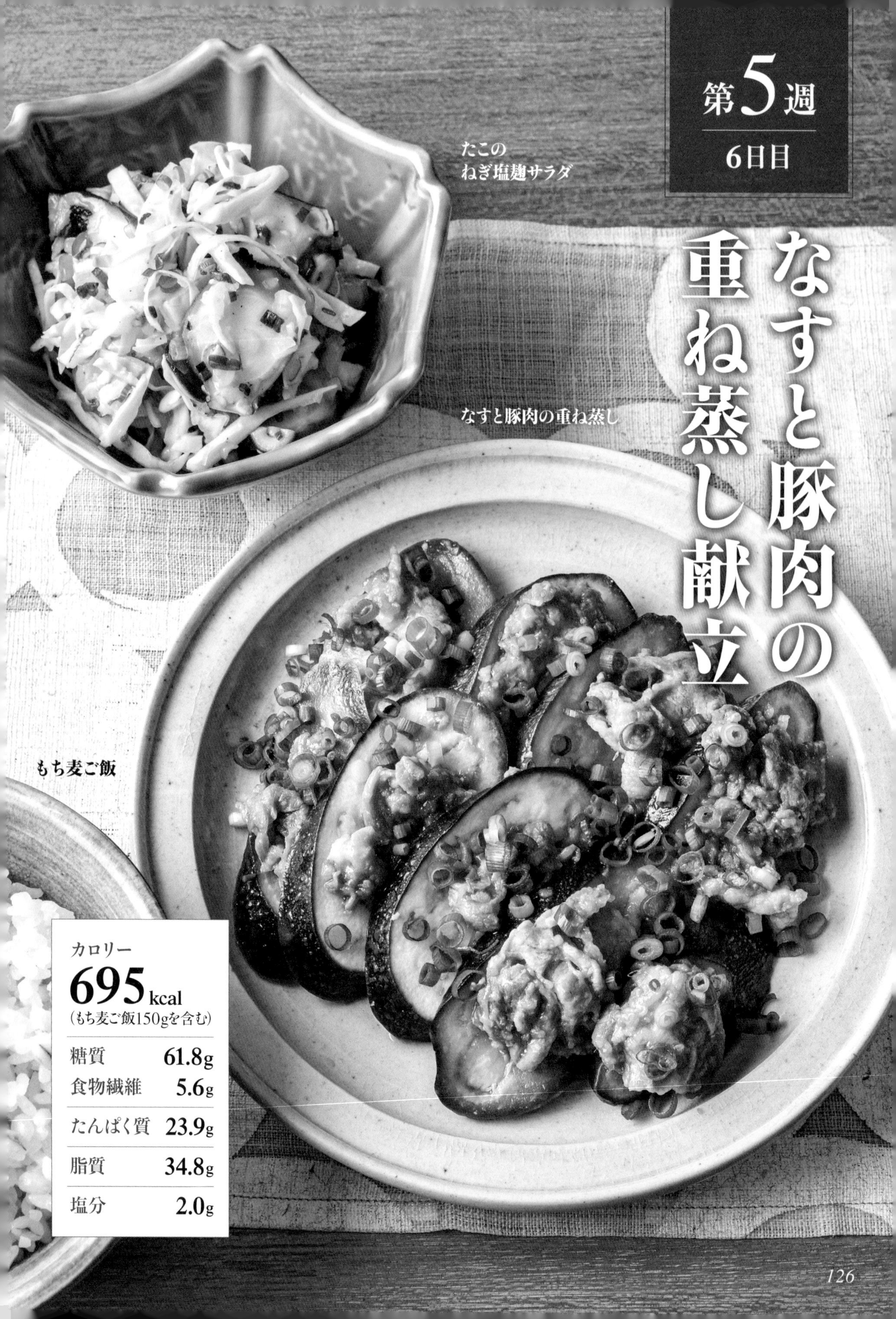

たこの
ねぎ塩麹サラダ

なすと豚肉の重ね蒸し

もち麦ご飯

カロリー
**695**kcal
（もち麦ご飯150gを含む）

| | |
|---|---|
| 糖質 | 61.8g |
| 食物繊維 | 5.6g |
| たんぱく質 | 23.9g |
| 脂質 | 34.8g |
| 塩分 | 2.0g |

主菜

| | |
|---|---|
| カロリー | 375kcal |
| 糖質 | 8.1g |
| 繊 | 2.8g |
| た | 13.1g |
| 脂 | 29.9g |
| 塩分 | 1.5g |

## なすと豚肉の重ね蒸し 発酵食品

フライパンで蒸すだけの手軽な一品。なすは薄切りにすると、とろっとしたよい食感です。

材料（2人分）

| | | |
|---|---|---|
| | **豚バラしゃぶしゃぶ用肉** | **150g** |
| | **なす** | **3本** |
| | ごま油 | 大さじ1/2 |
| A | しょうが（すりおろし） | 小さじ1 |
| | にんにく（すりおろし） | 小さじ1/2 |
| | しょうゆ | 小さじ2 |
| | みそ、砂糖 | 各小さじ1 |
| | 片栗粉 | 小さじ1 |
| | 万能ねぎ（小口切り） | 大さじ2 |

作り方

1 なすは1cm幅の薄切りにし、水にさっとさらしてアクを抜き、水けをきり、ごま油とあえる。

2 豚肉は2〜3cm幅に切ってボウルに入れ、Aを混ぜて味をつける。

3 なすに2をのせ、少し重なるようにフライパンに並べ、水100mℓを加えてふたをして弱めの中火にかけ、7分ほど蒸し焼きにする。器に盛り、万能ねぎをふる。

---

副菜

| | |
|---|---|
| カロリー | 86kcal |
| 糖質 | 4.2g |
| 繊 | 1.3g |
| た | 6.4g |
| 脂 | 4.3g |
| 塩分 | 0.5g |

## たこのねぎ塩麹サラダ 発酵食品

たこはかむ回数が増え、早食い防止になります。

材料（2人分）

| | | |
|---|---|---|
| | **ゆでだこ** | **50g** |
| | **キャベツ** | **50g** |
| | **玉ねぎ** | **1/4個（50g）** |
| | 万能ねぎ（小口切り） | 大さじ5 |
| A | ごま油 | 小さじ2 |
| | 塩麹、レモン汁 | 小さじ1 |
| | こしょう | 少々 |

作り方

1 たこは薄くそぎ切りにする。キャベツはせん切りにする。玉ねぎはみじん切りにし、水に5分ほどさらして辛みを抜き、水けをしぼる。

2 ボウルにAを混ぜ合わせ、たこ、玉ねぎ、キャベツ、万能ねぎ加えてあえる。

糖尿病レシピの工夫

### たこやいかは、低カロリーおかずにしやすい

たこやいか、ほたてなどの魚介類は脂質が少ないので、摂取カロリーを抑えながら、しっかりたんぱく質をとりたい人に向く食材です。歯ごたえがあり、かむほどにうまみを感じるので、塩分を控えた味つけにもしやすいです。

## 第5週
### 7日目

# 豚ひき肉の納豆オムレツ献立

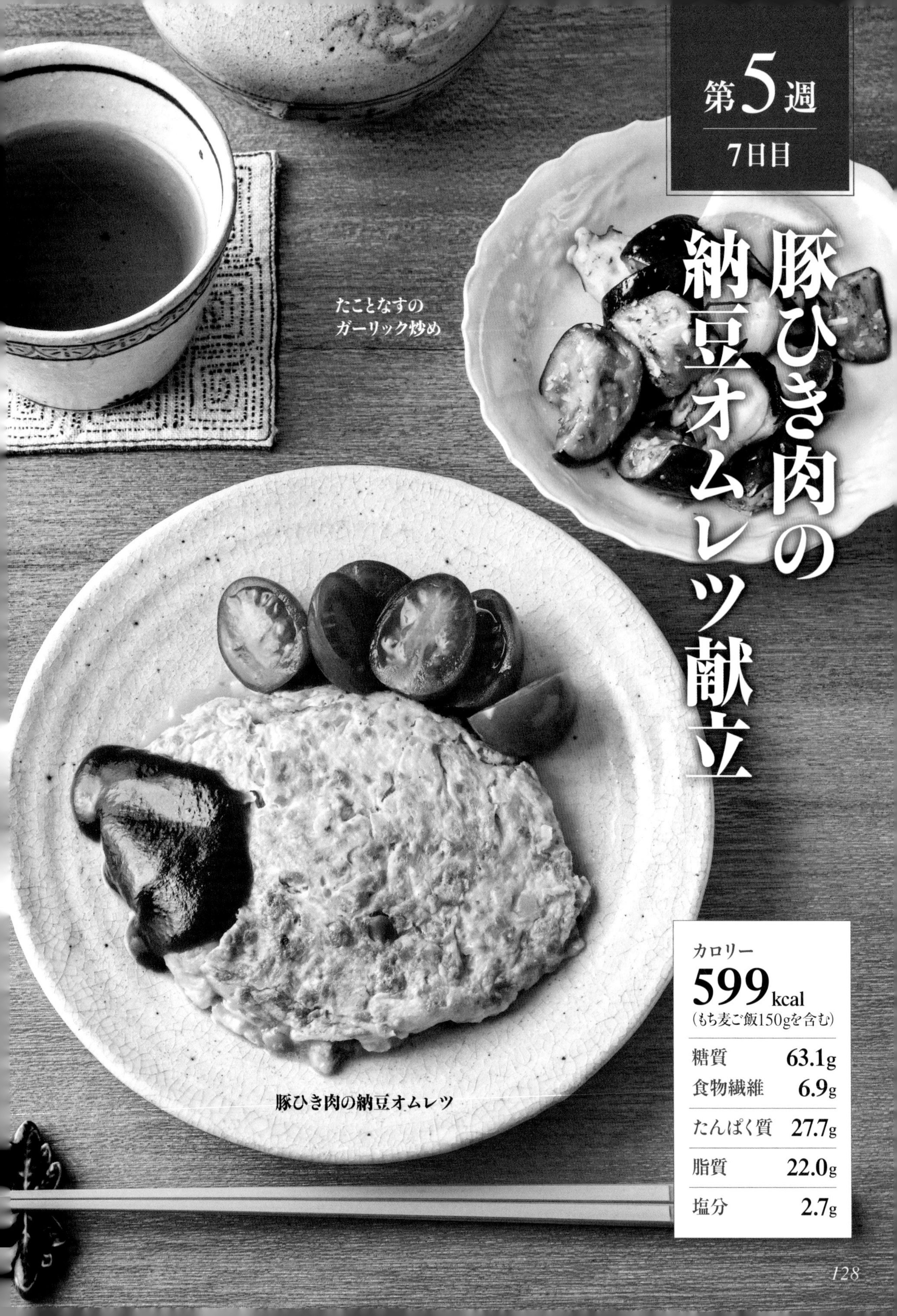

たことなすの
ガーリック炒め

豚ひき肉の納豆オムレツ

| | |
|---|---|
| カロリー | 599kcal（もち麦ご飯150gを含む） |
| 糖質 | 63.1g |
| 食物繊維 | 6.9g |
| たんぱく質 | 27.7g |
| 脂質 | 22.0g |
| 塩分 | 2.7g |

主菜

カロリー
279kcal

糖質 11.0g
繊 3.6g
た 15.8g
脂 17.1g
塩分 1.7g

## 豚ひき肉の納豆オムレツ　発酵食品

卵・豚肉・納豆でたんぱく質がしっかりとれます。

### 材料（2人分）

**卵**……3個
**豚ひき肉**……50g
**納豆**……1パック
**玉ねぎ**（みじん切り）……1/4個分
**にんじん**（みじん切り）……1/4本分
オリーブオイル……大さじ1
塩……ふたつまみ（0.6g）
こしょう……少々
A トマトケチャップ……大さじ1 1/2
　しょうゆ……小さじ1 1/2
ミニトマト（縦半分に切る）……6個

### 作り方

1 フライパンにオリーブオイル小さじ1を中火で熱し、玉ねぎ、にんじん、豚ひき肉を入れて炒め、豚肉がぽろぽろになったら塩、こしょうで味をととのえ、一度取り出す。

2 ボウルに卵を溶きほぐし、納豆、1を入れて混ぜ合わせる。

3 フライパンにオリーブオイル小さじ2を中火で熱し、2を流し入れる。ゴムべらで大きく混ぜてまとめる。器に盛り、Aをまぜたソースをかける。ミニトマトを添える。

---

副菜

カロリー
86kcal

糖質 2.6g
繊 1.8g
た 7.5g
脂 4.3g
塩分 1.0g

## たことなすのガーリック炒め

なすにたこのうまみを含ませ、ペペロンチーノ風のパンチのある味わいに。

### 材料（2人分）

**ゆでたこ**……60g
**なす**……2本
にんにく（みじん切り）……1かけ分
赤唐辛子（種を除く）……1/2本分
オリーブオイル……小さじ2
塩……小さじ1/3
粗びき黒こしょう……少々
レモン（あれば）……適量

### 作り方

1 たこは薄切りにする。なすは乱切りにし、水にさらして水けをきる。

2 フライパンにオリーブオイルとにんにくを入れて弱火にかけて炒め、香りが立ったら赤唐辛子、たこを加えてさっと炒める。なすを加えて3分ほど炒めたら、塩、こしょうで味をととのえる。器に盛り、あればレモンを添える。

# 夕食の献立 第6週

第６週で使う食材のリストです。
買い物をする日は週２回、
１日目と５日目に設定しています。
糖尿病の健康レシピに慣れたら、継続していきましょう。

## 1日目 の買い物リスト（2人分）

**肉類**

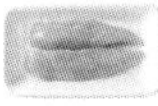
鶏ささみ……2本（200g）☐

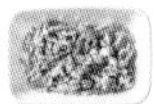
鶏ひき肉（冷）……80g ☐

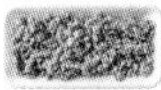
豚ひき肉……80g ☐

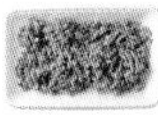
合いびき肉（冷）……180g ☐

**魚介類**

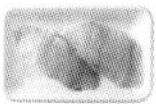
めかじき……2切れ（140g）☐

**大豆製品**

木綿豆腐……1丁（300g）☐

**野菜**

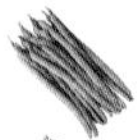
いんげん……15本 ☐

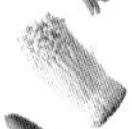
えのきだけ……1袋（200g）☐

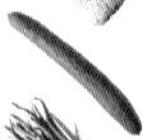
きゅうり……1本 ☐

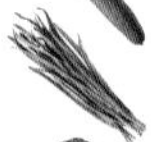
にら……1束（100g）☐

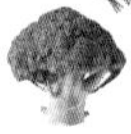
ブロッコリー……250g ☐

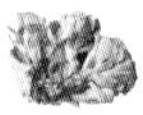
まいたけ……1パック（100g）☐

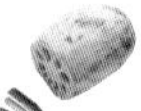
れんこん……200g ☐

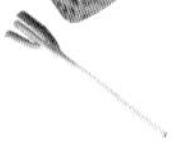
長ねぎ……1本 ☐

**そのほか**

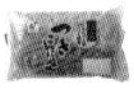
糸こんにゃく……110g ☐

高野豆腐……2枚 ☐

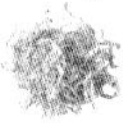
切り干し大根……15g ☐

### そのほか使用する常備食材

●卵　●玉ねぎ　●にんじん　●しょうが　●にんにく
●冷凍枝豆　●豆乳　●小町麩　●干ししいたけ
●黒・白すりごま　●白いりごま　●赤唐辛子
●ドライパセリ（あれば）　●塩麹

# 買ってきた日にすること

## 1日目 その日に使わないひき肉は冷凍庫へ

ひき肉は空気にふれているところが多く、傷みやすいので、その日に使わないものはいったん冷凍庫で保存しましょう。使うときは当日の朝、冷蔵庫へ移動して解凍して。

## 5日目 の買い足しリスト(2人分)

**肉類**

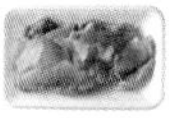
鶏もも肉(皮なし)……1枚(220g) ☐

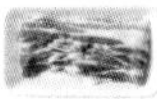
豚バラ薄切り肉……6枚(130g) ☐

**魚介類**

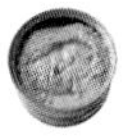
鮭缶……1缶(190g) ☐

**野菜**

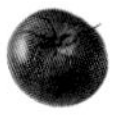
トマト……1個(200g) ☐

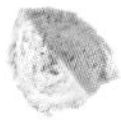
キャベツ……1/4個(250g) ☐

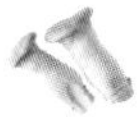
エリンギ……2本 ☐

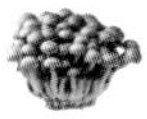
しめじ……1パック(100g) ☐

### そのほか使用する常備食材

●卵　●玉ねぎ　●にんじん　●しょうが　●にんにく　●りんご(orりんごジュース)　●レモン(あれば)　●カットトマト缶　●くるみ(ロースト)　●焼きのり　●白いりごま　●甘酒

**注目の食材**

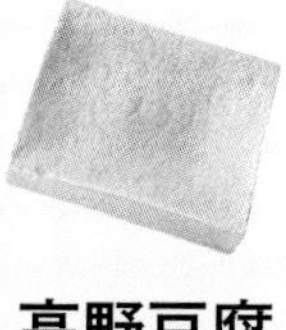
**高野豆腐**

豆腐の栄養が凝縮されているので、良質な植物性たんぱく質、カルシウム、イソフラボンなどが豊富。乾物なので常備しておくと便利。

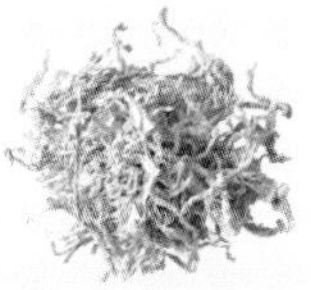
**切り干し大根**

カルシウム、食物繊維が豊富。水につけすぎるとうまみがなくなるので、水でさっともみ洗いするくらいでOK。

第6週
1日目

# かじきのみそ照り焼き献立

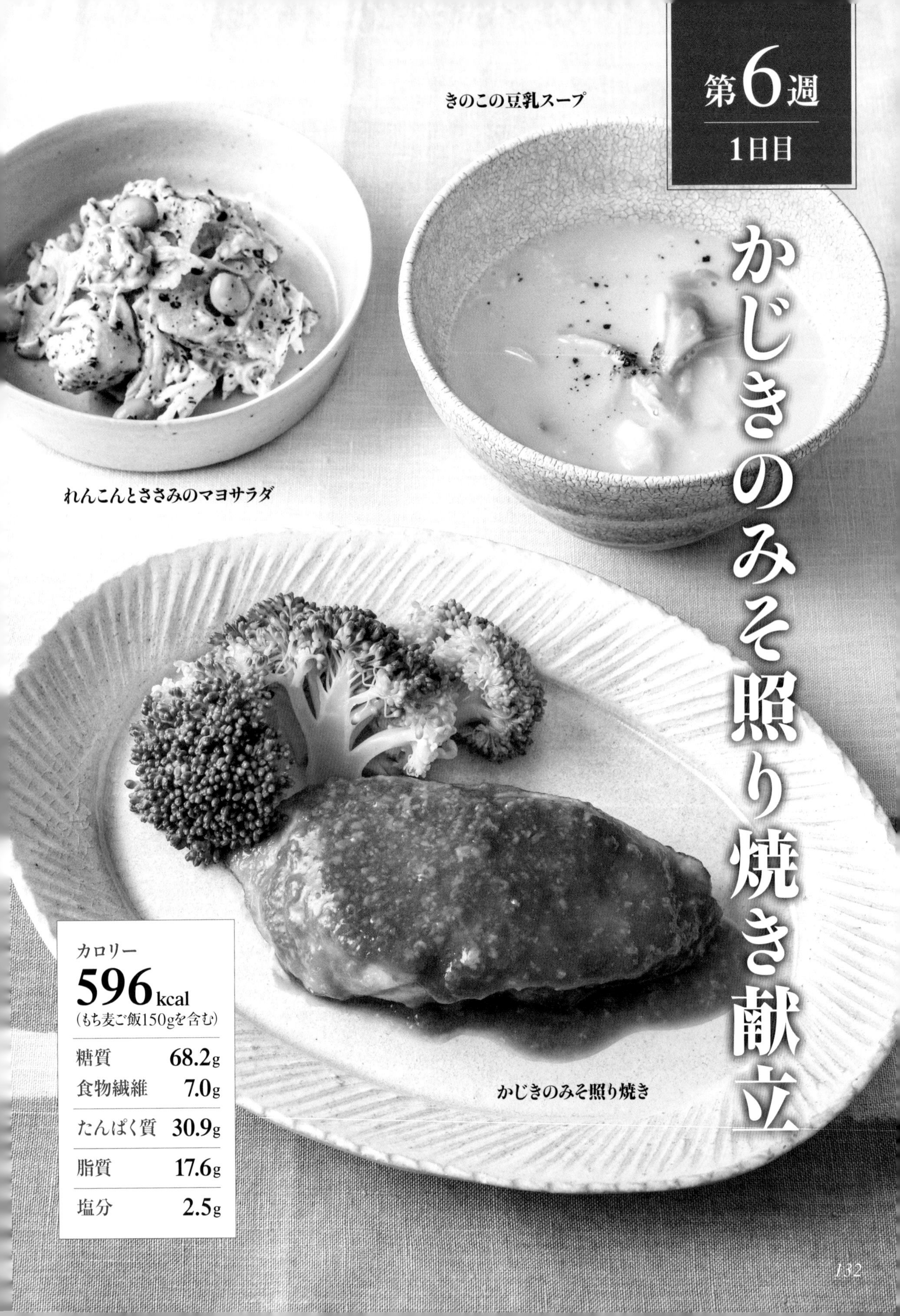
きのこの豆乳スープ
れんこんとささみのマヨサラダ
かじきのみそ照り焼き

カロリー
**596**kcal
(もち麦ご飯150gを含む)

| | |
|---|---|
| 糖質 | 68.2g |
| 食物繊維 | 7.0g |
| たんぱく質 | 30.9g |
| 脂質 | 17.6g |
| 塩分 | 2.5g |

主菜

カロリー
**220**kcal

| | |
|---|---|
| 糖質 | **10.0**g |
| 繊 | 2.2g |
| た | 16.5g |
| 脂 | 10.1g |
| 塩分 | 1.4g |

## かじきのみそ照り焼き 発酵食品

かじきには片栗粉をまぶし、たれをからみやすくすると味がよくのります。

材料(2人分)

- **めかじき**……2切れ(70g×2)
- 片栗粉……小さじ1
- **ブロッコリー**……80g
- 油……小さじ2
- 〈みそだれ〉
  - にんにく(すりおろし)……小さじ1
  - みそ、酒、みりん……各大さじ1
  - 砂糖……小さじ1
  - 水……大さじ2

作り方

1 かじきには片栗粉をまぶす。ブロッコリーは小房に切り分け、熱湯で30秒ほどゆでてざるに上げ、水けをきる。みそだれの材料を混ぜておく。

2 フライパンに油を中火で熱し、かじきを並べ、5分ほどかけて両面焼き、みそだれを加えてからめる。器に盛り、ブロッコリーを添える。

---

副菜

カロリー
**114**kcal

| | |
|---|---|
| 糖質 | **6.1**g |
| 繊 | 1.4g |
| た | 7.6g |
| 脂 | 6.0g |
| 塩分 | 0.2g |

## れんこんとささみのマヨサラダ 酢

ささみはゆですぎに注意。しっとり仕上げるとうまみを感じやすく、減塩につながります。

材料(2人分)

- **ささみ**……1本(100g)
- 酒……大さじ1
- **れんこん**……80g
- **冷凍枝豆**(さやから出す)……**大さじ1**
- A
  - マヨネーズ……大さじ1
  - 酢、黒すりごま……各小さじ1

作り方

1 ささみは筋を取る。鍋に400mℓの湯を沸かし、酒、ささみを入れ、1分ほどゆでて火を止め、そのまま冷ます。冷めたら細かく裂く(ゆで汁はスープに取っておく)。

2 れんこんは薄いいちょう切りにして水にさらし、熱湯でさっとゆでてざるに上げる。ボウルに**A**を合わせ、ささみ、れんこん、枝豆を加えてあえる。

---

汁物

カロリー
**28**kcal

| | |
|---|---|
| 糖質 | **2.6**g |
| 繊 | 1.9g |
| た | 2.4g |
| 脂 | 0.9g |
| 塩分 | 0.9g |

## きのこの豆乳スープ

ささみのゆで汁をスープに活用。きのこをたっぷり入れて食物繊維をしっかりとります。

材料(2人分)

- **まいたけ**……1/2パック(50g)
- **えのきだけ**……1/4袋(50g)
- A
  - ささみのゆで汁……250mℓ
  - 鶏がらスープの素……小さじ1/2
- みそ……小さじ1
- 豆乳……50mℓ
- 塩……ひとつまみ(0.3g)
- 粗びき黒こしょう……少々

作り方

1 まいたけはほぐす。えのきは長さを半分に切る。

2 鍋に**A**を入れて中火にかけ、沸騰したら**1**を加え、ふたをして3分ほど煮る。みそを溶き入れ、塩、豆乳を加えてさっと煮て火を止める。器に盛り、こしょうをふる。

第6週
2日目

# 塩麹マーボー豆腐献立

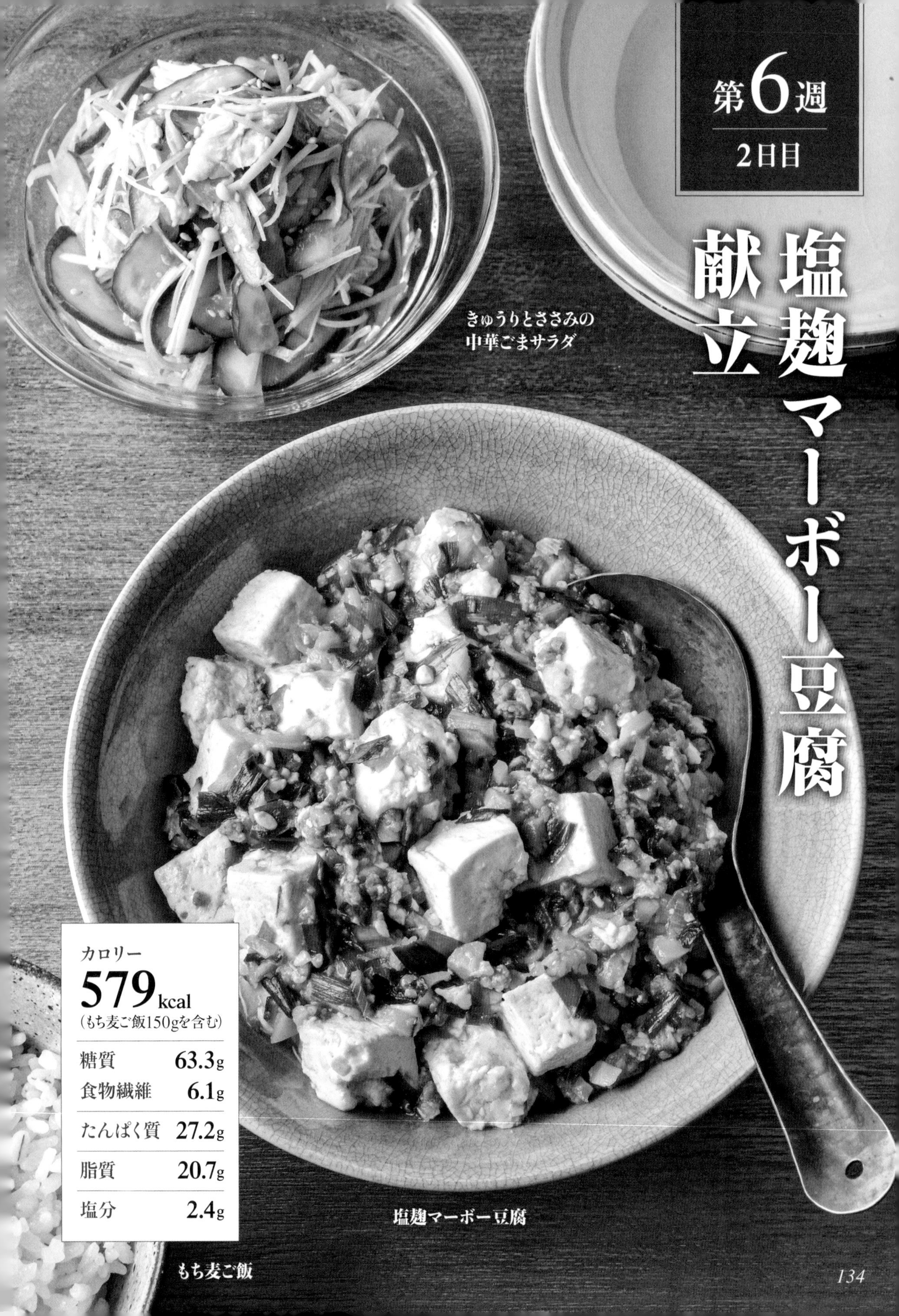

きゅうりとささみの
中華ごまサラダ

塩麹マーボー豆腐

もち麦ご飯

カロリー
**579kcal**
（もち麦ご飯150gを含む）

| | |
|---|---|
| 糖質 | 63.3g |
| 食物繊維 | 6.1g |
| たんぱく質 | 27.2g |
| 脂質 | 20.7g |
| 塩分 | 2.4g |

主菜

カロリー
249kcal
糖質
9.4g
繊 2.8g
た 15.4g
脂 15.4g
塩分 1.8g

## 塩麹マーボー豆腐 発酵食品

塩麹・ねぎ・干ししいたけでうまみたっぷりの和風味。くり返し作りたくなる一品です。

材料（2人分）

**木綿豆腐** …… **2/3丁（200g）**
**豚ひき肉** …… **80g**
**長ねぎ** …… **1/2本**
**干ししいたけ** …… **2個**
**にら** …… **1/2束（50g）**
にんにく（みじん切り）…… 1かけ分
しょうが（みじん切り）…… 小さじ2
ごま油 …… 小さじ2
豆板醤 …… 小さじ1/2
塩麹 …… 小さじ4
〈水溶き片栗粉〉
片栗粉 …… 小さじ1
水 …… 大さじ1

作り方

1 豆腐は2cm角に切る。長ねぎはみじん切りにする。にらは1cm幅に切る。干ししいたけは水150mlにつけて戻し、軸をとってみじん切りにする。戻し汁はとっておく。水溶き片栗粉は混ぜておく。

2 フライパンにごま油を中火で熱し、にんにく、しょうがを炒める。香りが立ったら豆板醤を加えて炒め、ひき肉を加えてパラパラになるまで炒める。長ねぎ、しいたけを加えて炒め合わせ、しいたけの戻し汁を加え煮立てる。

3 豆腐と塩麹を加えてさっと混ぜる。再び煮立ったら、にらを加えてしんなりするまで煮て、水溶き片栗粉でとろみをつける。

---

副菜

カロリー
96kcal
糖質
4.4g
繊 1.8g
た 7.4g
脂 4.7g
塩分 0.6g

## きゅうりとささみの中華ごまサラダ 酢

ささみをしっとり仕上げるのもおいしくするコツ。余熱をうまく使って火を通して。

材料（2人分）

**きゅうり** …… **1本**
塩 …… ひとつまみ（0.3g）
**長ねぎ** …… **1/4本**
**えのきだけ** …… **1/4袋（50g）**
**ささみ** …… **1本（100g）**
酒 …… 小さじ1
〈中華ドレッシング〉
しょうが（すりおろし）…… 小さじ1/2
白いりごま …… 小さじ1/2
酢 …… 大さじ1
ごま油 …… 小さじ2
しょうゆ …… 小さじ1
砂糖 …… 小さじ1/2

作り方

1 きゅうりは縦半分に切って斜め薄切りにし、塩をまぶして少しおき、余分な水分をしぼる。長ねぎはせん切りにし、水にさっとさらして水けをきる。えのきは長さを半分に切る。

2 ささみは筋を除き、耐熱皿にのせる。あいたところにえのきをおき、酒をふってふんわりとラップをかけ、電子レンジで2分ほど加熱する。粗熱がとれるまでおき、冷めたらささみを食べやすい大きさにさく。

3 ボウルに中華ドレッシングの材料を混ぜ合わせ、きゅうり、ねぎ、えのき、ささみを加えてあえる。

# 第6週
3日目

# 高野豆腐のはさみ煮献立

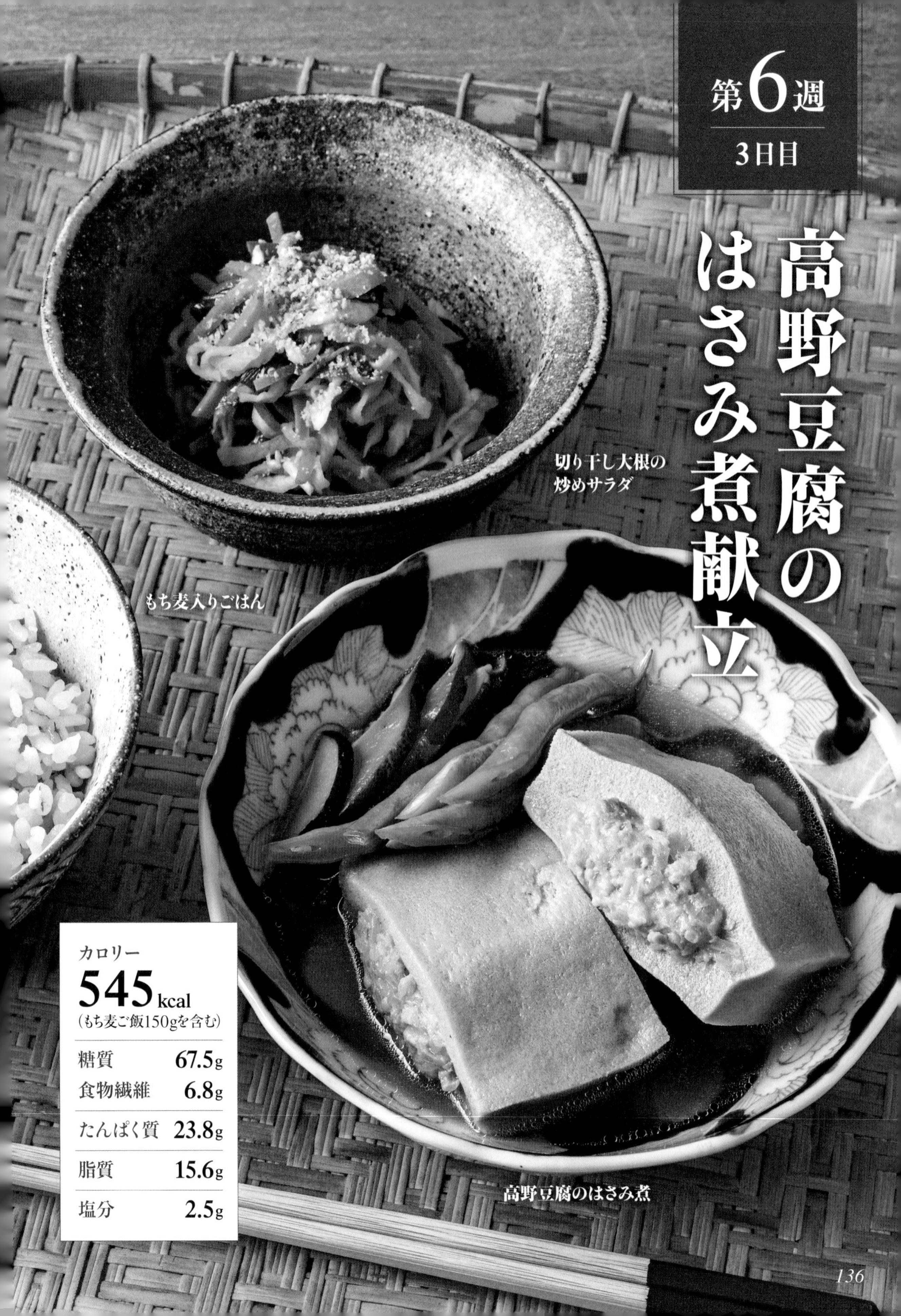
切り干し大根の
炒めサラダ
もち麦入りごはん
高野豆腐のはさみ煮

カロリー
**545kcal**
（もち麦ご飯150gを含む）

| | |
|---|---|
| 糖質 | 67.5g |
| 食物繊維 | 6.8g |
| たんぱく質 | 23.8g |
| 脂質 | 15.6g |
| 塩分 | 2.5g |

主菜

カロリー
225kcal

| | |
|---|---|
| 糖質 | 10.1g |
| 繊 | 2.3g |
| た | 17.8g |
| 脂 | 10.8g |
| 塩分 | 2.0g |

# 高野豆腐のはさみ煮

植物性たんぱく質、食物繊維が豊富な高野豆腐。しみた煮汁が口の中であふれます。

材料（2人分）

- **高野豆腐**……2枚
- **いんげん**……5本
- **干しいたけ**（スライス）……5g
- 〈肉だね〉
  - **鶏ひき肉**……80g
  - **長ねぎ**（みじん切り）……1/4本分
  - しょうが（すりおろし）……小さじ1
  - 塩……ひとつまみ（0.3g）
  - 片栗粉……小さじ1/2
- 〈煮汁〉
  - だし汁……300mℓ
  - しょうゆ……大さじ1
  - みりん……大さじ1 1/2
  - 塩……ひとつまみ（0.3g）

作り方

1. 高野豆腐は水につけて戻し、半分に切る。厚み半分のところに切り込みを入れてポケットを作る。いんげんはへたを除き、斜め半分に切る。
2. ボウルに肉だねの材料を混ぜ合わせ、4等分して高野豆腐のポケットに詰める。
3. 鍋に煮汁の材料と干しいたけを入れて中火にかけ、沸騰したら2を加えてふたをして、弱火で15分ほど煮る（12分たったらいんげんを加えて一緒に煮る）。

---

副菜

カロリー
86kcal

| | |
|---|---|
| 糖質 | 7.9g |
| 繊 | 3.0g |
| た | 1.6g |
| 脂 | 4.2g |
| 塩分 | 0.5g |

# 切り干し大根の炒めサラダ 食物繊維 酢

切り干し大根は野菜と炒めて香りよく。食物繊維がとれる常備菜として作り置きしても。

材料（2人分）

- **切り干し大根**……15g
- **にんじん**……1/4本
- **にら**……1/2束（50g）
- ごま油……小さじ2
- A
  - 酢、水……各大さじ1
  - 砂糖、しょうゆ…各小さじ1
- 白すりごま……小さじ1/2

作り方

1. 切り干し大根は水につけて戻し、水けをしぼる。にんじんはせん切りにする。にらは5cm長さに切る。
2. フライパンにごま油を中火で熱し、1を入れてさっと炒める。油が全体に回ったらAを加えて汁けがなくなるまで炒め合わせる。器に盛り、白すりごまをふる。

第6週
4日目

# こんにゃく入りハンバーグ献立

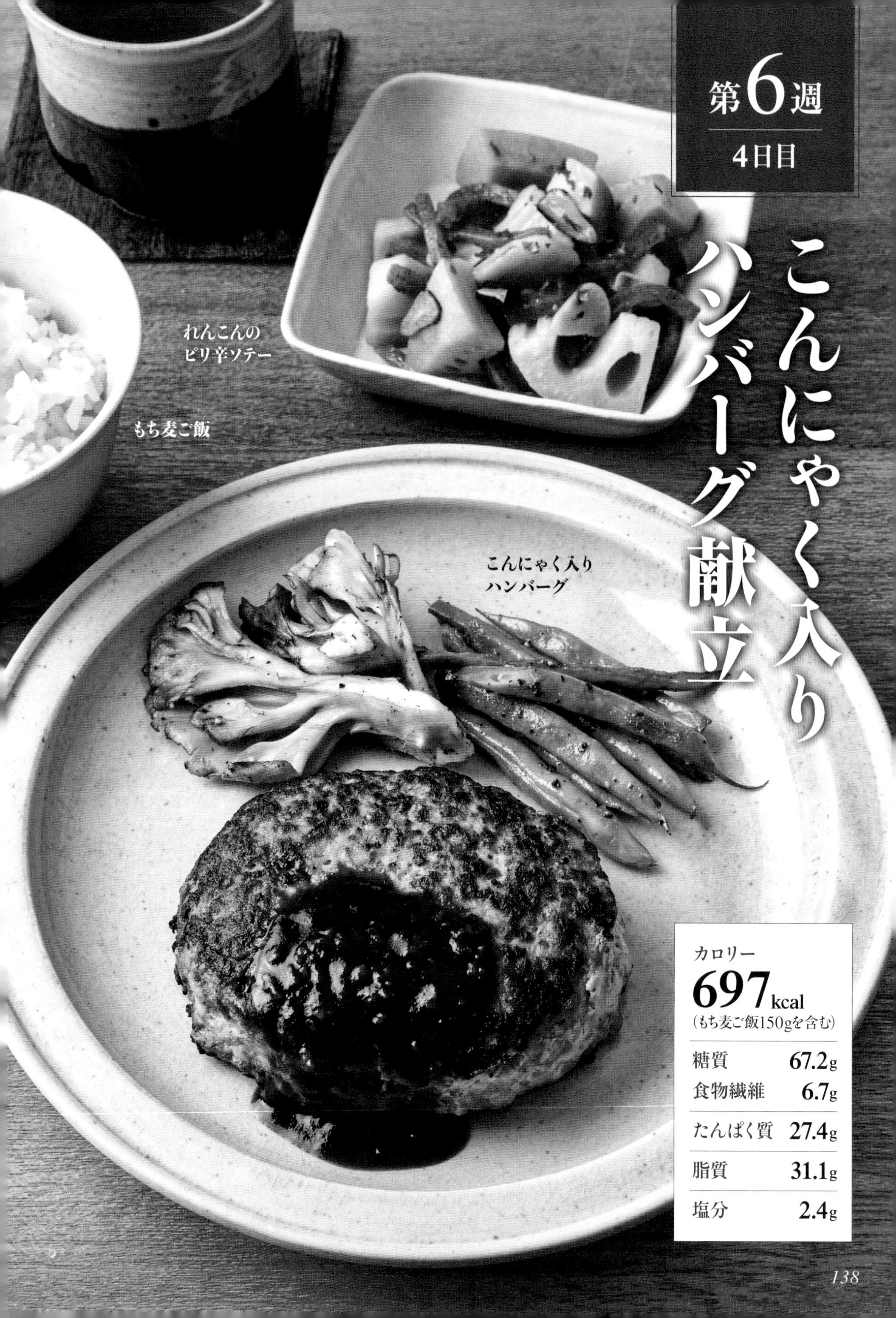
れんこんのピリ辛ソテー
もち麦ご飯
こんにゃく入りハンバーグ

カロリー
**697**kcal
（もち麦ご飯150gを含む）

| | |
|---|---|
| 糖質 | 67.2g |
| 食物繊維 | 6.7g |
| たんぱく質 | 27.4g |
| 脂質 | 31.1g |
| 塩分 | 2.4g |

主菜

カロリー
360kcal

糖質
8.3g

| | |
|---|---|
| 繊 | 3.2g |
| た | 21.5g |
| 脂 | 24.4g |
| 塩分 | 1.7g |

# こんにゃく入りハンバーグ

こんにゃくでふんわりとした食感に。ボリュームがあるのに低カロリーです。

材料（2人分）

〈肉だね〉

- **合いびき肉**……180g
- **玉ねぎ**（みじん切り）……1/4個分
- **糸こんにゃく**……60g
- 卵……1個
- 小町麸（すりおろす）……大さじ3（5g）
- 塩……小さじ1/4
- こしょう、ナツメグ……各少々

オリーブオイル……小さじ2

〈ソース〉

- にんにく（すりおろし）……小さじ1/4
- トマトケチャップ、水……各大さじ1
- ウスターソース、酒……各大さじ1/2

**いんげん**（斜め半分に切る）……10本

**まいたけ**（ほぐす）……1/2パック（50g）

塩……ひとつまみ（0.3g）

こしょう……少々

作り方

1. 玉ねぎは耐熱皿に入れてふんわりラップをかけ、電子レンジで1分加熱し、そのまま冷ます。糸こんにゃくは熱湯でさっとゆで、ざるに上げて水けをきり、みじん切りにする。
2. ボウルに肉だねの材料を入れて粘りが出るまでよく混ぜる。2つに分けて小判形に丸める。
3. フライパンに半量のオリーブオイルを中火で熱し、いんげんとまいたけを炒め、塩、こしょうをして器に取り出す。残りのオリーブオイルを足し、**2**を並べ入れて1分ほど焼き、焼き色がついたら返し、ふたをして弱火で5分ほど蒸し焼きにする。焼き上がったら器に盛る。
4. 同じフライパンにソースの材料を入れてかるく煮詰め、ハンバーグにかける。

---

副菜

カロリー
103kcal

糖質
9.4g

| | |
|---|---|
| 繊 | 2.0g |
| た | 1.5g |
| 脂 | 6.1g |
| 塩分 | 0.7g |

# れんこんのピリ辛ソテー 食物繊維

れんこんはシャキシャキとした食感を残すと、早食い防止になります。

材料（2人分）

**れんこん**……120g

**糸こんにゃく**……50g

にんにく（薄切り）……1かけ分

オリーブオイル……大さじ1

赤唐辛子（小口切り）……1/2本分

塩……小さじ1/4

粗びき黒こしょう……少々

パセリ（あれば）……少々

作り方

1. れんこんは乱切りにし、水にさっとさらし、水けをきる。糸こんにゃくは4cm長さに切る。
2. フライパンにオリーブオイル、にんにくを入れて中火にかけ、香りが立ったら**1**を加えて炒める。全体に焼き色がついたら赤唐辛子、塩、こしょうを加えてさっと炒め合わせる。器に盛り、あればパセリをちらす。

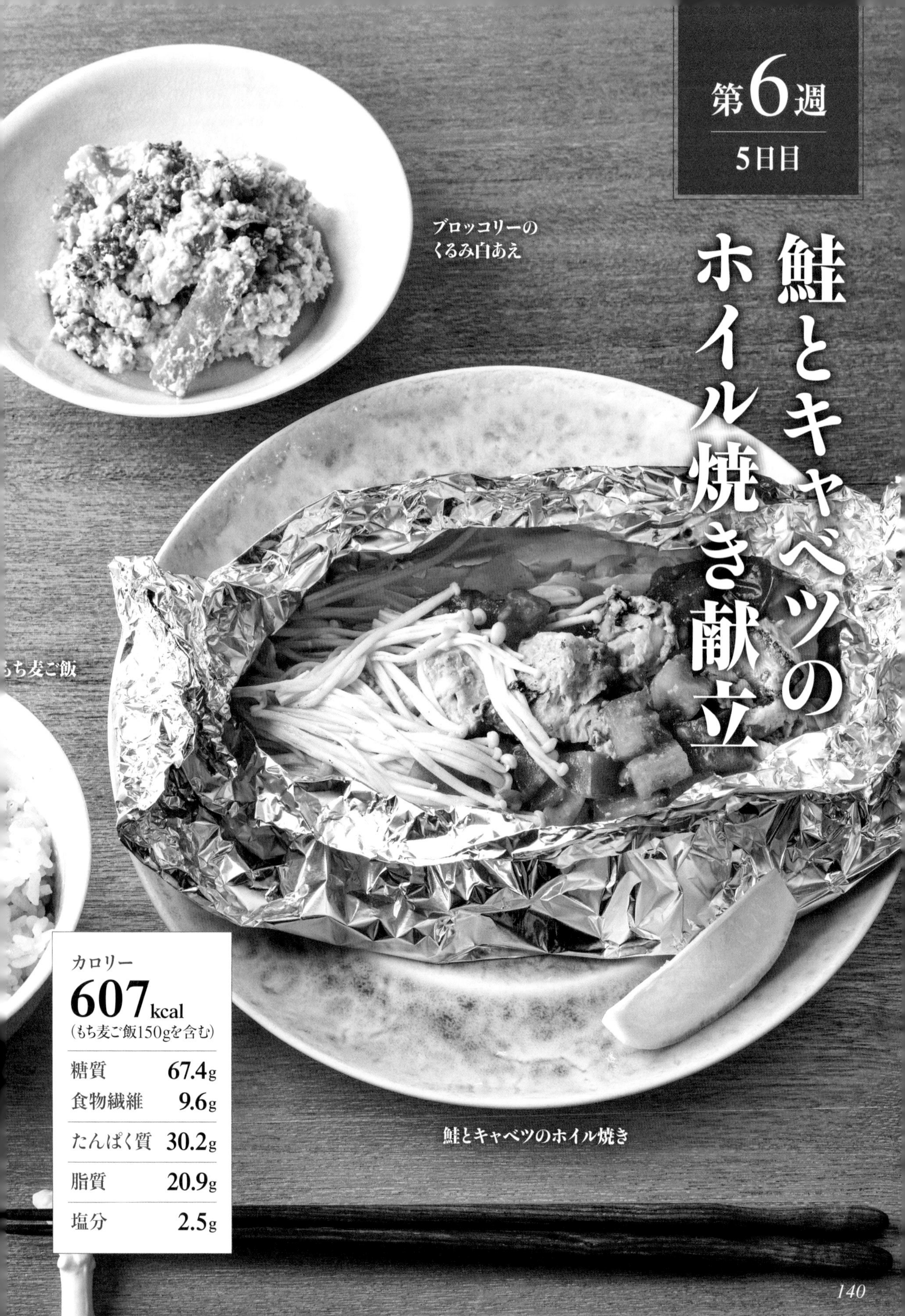

# 第6週

5日目

# 鮭とキャベツのホイル焼き献立

ブロッコリーのくるみ白あえ

もち麦ご飯

鮭とキャベツのホイル焼き

カロリー

**607**kcal

（もち麦ご飯150gを含む）

| | |
|---|---|
| 糖質 | 67.4g |
| 食物繊維 | 9.6g |
| たんぱく質 | 30.2g |
| 脂質 | 20.9g |
| 塩分 | 2.5g |

主菜

カロリー
235kcal

糖質
13.0g

| | |
|---|---|
| 繊 | 4.5g |
| た | 18.7g |
| 脂 | 10.9g |
| 塩分 | 1.8g |

## 鮭とキャベツのホイル焼き 発酵食品 食物繊維

鮭缶なので手軽です。甘酒＋みその発酵コンビで味つけします。

材料（2人分）

- **鮭缶**……1缶（正味150g）
- **キャベツ**……100g
- **玉ねぎ**……1/4個（50g）
- **えのきだけ**……1/2袋（100g）
- **トマト**……1/2個
- A 甘酒……大さじ2
- A みそ……大さじ1
- 塩……ひとつまみ（0.3g）
- こしょう……少々
- バター……10g
- レモン（あれば）……適量

作り方

1. キャベツはざく切り、玉ねぎは縦薄切りにする。えのきは根元を切り落とし、ほぐす。トマトは1cm角に切る。Aは混ぜておく。
2. アルミ箔を広げ、玉ねぎ、キャベツを広げ、汁けをきった鮭缶を大きくほぐしてのせ、Aをかける。えのき、トマトをのせ、塩、こしょうをふり、バターをのせて包む。
3. トースターの天板に2をのせて入れ、12分ほど焼く。器にアルミ箔ごと盛り、あればレモンを添える。

---

副菜

カロリー
138kcal

糖質
4.9g

| | |
|---|---|
| 繊 | 3.6g |
| た | 7.1g |
| 脂 | 9.4g |
| 塩分 | 0.7g |

## ブロッコリーのくるみ白あえ 発酵食品 食物繊維

ビタミンEが豊富なくるみは、濃厚なコクが魅力。どんな野菜にも合います。

材料（2人分）

- **ブロッコリー**……80g
- **にんじん**……1/4本（50g）
- **木綿豆腐**……1/3丁（100g）
- **くるみ（ロースト）**……20g
- みそ、砂糖……各小さじ1
- 塩……ひとつまみ（0.3g）

作り方

1. ブロッコリーは小房に切り分ける。にんじんは短冊切りする。熱湯でブロッコリーは30秒、にんじんは3分ほどゆでてざるに上げ、水けをきる。豆腐はペーパータオルに包んで10分ほどおき、水きりをする。
2. すり鉢にくるみを入れてペースト状にすり、豆腐、みそ、砂糖、塩を加えて混ぜる。ブロッコリー、にんじんを加えてあえる。

糖尿病レシピの工夫

### 米麹からつくられた「甘酒」を調味料に

「飲む点滴」ともいわれる甘酒は、米麹からつくられる発酵食品で、麹菌のもつ酵素により体に有効な成分が含まれています。自然な甘味もあり、砂糖の代わりに使うと甘味とコクをプラスすることができます。ただし、市販の甘酒の中には、酒粕を溶かして砂糖を加えたものもあるので、成分をよく確認して米麹からつくられているものを選びましょう。

第6週

6日目

# 鶏肉としめじのカレー献立

| | |
|---|---|
| カロリー | 576kcal |
| 糖質 | 70.4g |
| 食物繊維 | 7.8g |
| たんぱく質 | 30.2g |
| 脂質 | 15.4g |
| 塩分 | 2.6g |

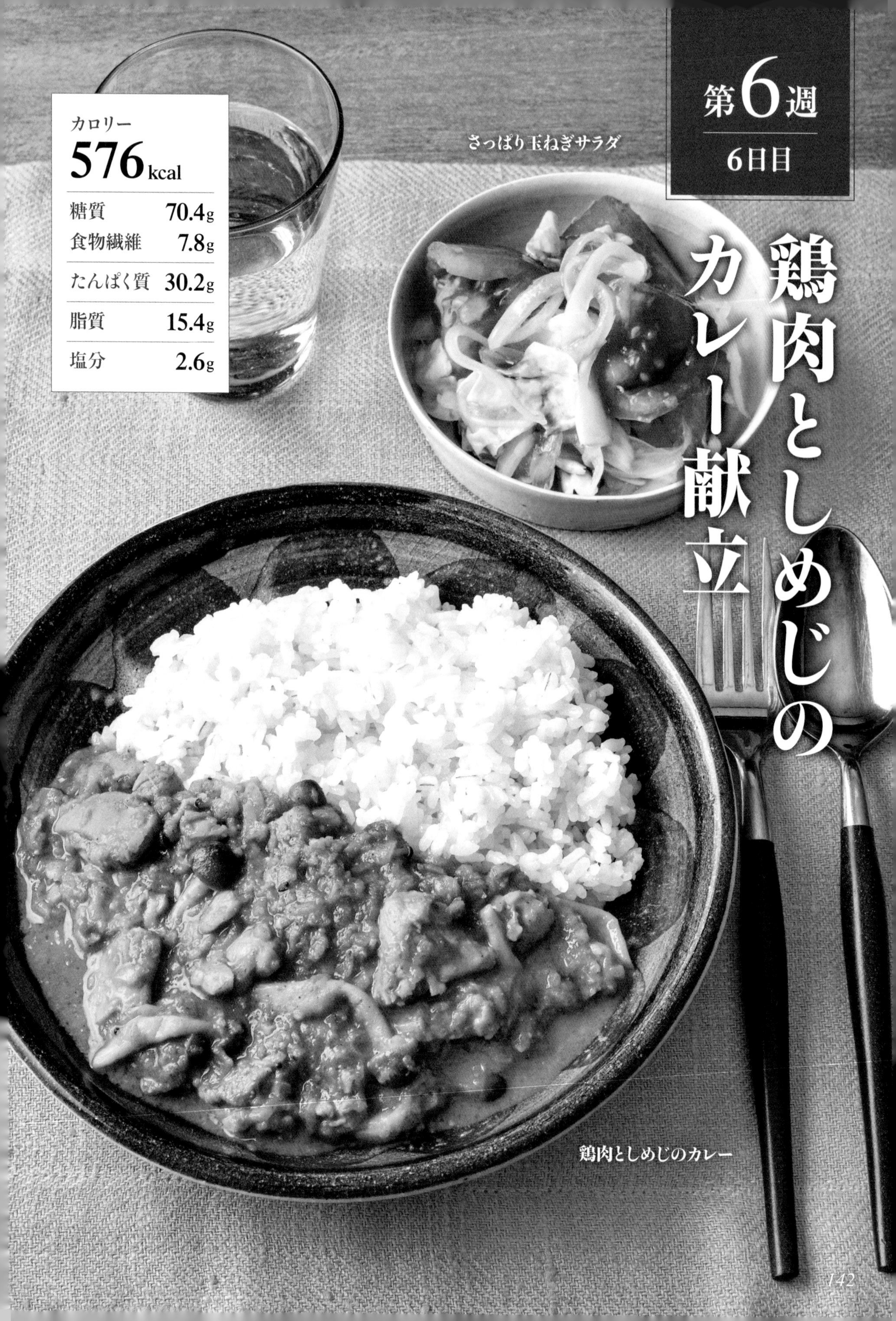
さっぱり玉ねぎサラダ
鶏肉としめじのカレー

主菜＋主食

## 鶏肉としめじのカレー 発酵食品 食物繊維

みそと甘酒でコクが出て長時間煮込んだような味に仕上がります。

カロリー
**528kcal**
糖質
**66.5g**
繊 6.4g
た 28.9g
脂 13.2g
塩分 2.1g

材料（2人分）

**鶏もも肉（皮なし）**……1枚（220g）
**しめじ**……1パック
**玉ねぎ（みじん切り）**……1/2個分
**にんじん（すりおろし）**……1/4本分
しょうが（すりおろし）……小さじ1
にんにく（すりおろし）……小さじ1
オリーブオイル……大さじ1
**A** カットトマト缶……50g
　りんご（すりおろし）*……50g
　甘酒……50mℓ
**B** カレー粉……大さじ1
　みそ……小さじ1
　塩……小さじ1/2
もち麦ご飯……300g

＊りんごジュース（100％果汁）50mℓでもOKです。

作り方

1 鶏肉は2cm角に切る。しめじはほぐす。
2 フライパンにオリーブオイルを中火で熱し、鶏肉、しめじ、玉ねぎを炒める。肉の色が変わったらにんじん、しょうが、にんにくを加えて炒め、なじんだら**A**と水300mℓを加える。
3 ふたをあけたまま（途中で混ぜながら）水分が2/3量になるまで煮る。**B**を加えて5分ほど煮詰める。火を止め、ふたをして30分ほどねかす。器にご飯を盛り、かける。

---

副菜

## さっぱり玉ねぎサラダ 酢

作り置きの“玉ねぎの酢漬け”に野菜をプラス。味つけは少量のしょうゆ+ごま油でOK。

カロリー
**48kcal**
糖質
**3.9g**
繊 1.4g
た 1.3g
脂 2.2g
塩分 0.5g

材料（2人分）

**玉ねぎの酢漬け（P156）***……30g
**キャベツ**……100g
**トマト**……1/2個
**A** しょうゆ、ごま油……各小さじ1

＊玉ねぎの酢漬けがなければ、玉ねぎを薄切りにして水にさらしたものでOKです。

作り方

1 キャベツはざく切りにして耐熱皿にのせ、ふんわりとラップをかけて1分加熱し、そのまま冷まし、余分な水けをしぼる。トマトは一口大に切る。**A**は混ぜておく。
2 ボウルにキャベツ、トマト、玉ねぎの酢漬けを混ぜ合わせ、**A**を加えてあえる。

糖尿病レシピの工夫

### カレーの具を選んで糖質オフ

具の定番のじゃがいもは、入れないほうが糖質オフに。パンやナンを合わせると塩分やエネルギー量が高くなるので、ご飯がおすすめです。

第6週
7日目

# 豚肉のロール角煮献立

カロリー
**705kcal**
（もち麦ご飯150gを含む）

| | |
|---|---|
| 糖質 | 63.6g |
| 食物繊維 | 6.3g |
| たんぱく質 | 26.1g |
| 脂質 | 34.1g |
| 塩分 | 2.5g |

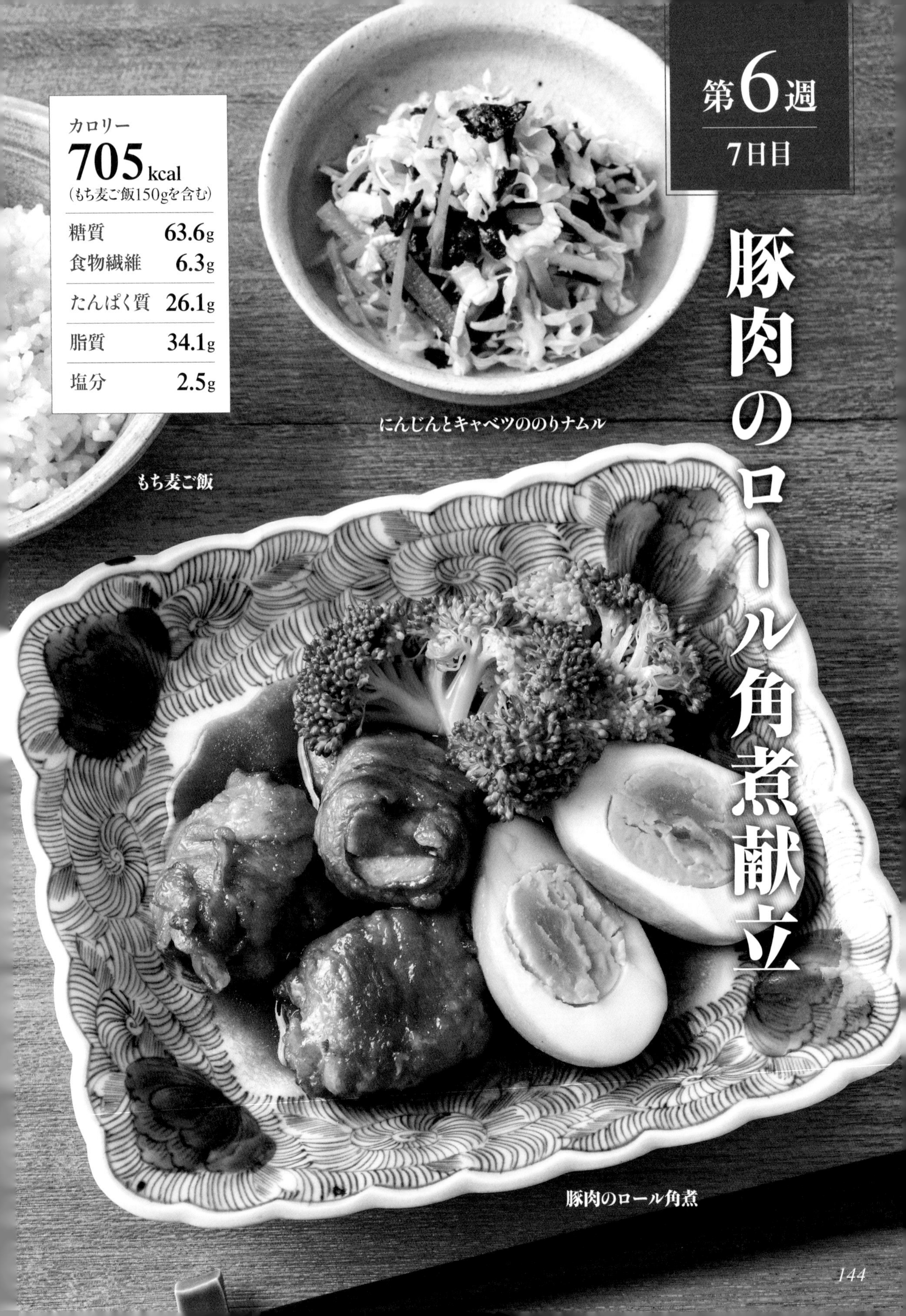

もち麦ご飯

にんじんとキャベツののりナムル

豚肉のロール角煮

主菜

| | |
|---|---|
| カロリー | 429kcal |
| 糖質 | 10.7g |
| 繊 | 3.3g |
| た | 20.6g |
| 脂 | 31.1g |
| 塩分 | 1.9g |

# 豚肉のロール角煮

エリンギを薄切り肉で巻いて厚みを出します。煮る時間も短縮できます。

材料（2人分）

- **豚バラ薄切り肉**……6枚（130g）
- **エリンギ**……2本
- 薄力粉……小さじ1
- ゆで卵……2個
- ブロッコリー（小房に分ける）……90g
- にんにく（つぶす）……1かけ
- ごま油……小さじ1
- A
  - しょうゆ……小さじ2
  - みりん……大さじ1
  - オイスターソース……小さじ2
  - 砂糖……小さじ1

作り方

1 エリンギは長さを半分に切り、繊維に沿って縦に3枚に切る。豚肉を1枚ずつ広げ、エリンギを2枚ずつしっかりと巻いて四角く形をととのえ、薄力粉を薄くまぶす。

2 フライパンにごま油を中火で熱し、1の豚肉を並べ入れ、全面の色が変わるまで焼きつける。出てきた余分な脂をふき取り、にんにく、Aと水200mℓを加える。煮立ったらゆで卵を加え、ふたをして10分ほど煮る（8分たったらブロッコリーを加えて一緒に煮る）。

3 器に盛り、鍋に残った煮汁を少し煮詰めて肉にかける。

---

副菜

| | |
|---|---|
| カロリー | 42kcal |
| 糖質 | 3.4g |
| 繊 | 1.5g |
| た | 1.1g |
| 脂 | 2.4g |
| 塩分 | 0.6g |

# にんじんとキャベツののりナムル

のりをちぎって加えると、磯の香りが広がり塩分を控えても満足感が得られます。

材料（2人分）

- **にんじん**……1/4本
- **キャベツ**……50g
- **焼きのり**（全形）……1/2枚
- A
  - にんにく（すりおろし）……小さじ1/4
  - ごま油……小さじ1
  - 鶏がらスープの素、しょうゆ……各小さじ1/2
- 白いりごま……小さじ1/4

作り方

1 にんじんとキャベツはせん切りにする。のりは細かくちぎる。

2 ボウルに1、Aを入れてあえる。器に盛り、白いりごまをちらす。

分散食べ を取り入れて

# 夕食が遅くなる日の食事のとり方

仕事の都合などで夕食がどうしても夜遅い時間になってしまう人は、次にあげる工夫をして、体に負担がかからず、血糖値をコントロールしやすくなるように改善しましょう。

改善アイデア①

## 食事の間隔のあきすぎは血糖値の乱上下を招く

昼食と夕食の間隔があきすぎてから食事をとると、血糖値が急激に上がったり、また空腹が長くつづくと低血糖を招いたりと、血糖値が安定しません。

夕食が遅くなってしまう場合には、通常の夕食時間（18〜19時ごろ）に、おにぎり1個（ご飯100〜120g）をゆっくりよくかんで食べておきましょう。

ここでスナック菓子や菓子パン、栄養補助食品はダメです。考え方としては、夕食を分けて食べるイメージです。通常の夕食時間に献立のご飯（主食）を先に食べて、帰宅後におかず（主菜と副菜）を食べるようにします。帰宅後に食べるものは、遅い時間ですから、低カロリーで消化のよい野菜中心のおかずがよいでしょう。

ただし、〝分散食べ〟はあくまでどうしても遅くなるときの対処法なので、それが習慣にならないようにしてください。

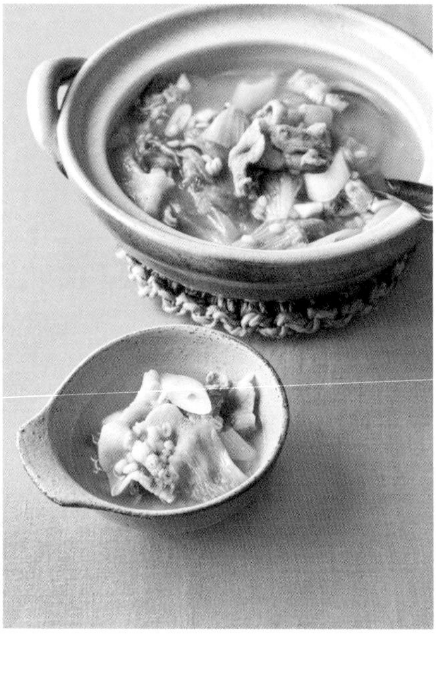

改善アイデア❷

## 食べるなら消化のよいものを

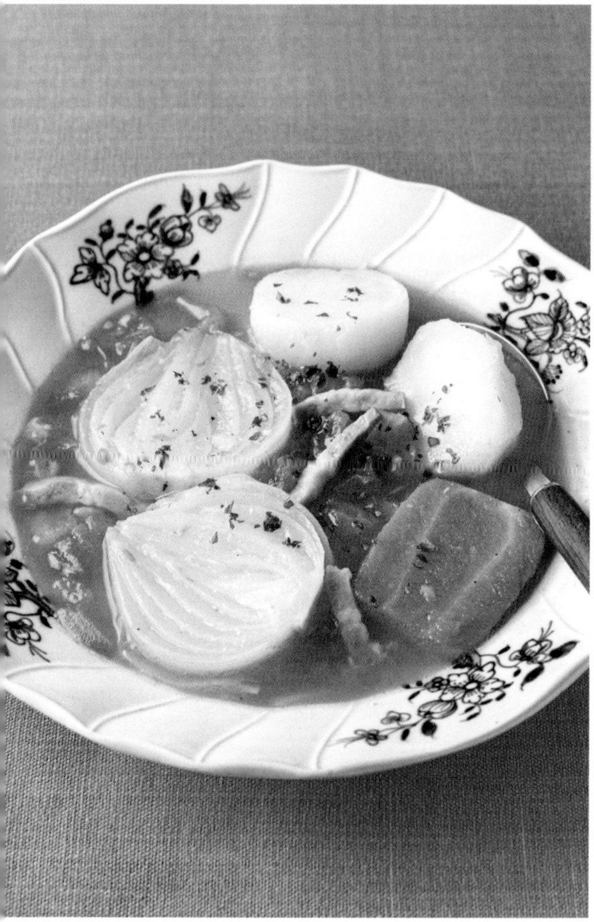

夕食は寝る3時間前までにすませるのが理想ですが、どうしても遅い時間に食べる場合は、消化がよく、低糖質で低カロリーなものを食べるようにしましょう。

食べてからすぐに寝るとよくない理由は、**寝る間際に食べたもののエネルギーは十分に消費されず、脂肪として蓄積されやすく**なるためです。

また、寝る間際に食べると、寝ている間も胃は働き続けるため、眠りが浅くなります。

とはいえ、空腹のままでも眠りが浅くなるので、胃に負担がかからないものを選びましょう。

改善アイデア❸

## 翌朝を考えて量は少なめに

**夜遅くに食事をするぶん、朝食を抜くというのはダメです。**なぜなら、朝食を抜くと脳にエネルギーが供給されず、体に必要な活動エネルギーもとれなくなるからです。また、1日に必要なエネルギーを2食でとることになり、1食あたりの量が増え、**血糖値のコントロールもしにくくなります。**

反対に、量を増やさず1日2食の生活が続けば、体に必要な栄養が足りなくなり、基礎代謝が落ち、脂肪をためこみやすくなります。

夜遅く食べるときは翌朝に響かないよう量を控えめにし、朝食時に空腹を感じてきちんと食べられるように心がけましょう。

消化がよくて、ヘルシー！

# 体いたわり、健康鍋

夕食が遅くなる日は、作るのもラクで、消化のよい鍋物がおすすめです。
ただし、スープは飲みほさずに残して、塩分のとり過ぎには気をつけてください。

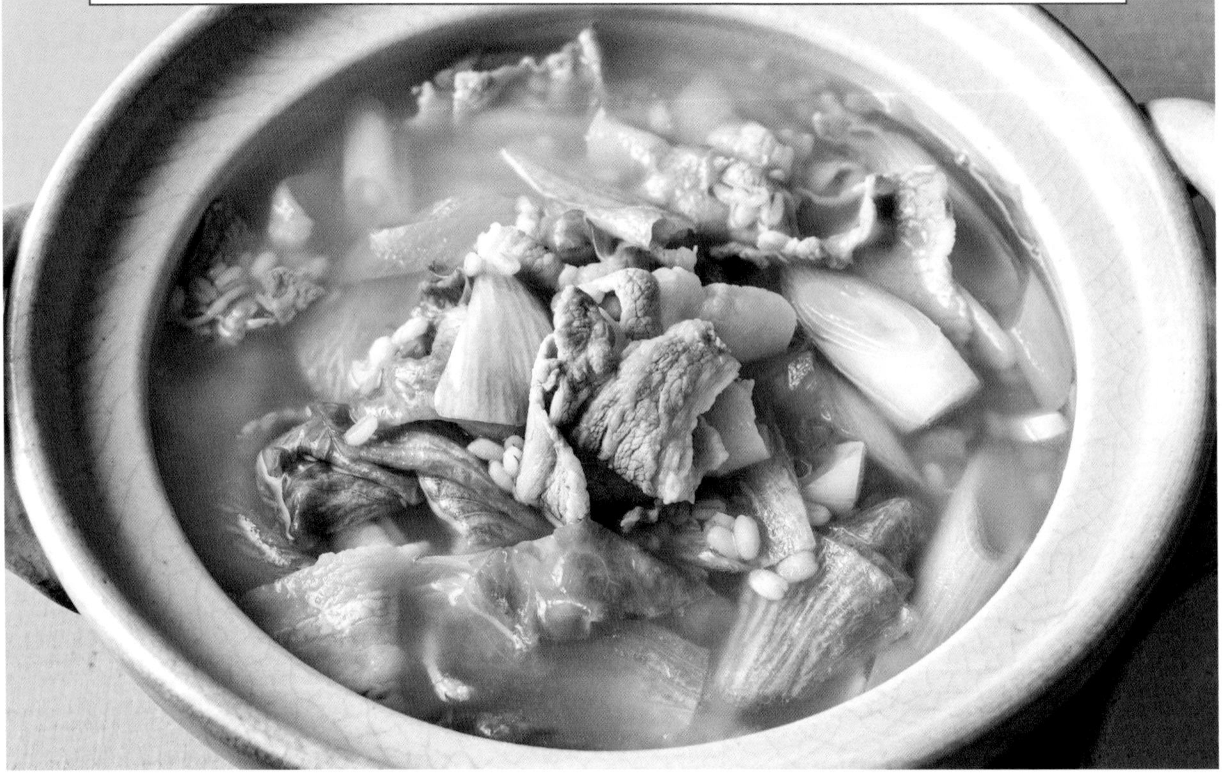

## レタスと豚バラの塩にんにく鍋

にんにく風味で元気が出ます。もち麦を加えれば満足感も得られます。

主菜＋主食

カロリー **400kcal**

| | |
|---|---|
| 糖質 | 19.3g |
| 繊 | 2.9g |
| た | 14.1g |
| 脂 | 27.0g |
| 塩分 | 2.3g |

材料（2人分）

| | |
|---|---|
| 豚バラ薄切り肉 | 150g |
| レタス | 150g |
| 長ねぎ | 1/2本 |
| にんにく | 1かけ |
| もち麦 | 40g |
| A 水 | 800mℓ |
| 　酒 | 大さじ1 |
| 　鶏がらスープの素 | 小さじ1 |
| 　薄口しょうゆ | 小さじ2 |
| 　塩 | 小さじ1/4 |
| 　粗びき黒こしょう | 少々 |

作り方

1 レタスは大きめのざく切りにする。長ねぎは1cm幅の斜め薄切りにする。にんにくは薄切りにする。豚肉は5cm幅に切る。

2 鍋にもち麦、Aを入れてふたをして。弱火にかけて15分ほど煮る。豚肉、レタス、長ねぎを加え、野菜がしんなりするまでさっと煮る。

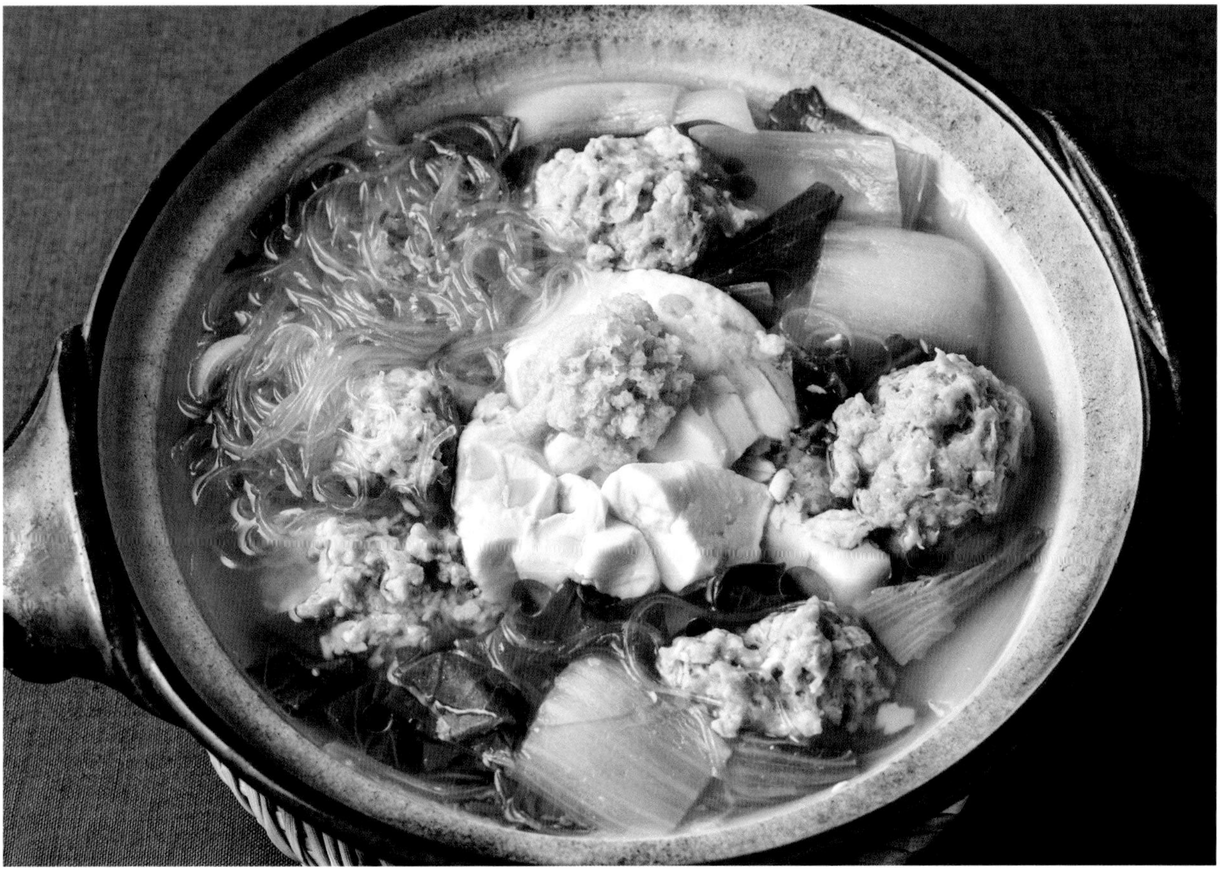

主菜＋
主食

カロリー
**284**kcal

| | |
|---|---|
| 糖質 | **18.5**g |
| 繊 | 2.3g |
| た | 18.1g |
| 脂 | 13.5g |
| 塩分 | 2.5g |

# くずし豆腐と春雨のしょうが鍋

ひき肉のうまみで塩分控えめでも大満足。しょうがの効果で代謝も上がります。

材料（2人分）

**絹豆腐**……1/2丁（150g）

〈**鶏団子**〉

- **鶏ひき肉**……150g
- 酒、片栗粉……各小さじ1
- 塩……小さじ1/4
- こしょう……少々

**チンゲン菜**……2株（200g）

**緑豆春雨**……30g

A
- 水……600㎖
- 鶏がらスープの素……小さじ2
- しょうゆ……小さじ2

しょうが（すりおろし）……小さじ4

ごま油……小さじ1

作り方

1 チンゲン菜はざく切りにする。春雨は長さを半分に切る。

2 ボウルに鶏団子の材料を入れ、よく混ぜ合わせる。

3 鍋にAを入れて中火にかけ、沸騰したら2をスプーンで落とし入れ、チンゲン菜を加えて煮る。チンゲン菜がしんなりしたら春雨を加え、豆腐をスプーンですくい入れ、1分ほど煮る。仕上げにしょうが、ごま油を加える。

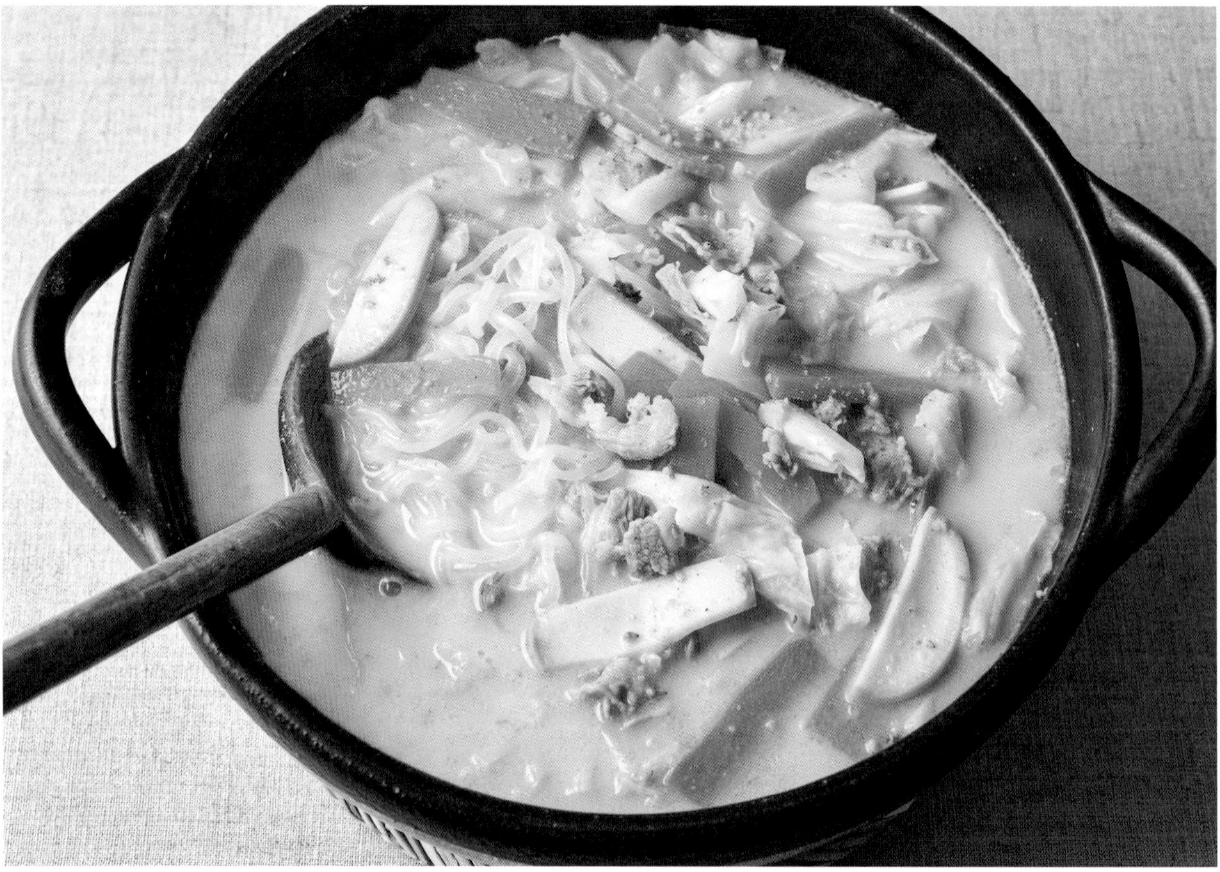

# 豆乳ちゃんぽん 食物繊維

主菜＋主食

めんをしらたきに変えてカロリーオフ。野菜は煮てカサを減らし、たっぷり食べましょう。

材料（2人分）

**豚バラ薄切り肉**……80g
**キャベツ**……150g
**にんじん**……1/4本（50g）
**かまぼこ**……1/3枚（40g）
**しらたき**……1/2パック（130g）
ごま油……小さじ1
**A** 水……500mℓ
　鶏がらスープの素……小さじ2
　しょうゆ、オイスターソース……各小さじ1
豆乳（無調整）……100mℓ
白すりごま……大さじ1
こしょう……適量

作り方

1 豚肉は4cm幅に切る。キャベツはざく切り、にんじんは短冊切りに、かまぼこは薄切りにして半分に切る。しらたきはざっくり半分に切って、熱湯でさっと下ゆでする。

2 鍋にごま油を中火で熱し、豚肉、キャベツ、にんじんを炒める。キャベツがしんなりしたら、**A**、かまぼこ、しらたきを加えてふたをして、3分ほど煮る。仕上げに豆乳、ごま、こしょうを加えてさっと混ぜる。

カロリー 285kcal
糖質 9.5g
繊 4.6g
た 12.8g
脂 20.0g
塩分 2.5g

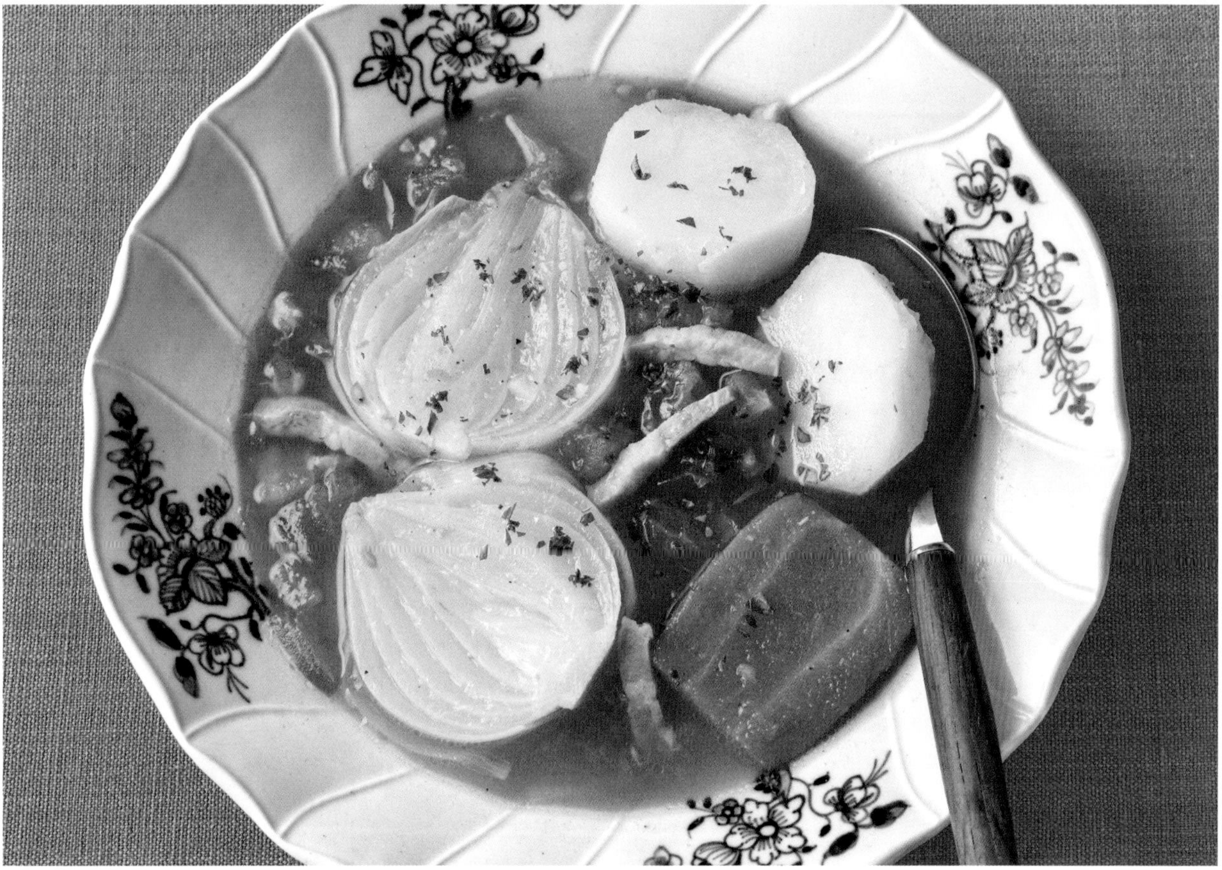

主菜＋主食

カロリー
297kcal

糖質
35.3g

| | |
|---|---|
| 繊 | 6.3g |
| た | 7.7g |
| 脂 | 12.3g |
| 塩分 | 2.6g |

# 丸ごと玉ねぎポトフ 食物繊維

先に主食をとったら、じゃがいもはナシに。野菜は大きく切って食べごたえを出します。

## 材料（2人分）

- **じゃがいも**……2個（200g）
- **玉ねぎ**……小2個（300g）
- **にんじん**……1/2本（100g）
- **トマト**……1個
- **ベーコン（ブロック）**……60g
- にんにく……1かけ
- オリーブオイル……小さじ1
- A
  - 水……600mℓ
  - コンソメ（顆粒）……小さじ1
  - ローリエ……1枚
  - 塩……小さじ1/2
- 塩……少々（0.3g）
- 粗びき黒こしょう……適量
- イタリアンパセリ（粗みじん切り）……少々

## 作り方

1 じゃがいもは皮をむいて半分に切り、水に5分ほどさらして、水けをきる。玉ねぎ、にんじんは縦半分に切る。トマトは1cm角に切る。ベーコンは棒状に切る。にんにくは半分に切って芯を取り、つぶす。

2 鍋にオリーブオイルとにんにくを入れて中火にかけ、香りが立ったらベーコンを炒め、じゃがいも、玉ねぎ、にんじん、Aを加える。アクが出てきたら取り除き、ふたをして弱火で10分ほど煮る。トマトを加え、さらに5分ほど煮る。

3 塩、粗びき黒こしょうで味をととのえる。仕上げにイタリアンパセリをちらす。

ドレッシング 保存食 を作って

# 旬の野菜を積極的に食べましょう

糖尿病を改善する食事のポイントは、野菜を積極的に食べることです。時間があるときに、野菜の保存食を作っておくと、お皿に盛るだけで副菜が1品完成。献立作りがラクになります。

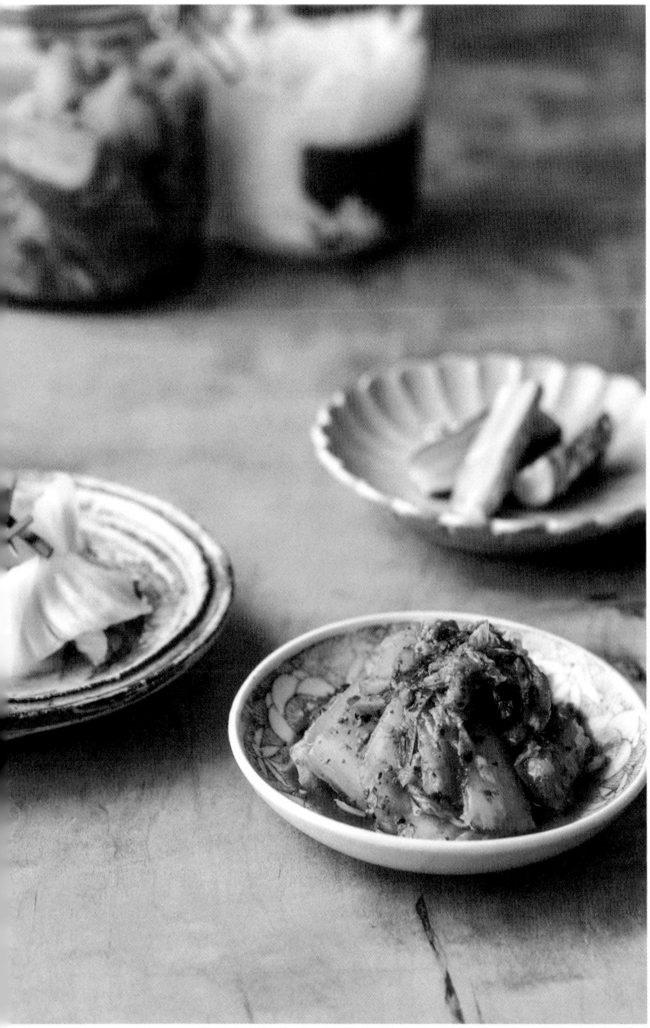

## 塩分や油が増えないようにドレッシングに注意

野菜をたっぷり食べるのを習慣にするとき、生野菜や温野菜のサラダは手軽にとり入れやすいと思います。ただし、気をつけておきたいのは、**野菜の量と一緒に塩分や油の量が増えないようにする**ことです。

特に野菜があまり得意ではないという人は、野菜そのものの味や香りを打

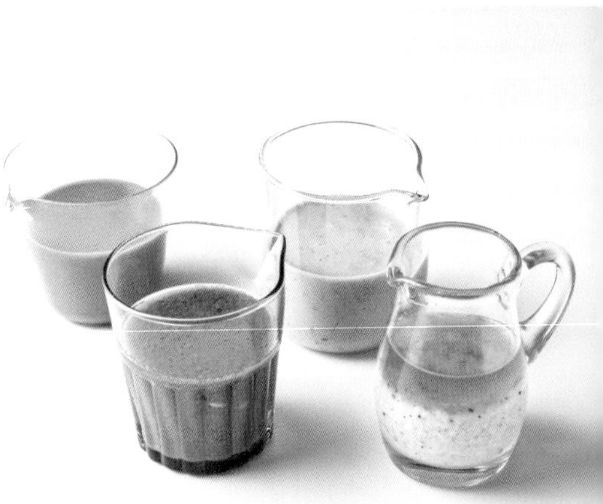

ち消そうと、ドレッシングやマヨネーズを多めにかけて食べていることが多いようです。

塩分や油の量を増やさないようにするには、複数の野菜を組み合わせ、味・香り・食感の違いを楽しむとよいでしょう。そして味わいが濃厚で少量でも満足感のある手作りドレッシングをおすすめします。

**ドレッシングを手作りするときのポイント**は、味つけのバリエーションとして、**塩以外の調味料を活用すること、そして野菜に味をからみやすくするためにオイル以外の食材をとり入れること**です。ねばねば食材やとろみの出る食材がおすすめ。

毎回の食事で野菜をたっぷりとることはとてもよいことなので、どんな味つけで食べるかにも意識を向けてみましょう。

## 旬の野菜で野菜の保存食を作る

毎回の食事に野菜おかずを登場させるには、野菜の保存食を作っておくのがおすすめです。**1品でも野菜の作りおきおかずがあると、献立作りがとてもラクになります。**

最近では通年出回る野菜もたくさんありますが、旬になると野菜そのものの栄養価が高まり、またその季節に体が必要とする栄養が含まれていることが多いので、旬の野菜で作る保存食がおすすめです。

市販の漬け物などを買うよりも安く作れますし、栄養価があり、塩分は控えめ、添加物の心配がないとよいことづくめです。

また、ヨーグルトやみそなどの発酵食品と野菜を組み合わせた保存食もおすすめです。野菜の食物繊維と発酵食品で、腸内の善玉菌を増やし、腸内環境をととのえると、糖尿病の改善にもつながります。

本書で毎回の食事に登場しても飽きない、わが家定番の野菜の保存食が見つかれば、食生活改善もラクになります。

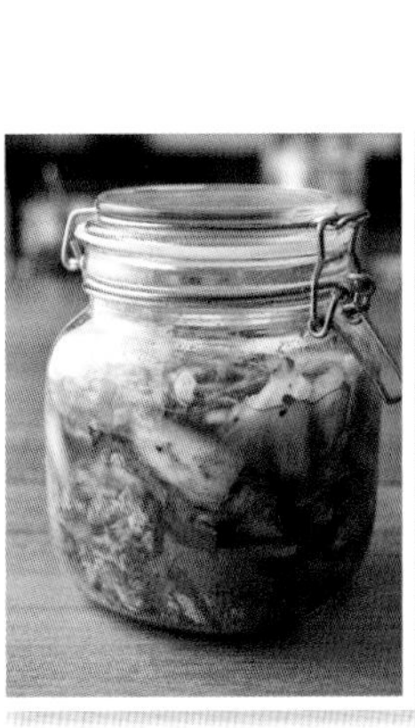

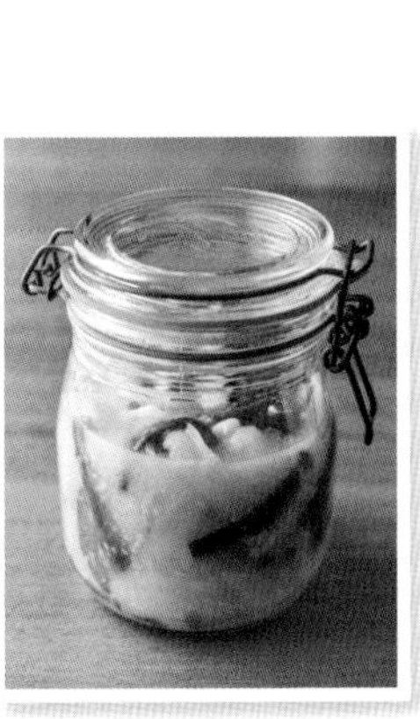

➡ 154～159ページでは、手作りドレッシングや野菜の保存食を紹介しています。

毎食の野菜が糖尿病を改善！

# 減塩、健康ドレッシング＆保存食

塩分や油を気にせず、野菜をたっぷり食べるために、
手作りドレッシングと塩分控えめな野菜の保存食を作っておくのがおすすめです。

## 発酵手作りドレッシング

発酵食品を使った
おすすめ健康ドレッシング4種です。

### ピーナッツクリーミードレッシング

発酵食品　酢

ピーナッツのコクが
野菜の甘みや香りを引き立てる。

材料（作りやすい分量・約100mℓ分）

- ピーナッツバター（無糖）……大さじ3
- 甘酒、酢……各大さじ2
- しょうゆ……大さじ1
- ごま油……大さじ½

→ 混ぜる

小さじ2あたり

| カロリー | 糖質 | 繊 | た | 脂 | 塩分 |
|---|---|---|---|---|---|
| 44kcal | 1.9g | 0.3g | 1.5g | 3.2g | 0.3g |

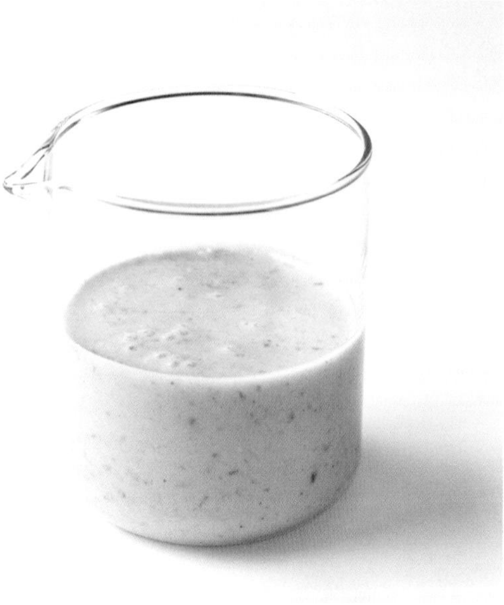

### 塩麹フレンチドレッシング

発酵食品　酢

発酵食品でうま味がエース級の塩麹。
野菜にも肉や魚介にも合います。

材料（作りやすい分量・約100mℓ分）

- 甘酒……大さじ3
- オリーブオイル……大さじ2
- 塩麹……大さじ1
- 酢……大さじ1½
- 粗びき黒こしょう……少々

→ 混ぜる

小さじ2あたり

| カロリー | 糖質 | 繊 | た | 脂 | 塩分 |
|---|---|---|---|---|---|
| 31kcal | 1.9g | 0.0g | 0.1g | 2.4g | 0.2g |

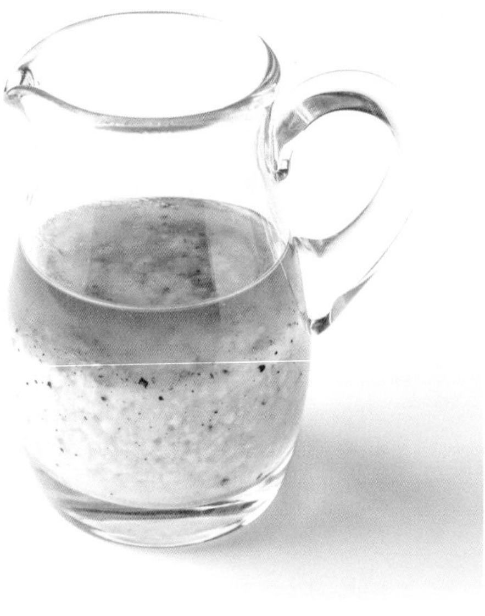

生野菜、温野菜サラダに

市販品にもノンオイルや減塩など、ヘルシーなものもたくさんありますが、手作りすることのよさは、材料が見えることです。質のよい調味料で作った、添加物を含まない手作りドレッシングで食べるサラダのおいしさは格別。とても簡単なので、ぜひくり返し作ってください。

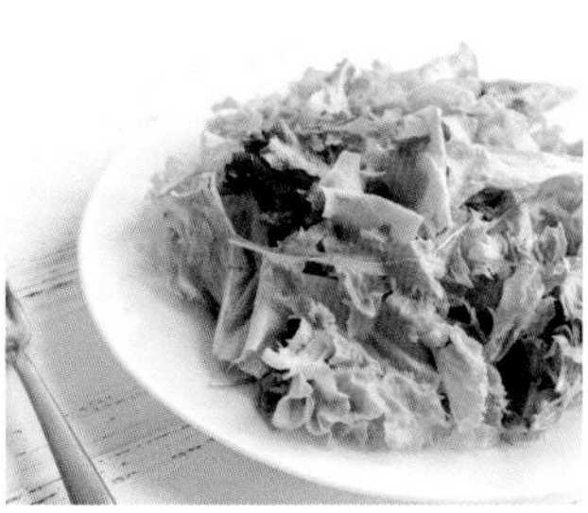

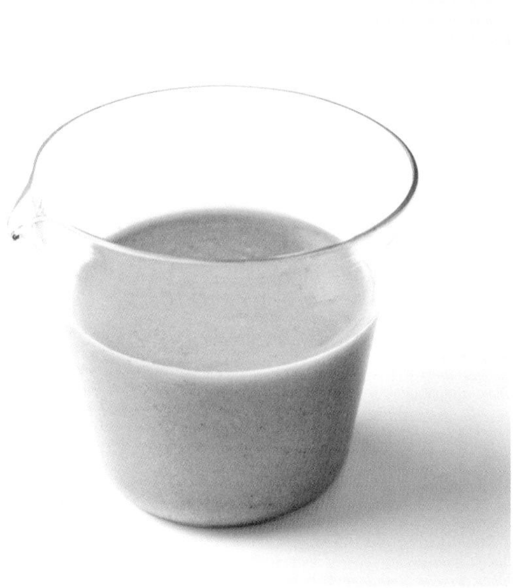

## ノンオイルみそドレッシング

発酵食品　酢

みそ&豆乳で満足感のある味に。
みその粘度でよくからまります。

材料（作りやすい分量・約100mℓ分）

| | | |
|---|---|---|
| 無調整豆乳 | 大さじ6 | 混ぜる |
| みそ、酢 | 各大さじ2 | |
| 白すりごま | 小さじ2 | |

小さじ2あたり

| カロリー | 糖質 | 繊 | た | 脂 | 塩分 |
|---|---|---|---|---|---|
| 16kcal | 1.1g | 0.3g | 0.9g | 0.7g | 0.5g |

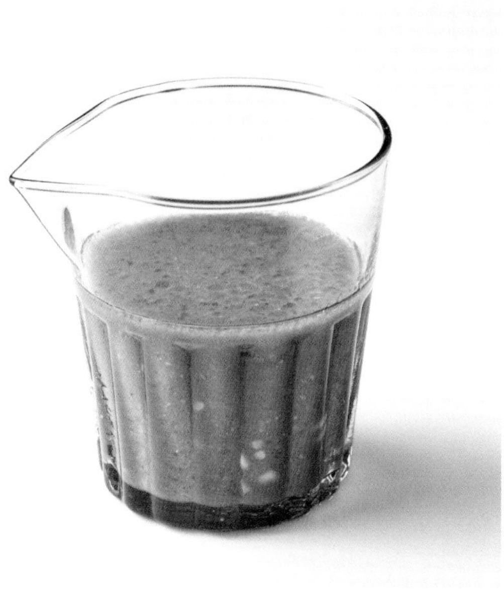

## 甘酒しょうゆドレッシング

発酵食品　酢

甘酒の甘みと酢の酸味が好相性。
腸の働きをうながす効果もあります。

材料（作りやすい分量・約100mℓ分）

| | | |
|---|---|---|
| 甘酒 | 大さじ4 | 混ぜる |
| しょうゆ、酢 | 各小さじ4 | |
| ごま油 | 小さじ1 1/2 | |
| しょうが（すりおろし） | 小さじ1 | |

小さじ2あたり

| カロリー | 糖質 | 繊 | た | 脂 | 塩分 |
|---|---|---|---|---|---|
| 15kcal | 2.0g | 0.0g | 0.3g | 0.6g | 0.4g |

## キャベツのうまみ漬け 酢

漬け汁を覚えておくと、
キャベツ以外の野菜でも作れます！

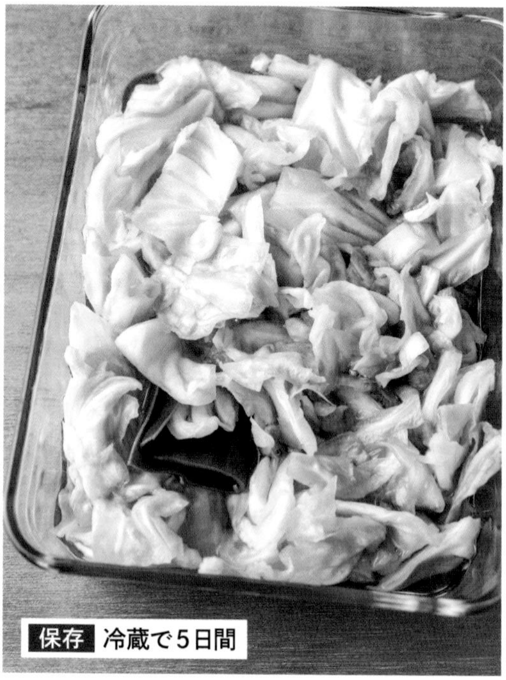

保存 冷蔵で5日間

材料（作りやすい分量・できあがり360g）

**キャベツ**…1/2個（約400g）
塩……………………小さじ1

〈漬け汁〉
昆布（5cm角）………1枚
水…………………200mℓ
酢………………大さじ3
薄口しょうゆ、
きび砂糖…各大さじ1
塩…………………小さじ1/2

**memo**
白菜、きゅうり、セロリでもおいしく作れます。

作り方

**1** キャベツはざく切りにしてポリ袋に入れ、塩を加えて全体にまぶし、空気を抜いて口を閉じ、1時間以上おく。キャベツを軽くもみ、出てきた水分をギュッとしぼり捨てる。

**2** 漬け汁の材料を加えなじませ、冷蔵庫に入れて1日おいて味をなじませる。

全量

| カロリー | 糖質 | 繊 | た | 脂 | 塩分 |
|---|---|---|---|---|---|
| 121kcal | 19.7g | 7.2g | 5.8g | 0.8g | 3.6g |

---

## 玉ねぎの酢漬け 酢

そのまま食べても、ドレッシングや
あえごろもとして使ってもOK。

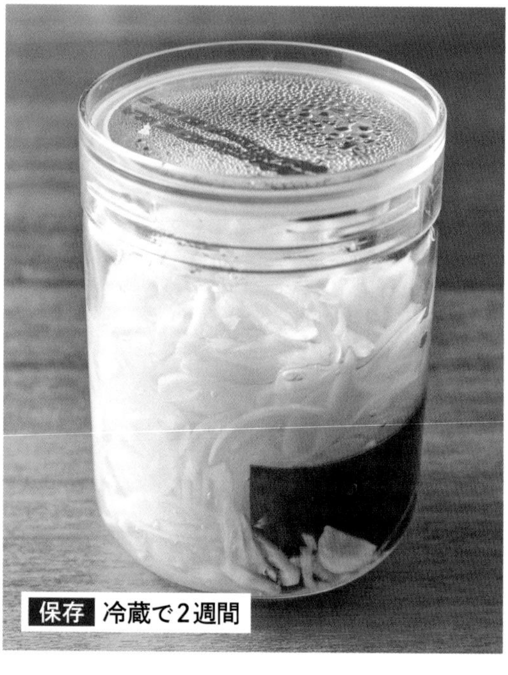

保存 冷蔵で2週間

材料（作りやすい分量・約800mℓの保存瓶）

**玉ねぎ**……………………**2個**（約400g）
酢…………………………………200mℓ
塩………………………………小さじ1/4
昆布（5cm角）…………………………1枚

作り方

**1** 玉ねぎは縦薄切りにし、バットなどに広げて30分ほど空気にさらし、辛みをとばす。

**2** 鍋に酢を入れて中火にかけてひと煮し、火を止めて塩を加えて溶かす。

**3** 保存瓶に**1**、昆布、**2**を入れる。粗熱をとり、冷蔵庫に入れて1日以上おく。

全量

| カロリー | 糖質 | 繊 | た | 脂 | 塩分 |
|---|---|---|---|---|---|
| 240kcal | 43.6g | 6.4g | 4.4g | 0.4g | 1.3g |

## 甘酒ピクルス 発酵食品 酢

甘酒も発酵食品。漬かりが早く、
腸内環境をととのえるのに役立ちます。

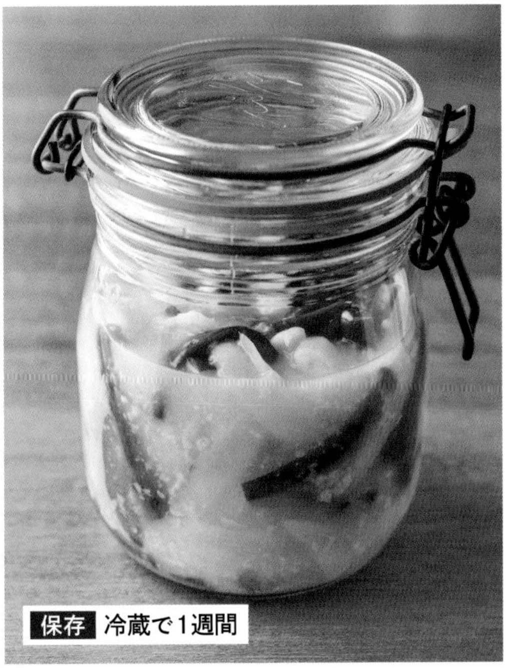

保存 冷蔵で1週間

材料（作りやすい分量・約1ℓの保存容器）

**きゅうり**……1本
**セロリ**……1本
**パプリカ**（赤・黄）……各1個
**〈ピクルス液**（野菜500gに対して）**〉**
甘酒（濃縮タイプ）……100mℓ
酢……大さじ3
塩……小さじ1½
にんにく……1かけ
ローリエ……1枚

作り方

1 野菜はすべて同じ大きさの拍子切りにする。
2 ボウルにピクルス液の材料を入れ混ぜ、切った野菜を加えて和える。
3 保存容器に移して、冷蔵庫で1日以上おく。

| 全量 カロリー | 糖質 | 繊 | た | 脂 | 塩分 |
|---|---|---|---|---|---|
| 197kcal | 37.5g | 7.6g | 5.2g | 1.0g | 3.7g |

---

## きゅうりのヨーグルト漬け 発酵食品

手軽な変わり浅漬け。
乳酸菌を毎日とるのにも役立ちます。

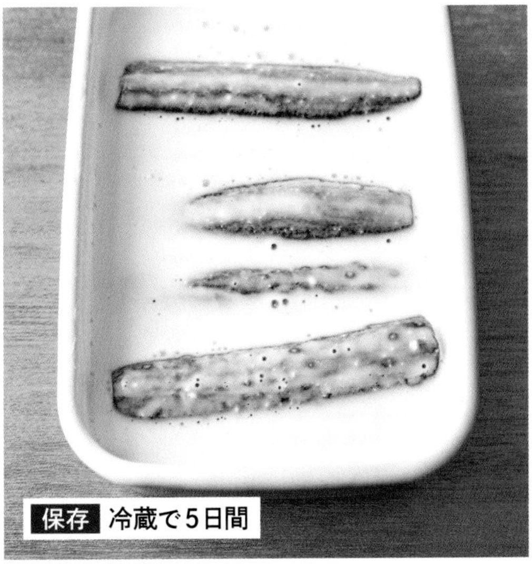

保存 冷蔵で5日間

3日以上漬けるときは塩辛くなるので、漬け汁から取り出してください。

材料（作りやすい分量・できあがり320g）

**きゅうり**……4本（正味400g）
塩……大さじ1
プレーンヨーグルト（無糖）……300g

作り方

1 きゅうりは両端を落とし、塩を全体的にすり込むようにまぶす。
2 保存容器に1を塩ごと入れ、ヨーグルトを加えて全体になじませる。冷蔵庫に1日以上おく。食べるときは、ヨーグルトを軽くぬぐって好みの大きさに切る。

**memo**
にんじんや大根でもおいしく作れます。漬け汁はオイルと合わせればドレッシングになります。

| 全量 カロリー | 糖質 | 繊 | た | 脂 | 塩分 |
|---|---|---|---|---|---|
| 121kcal | 12.7g | 4.4g | 11.0g | 6.2g | 4.2g |

## しょうがの刻み漬け 酢

ごはんにのせて食べたり、
あえ物や炒め物の入れたりと便利。

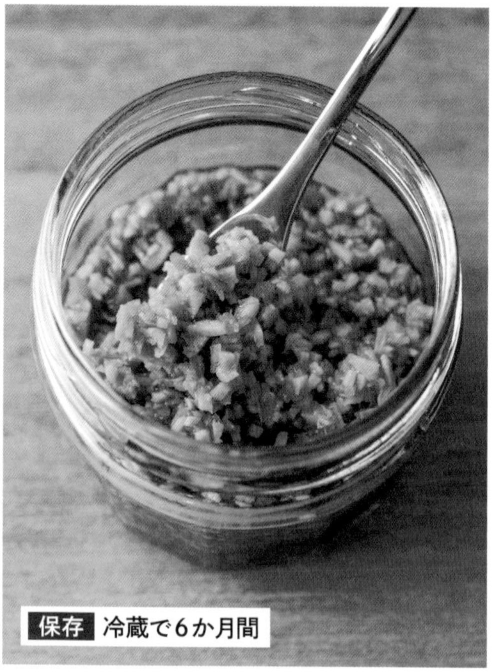
保存 冷蔵で6か月間

材料（作りやすい分量・約150mlの保存瓶）

新しょうが……100g

〈漬け汁〉
- しょうゆ……大さじ3
- みりん……大さじ2
- 酢……大さじ1/2
- きび砂糖……小さじ1

ごま油……小さじ1/2

memo
普通のしょうがでもOK。少し辛めに仕上がります。

作り方

1 しょうがは皮を包丁の背でこそげ、細かいみじん切りにする。

2 鍋に漬け汁の材料を合わせて中火にかけ、一度沸騰させて火を止める。

3 保存瓶にしょうがを入れ、2を熱いうちに注ぎ入れる。仕上げにごま油を加えて混ぜ、粗熱が取れたら冷蔵庫に入れて1日以上おく。

大さじ1（22g）分

| カロリー | 糖質 | 繊 | た | 脂 | 塩分 |
|---|---|---|---|---|---|
| 19kcal | 2.9g | 0.2g | 0.5g | 0.2g | 0.8g |

## ごぼうとにんじんのみそ漬け 酢

根菜類は少しかためにゆでると、
かみごたえが出て早食い防止になります。

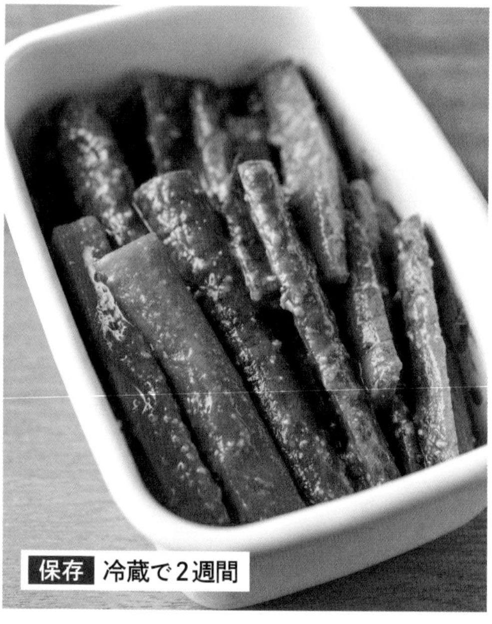
保存 冷蔵で2週間

材料（作りやすい分量・できあがり160g）

ごぼう……1本（100g）

にんじん……1/2本（100g）

〈みそ床〉
- みそ……80g
- はちみつ…大さじ1 1/2
- 酢……大さじ1/2

作り方

1 ごぼうは皮を包丁の背でこそげ、10cmの長さに切り、縦半分に切る。酢水（分量外）に5分ほどさらし、水けをきる。にんじんは10cmの長さの棒状に切る。

2 鍋に熱湯を沸かし、1を入れて3分ほどゆでて、ざるに上げる。

3 ジッパー付き保存袋にみそ床の材料を合わせ、2を入れて全体になじませる。冷蔵庫にひと晩おく。食べるときは、みそをぬぐう。

全量

| カロリー | 糖質 | 繊 | た | 脂 | 塩分 |
|---|---|---|---|---|---|
| 179kcal | 28.0g | 9.7g | 5.5g | 1.7g | 3.0g |

## 乳酸キムチ　発酵食品

手作りなら辛味も塩味も
微調整できるところがうれしい！

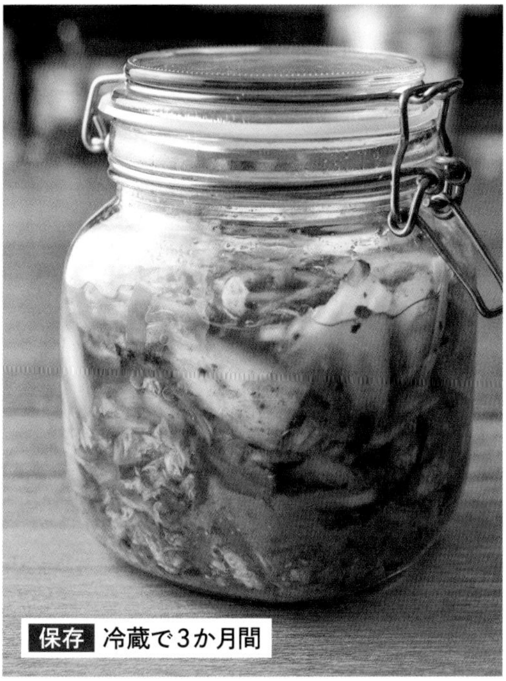

保存　冷蔵で3か月間

材料（作りやすい分量・約800mlの保存瓶・できあがり500g）

- **白菜**……450g
- **大根**……60g
- **玉ねぎ**……50g
- **にら**……20g
- **にんにく（すりおろし）**……20g
- **しょうが（すりおろし）**……10g
- 塩……大さじ1
- きび砂糖……小さじ2
- 韓国唐辛子……18g
- 水……60ml

作り方

**1** 白菜はざく切りにする。大根は皮をむいてせん切りに、玉ねぎは薄切りにする。にらは4cmの長さに切る。

**2** ボウルに**1**、塩、きび砂糖、韓国唐辛子を入れてよくもみ混ぜる。清潔な瓶に入れて、分量の水を入れなじませ、ふたをする。冷蔵庫に入れて1か月おく（2か月おくと辛みがやわらぎ、酸味が強めになる）。

| 全量 カロリー | 糖質 | 繊 | た | 脂 | 塩分 |
|---|---|---|---|---|---|
| 183kcal | 26.7g | 9.5g | 7.3g | 1.6g | 6.3g |

---

## 大根のビール漬け　酢

大根を干してから作ると、
歯ごたえがよく、日持ちする。

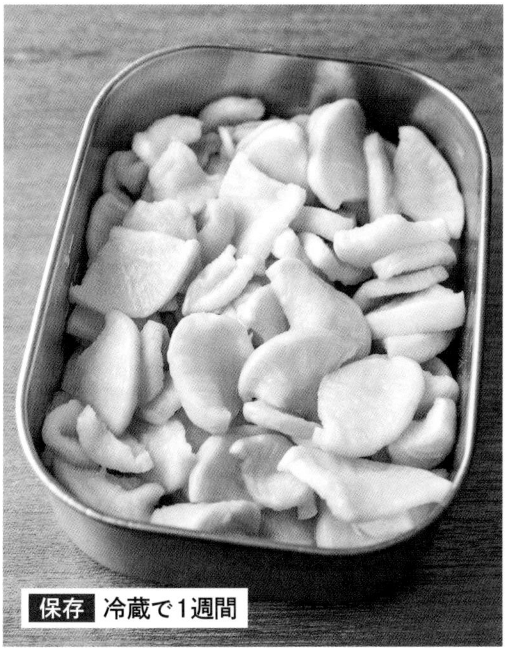

保存　冷蔵で1週間

材料（作りやすい分量・できあがり360g）

- **大根**……1/2本（約600g）
- ビール……大さじ3
- きび砂糖……大さじ1
- 塩……小さじ1 1/2
- 酢……大さじ2
- 粉からし（または練りがらし）……小さじ1

作り方

**1** 大根は皮をむかず7mm厚さのいちょう切りにし、平らなざるに広げて2～3日間干す（干す場所がない場合、室内で光があたるところ、もしくはラップをせずに冷蔵庫に入れて乾燥させても）。

**2** ポリ袋に**1**を入れ、ビール、きび砂糖、塩、酢、粉からしを加えてなじませ、ひと晩以上おく。

| 全量 カロリー | 糖質 | 繊 | た | 脂 | 塩分 |
|---|---|---|---|---|---|
| 159kcal | 25.1g | 8.4g | 3.4g | 1.1g | 4.8g |

嗜好品とのつき合い方

# お酒が飲みたいときは、どうする？

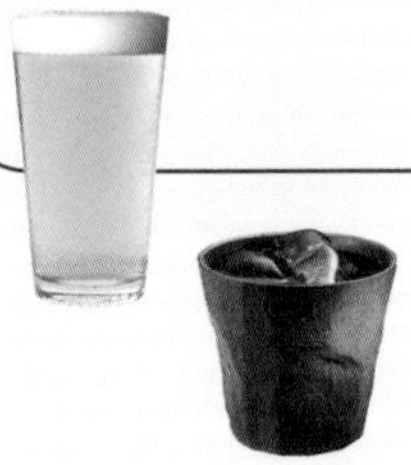

糖尿病の人でも、血糖値をきちんとコントロールできているなら、1日160kcal程度のお酒を飲んでも大丈夫です。ただし、次のことに気をつけて、お酒と上手につきあいましょう。

## お酒を飲むときのルール

### ❶ 空腹時に飲まない

空腹時はアルコールを吸収するのが早く、気分がゆるんだり、食欲が増進されて食べ過ぎ・飲み過ぎになりやすいので注意しましょう。

### ❷ のどが乾いているときは避ける

お風呂上がりや運動のあとなど、のどが乾いていると、ゴクゴク一気に飲んでしまいがち。お酒は適量をゆっくり楽しみましょう。

### ❸ お酒のぶん、主食を抜くのはダメ！

お酒では糖質以外の栄養素をとることができないので、体に必要な栄養が不足してしまいます。主食を抜いてお酒を飲むのが習慣にならないようにしましょう。

### ❹ 「糖質0＝たくさん飲んでよい」ではない！

「糖質0」「カロリーオフ」などのお酒がありますが、たくさん飲んでよいわけではありません。アルコールをとり過ぎると気が大きくなり、食事療法に悪影響を及ぼしかねないので、あくまでも量を守って飲みましょう。

●1日の酒量（160kcal程度）目安と糖質量

| | 量／エネルギー量 | 糖質量 |
|---|---|---|
| 焼酎（連続式蒸留） | 75mℓ／154kcal | 0g |
| ウイスキー | 65mℓ／154kcal | 0g |
| ワイン（赤） | 200mℓ／146kcal | 3g |
| ワイン（白） | 200mℓ／146kcal | 4g |
| 日本酒 | 140mℓ／153kcal | 6.9g |
| ビール | 350mℓ／140kcal | 11g |
| 梅酒 | 100mℓ／156kcal | 20.7g |

〈3章〉

# 昼食の献立

手軽に作れることにこだわって、
丼物、麺類の昼食メニューを紹介します。
昼食は主食が多くなりがちですが、野菜を
たっぷり入れて栄養のバランスをとっています。
お弁当としても活用できますので、
今まで外食に頼っていた人も、
ぜひ役立ててください。

# 昼食は糖質のとり過ぎに気をつけましょう

「昼食は外食ですませる」という人も多いと思いますが、家で作って食べる（またはお弁当を持って行く）ほうが血糖値のコントロールはしやすくなります。外食をする場合は、メニュー選びに注意しましょう。

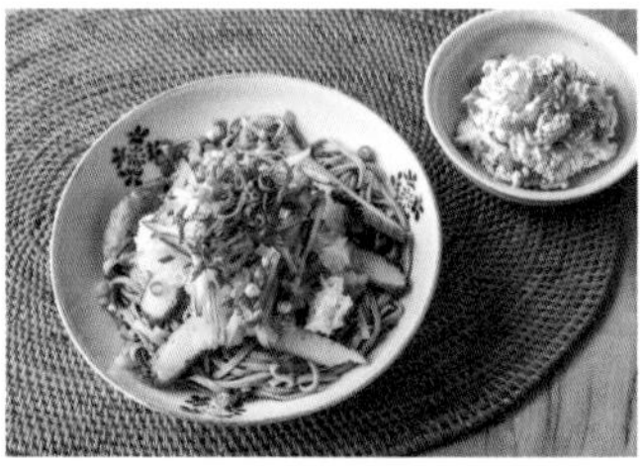

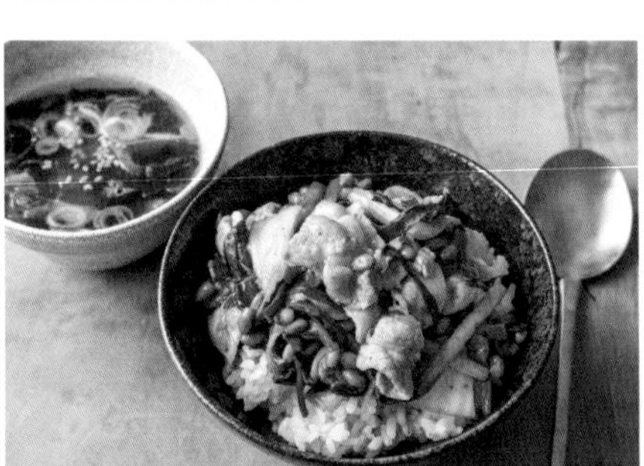

## 主食がメインの1品はNG

昼食は丼物、麺類、パスタ、惣菜パンなど、主食とおかずが一体になっているものを食べるという人も多いと思いますが、これらのメニューは、主食がメインになりがちで、糖質のとり過ぎや野菜不足になる心配があります。

糖尿病の人は、糖質のとり過ぎに気をつけたいので、ご飯とおかずのバランスを把握しやすいメニューがよく、食材を選べたり、量も調節できる手作りがおすすめです。

本書では、昼食は手軽にすませたいというニーズが多いことをふまえ、丼や麺レシピとしつつ、主食の量をきちんと管理し、野菜たっぷりの具で栄養のバランスをととのえたレシピを提案しています。のついているものは、コンテナ型の保存容器に入れれば持ち運びもできるので、お弁当にもお役立てください。

## 野菜のおかずを1品プラス

野菜は1日に緑黄色野菜と淡色野菜を合わせて350g摂取するのが理想ですが、残念ながらどの年代も目標値には届かず、平均値をみると、**1日あたり約70gの野菜が足りていない**ことがわかっています（国民健康・栄養調査（平成30年）より）。

そこで今までの食生活を改善するためには、**昼食に野菜のおかずを1品プラス（または野菜を50gプラス）する**ようにしてみましょう。野菜のおかずを1品プラスすれば、満腹感も得やすくなり、主食のとり過ぎも防げて一石二鳥です。

「主食は控えめに、野菜のおかずを1品プラス」を合い言葉に、昼食をとることをおすすめします。

### 外食メニューの選び方 3つのポイント

**ポイント 1**

**単品は避け、野菜のおかずをプラス**

牛丼、カレーライス、ラーメンなど、主食（ご飯や麺など）とおかずが1皿になっている単品だけですまさずに、それに野菜のおかずをプラスします。ただし、野菜のおかずをプラスするぶん食べる量が増えないよう、総エネルギー量にも気をつけましょう。

**ポイント 2**

**ご飯や麺のボリュームを確認**

外食時、盛りつけられているご飯や麺が、そもそも多い場合があります。自分で食べる量をセーブして多いぶんを残すよりも、あらかじめ事情を話して、量を控えてもらうのがよいでしょう。1食あたりご飯なら120～150g、麺類（ゆでたあと）なら200g、パンなら6枚切り1枚を目安にしましょう。ただし、パンや麺には塩分が含まれていることを忘れずに。

**ポイント 3**

**汁物、漬け物の塩分に注意**

糖尿病の人は、高血糖のほか高血圧にもならないように、塩分のとり過ぎに注意しましょう。つけ合わせの汁物や漬け物は、摂取する塩分が多くなってしまうので、できればお茶やサラダ（ドレッシングは控えめに）などに変更するとよいでしょう。

➡ 164～179ページでは、昼食におすすめなメニューを紹介しています。
コンテナ型の保存容器に入れて持ち運びできるメニューが多いのでお役立てください。

# 丼

ごはんの上におかずをのせた丼ものは、おかずのほうに野菜を入れれば栄養のバランスをとりやすいメニューです。
コンテナ型の容器に入れれば、お弁当として持って行くこともできますよ。

## 昼食の献立 丼 1

お弁当 OK!

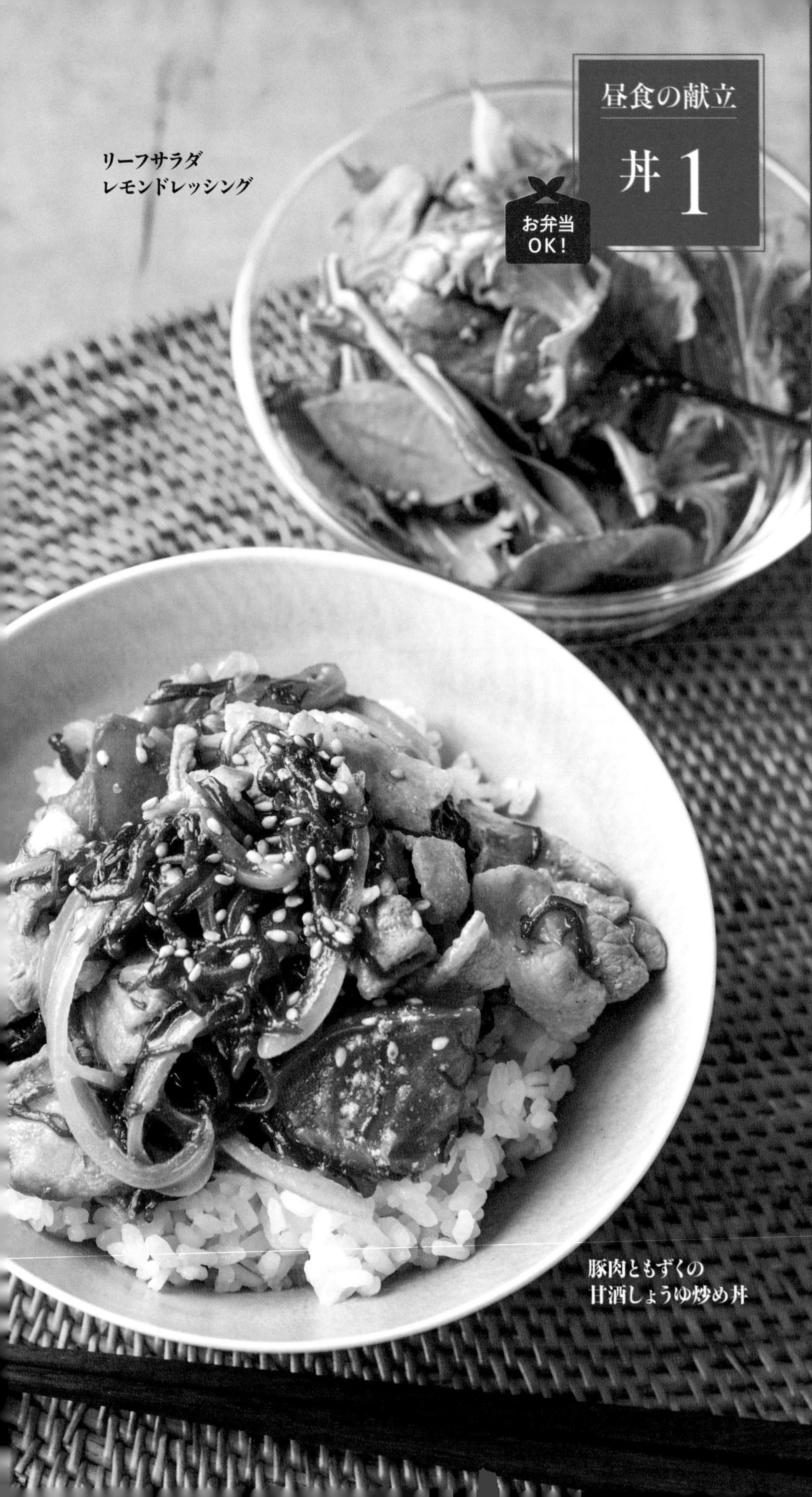

リーフサラダ
レモンドレッシング

豚肉ともずくの
甘酒しょうゆ炒め丼

主菜＋
主食

カロリー
578kcal

糖質
69.9g

繊 3.6g

た 15.6g

脂 24.6g

塩分 1.7g

## 豚肉ともずくの甘酒しょうゆ炒め丼

もずくで食物繊維アップ。たれを含んだもずくで味を全体に行きわたらせます。

材料（2人分）

**豚バラ薄切り肉**……120g
**トマト**……1/2個
**玉ねぎ**……1/4個
**もずく**（塩抜き）……80g
A しょうが（すりおろし）…小さじ1
　しょうゆ、甘酒*……各大さじ1
　こしょう……少々
ごま油……小さじ1
白いりごま……小さじ1/2
もち麦飯……180g×2

＊甘酒がなければみりんでも。

作り方

1 豚肉は5cm幅に切る。トマトはくし形に切り、半分に切る。玉ねぎは縦薄切りにする。もずくは水でさっと洗い、食べやすい長さに切って**A**をからめておく。

2 フライパンにごま油を中火で熱し、豚肉を炒める。肉の色が変わってきたら端に寄せ、玉ねぎを加えてしんなりするまで炒め、もずく、トマトを加えて炒め合わせる。

3 器にご飯を盛り、**2**をのせて、ごまをふる。

---

副菜

カロリー
21kcal

糖質
0.3g

繊 0.3g

た 0.2g

脂 2.0g

塩分 0.2g

## リーフサラダ　レモンドレッシング

肉料理と相性のよいレモンドレッシングは、覚えておくと便利です。

材料（2人分）と作り方

1 ボウルに**レモン汁小さじ1/2**、**オリーブオイル小さじ1**、**塩ひとつまみ**（0.3g）、**こしょう少々**を入れて混ぜる。

2 器に**ミックスリーフ30g**を盛り、**1**のドレッシングをかける。

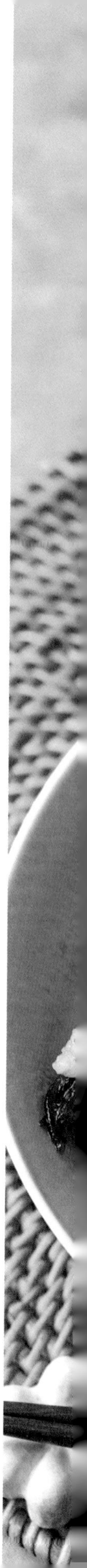

## 昼食の献立
# 丼2

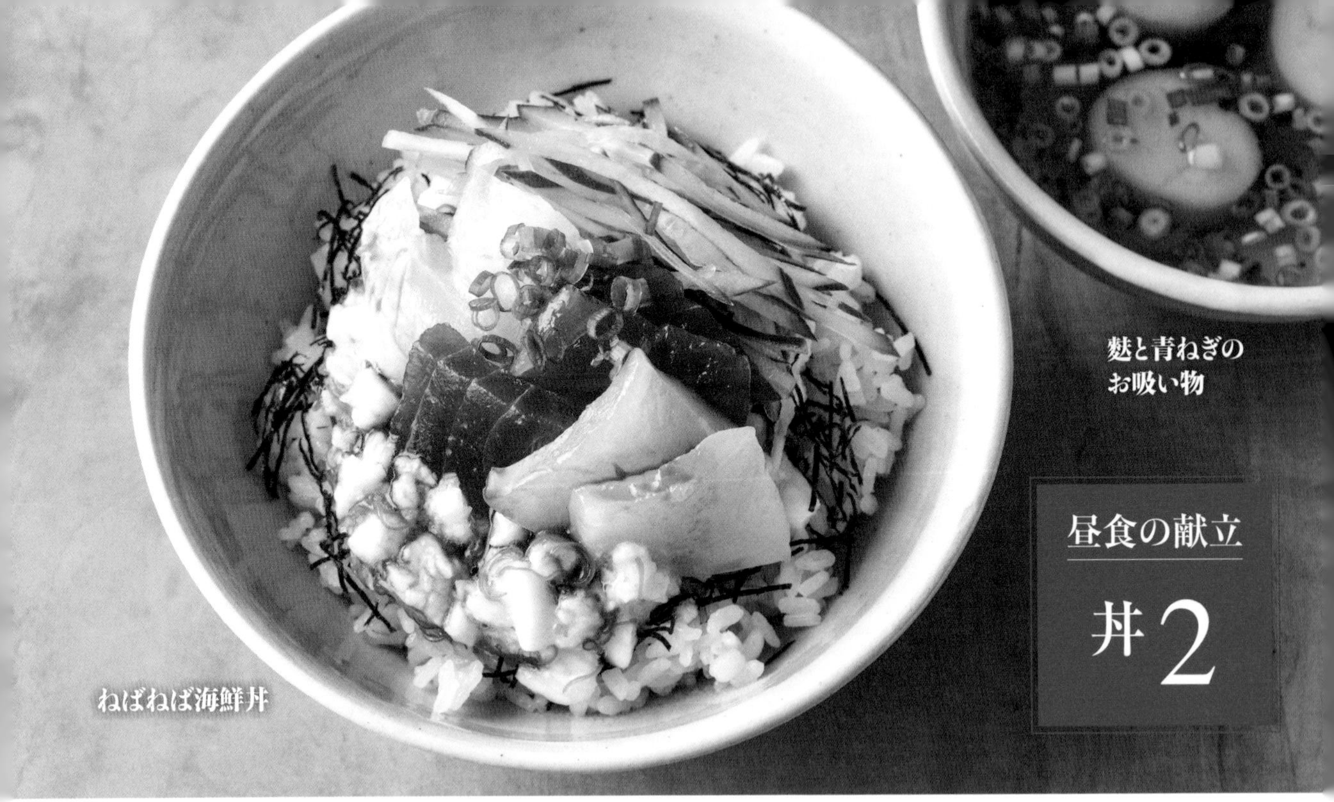

麩と青ねぎのお吸い物

ねばねば海鮮丼

## ねばねば海鮮丼 酢

ねばねば食材の長いもやめかぶは水溶性食物繊維を多く含み、腸活に効果ありです。

材料（2人分）

- **刺身**（まぐろ、たい、いかなど）……130g
- **長いも**……100g
- **めかぶ**……**1パック**（50g）
- **きゅうり**……1/2本
- 万能ねぎ（小口切り）……大さじ2
- 刻みのり……1g
- 〈わさび酢じょうゆ〉
  - おろしわさび、酢……各小さじ1/2
  - しょうゆ……小さじ2
- もち麦ご飯……180g×2

作り方

1. 刺身は食べやすい大きさに切る。長いもは皮をむき、ポリ袋に入れて麺棒などでたたいてつぶす。きゅうりはせん切りにする。
2. 長いもとめかぶを混ぜ合わせる。
3. 器にご飯を盛り、刻みのりをふり、2をのせる。きゅうり、刺身をのせ、わさび酢じょうゆの材料を混ぜて全体にかけ、万能ねぎをのせる。

**主菜＋主食**

| | |
|---|---|
| カロリー | 404kcal |
| 糖質 | 67.9g |
| 繊 | 3.8g |
| た | 21.3g |
| 脂 | 2.9g |
| 塩分 | 1.2g |

## 麩と青ねぎのお吸い物

乾物の小町麩は、汁物の具に重宝します。植物性たんぱく質が豊富です。

材料（2人分）と作り方

1. 鍋に**だし汁250㎖**、**しょうゆ小さじ1**、**塩小さじ1/4**を入れて中火にかける。
2. 沸騰したら**小町麩6個**と**万能ねぎの小口切り大さじ2**を入れてさっと煮て火を止める。

**汁物**

| | |
|---|---|
| カロリー | 15kcal |
| 糖質 | 1.9g |
| 繊 | 0.3g |
| た | 1.5g |
| 脂 | 0.1g |
| 塩分 | 1.2g |

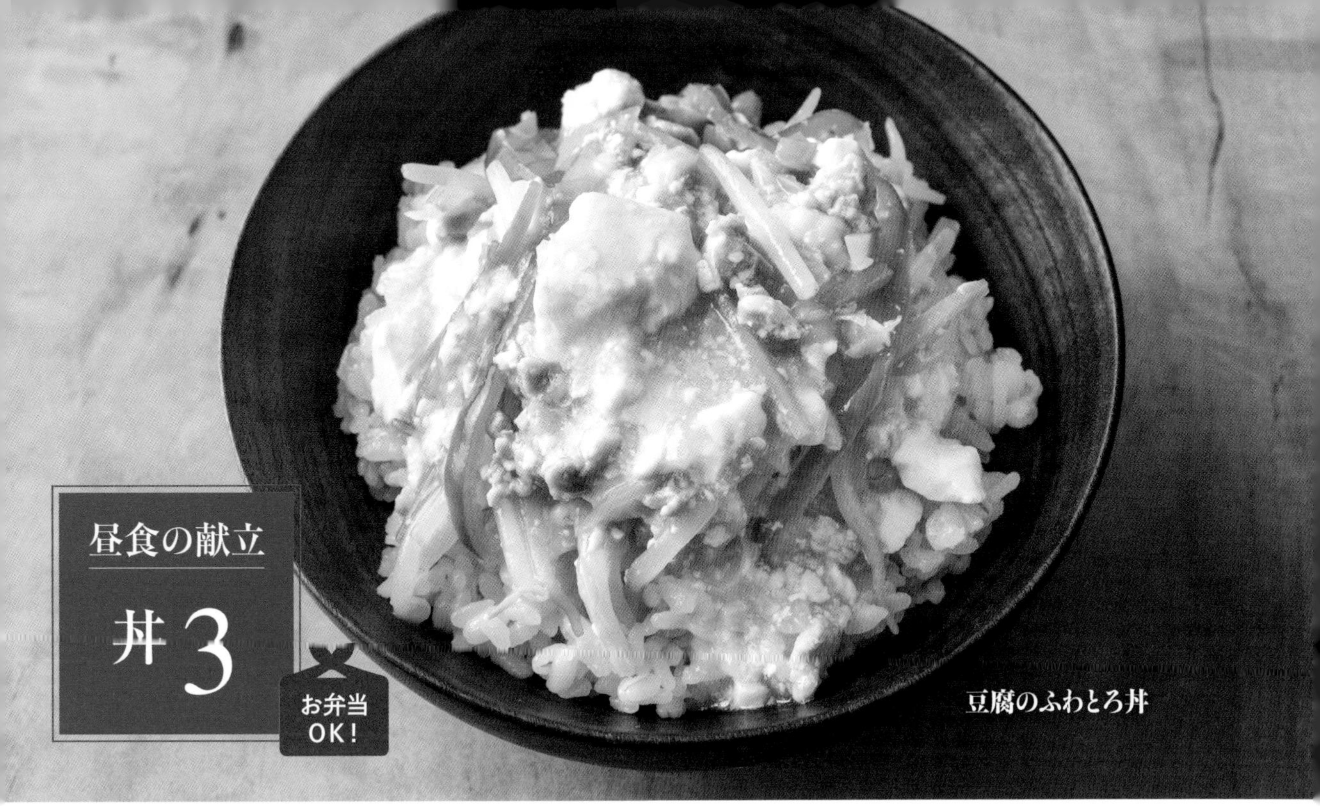


豆腐のふわとろ丼

主菜＋
主食

カロリー
425kcal

糖質
65.9g

繊　3.9g

た　18.1g

脂　7.2g

塩分　1.8g

# 豆腐のふわとろ丼

食べごたえはあるのに低カロリー。ふわふわ、とろとろのやさしい食感です。

材料（2人分）

- **絹ごし豆腐**……1/2丁
- **鶏ひき肉**……80g
- **にんじん**……30g
- **ピーマン**……1個
- **もやし**……1/2袋（100g）
- **長ねぎ（みじん切り）**……1/4本分
- しょうが（みじん切り）……10g
- A
  - 鶏がらスープの素、片栗粉、しょうゆ……各小さじ1
  - 塩……小さじ1/4
  - こしょう……少々
  - 水……100mℓ
- ごま油……小さじ1
- もち麦ご飯……180g×2

作り方

1 にんじん、ピーマンはせん切りにする。豆腐は粗くほぐす。Aは合わせておく。

2 フライパンにごま油、長ねぎ、しょうがを入れて中火で炒める。香りが立ってきたら鶏ひき肉を加えて炒め、ぽろぽろになったらにんじん、ピーマン、もやしを加えてさっと炒める。

3 A、豆腐を加え、大きく混ぜながらとろみがつくまで加熱する。器にご飯を盛り、かける。

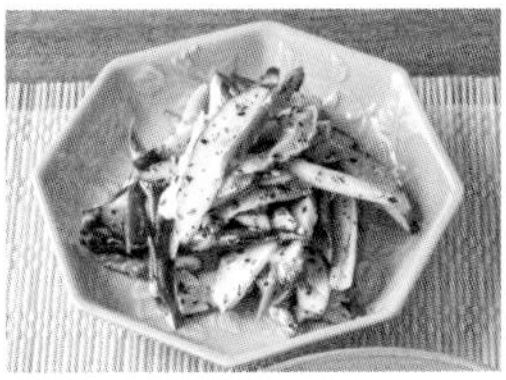

おすすめ副菜

**きゅうりとちくわの黒ごまマヨあえ**

➡P110

## 昼食の献立

# 丼 4

お弁当 OK!

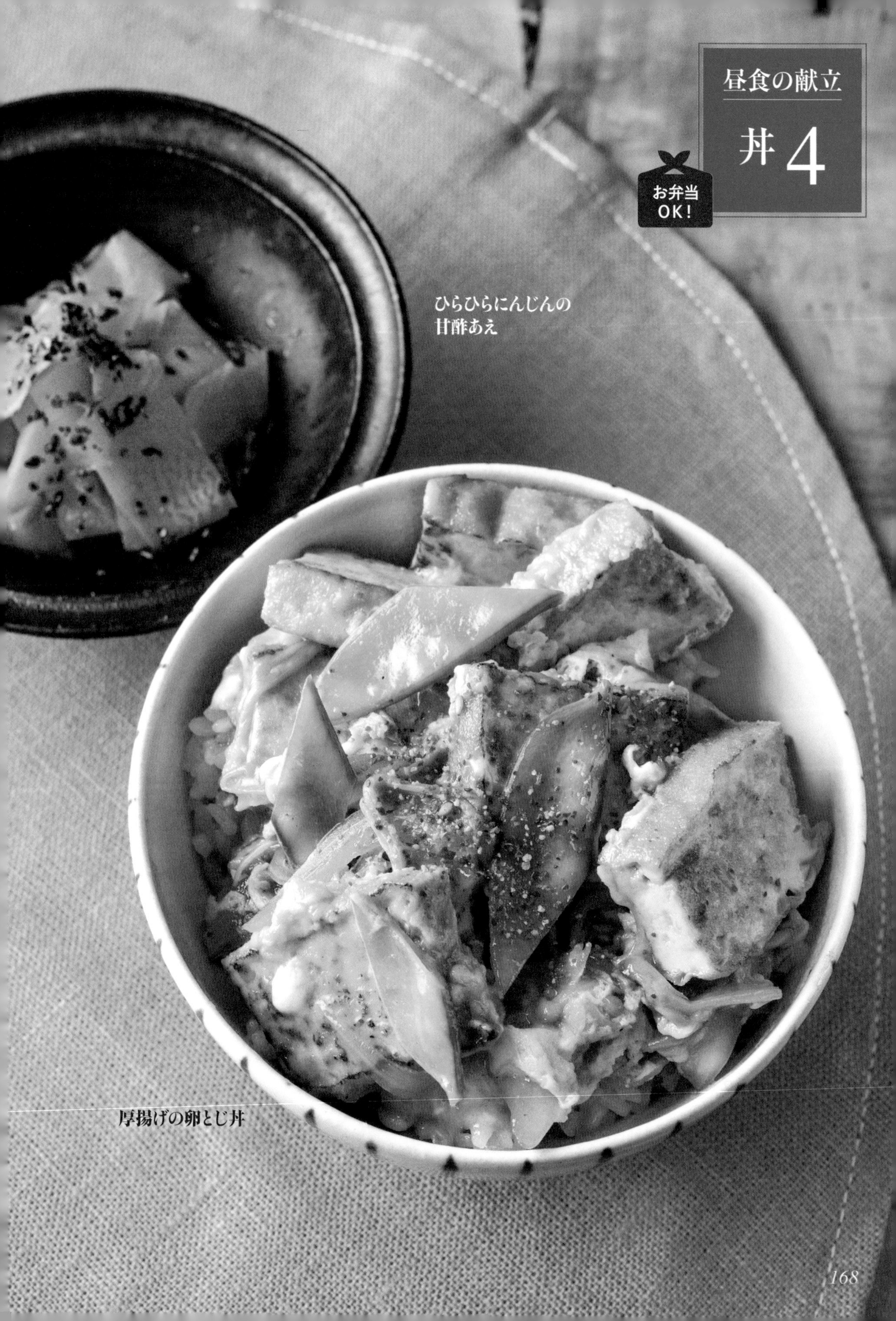

ひらひらにんじんの
甘酢あえ

厚揚げの卵とじ丼

主菜＋主食

カロリー
537kcal
糖質 70.1g
繊 4.1g
た 22.3g
脂 15.0g
塩分 1.8g

## 厚揚げの卵とじ丼 食物繊維

煮るとうまみが出る厚揚げを、肉代わりに使ってヘルシーに。

材料（2人分）

- 厚揚げ……2/3枚（150g）
- 玉ねぎ……1/4個
- えのきだけ……1/4袋
- 絹さや……8枚
- 卵……2個
- A
  - 水……80mℓ
  - みりん……大さじ1 1/2
  - しょうゆ……小さじ4
- もち麦ご飯……180g×2
- 七味唐辛子……適宜

作り方

1 厚揚げは横半分に切り1cm幅に切る。玉ねぎは縦薄切りにする。えのきは根元を落とし、長さを半分に切る。絹さやは筋を取り、斜め半分に切る。卵を溶いておく。

2 小さめのフライパンに厚揚げを入れて表面を焼いて水分をとばす。玉ねぎ、えのきを加え、**A**を加えて沸騰するまで加熱する。玉ねぎがやわらかくなるまで煮たら絹さやを加え、溶いた卵を回し入れる。卵が半熟状になったら火を止める。

3 器にご飯を盛り、**2**をのせ、好みで七味唐辛子をふる。

---

副菜

カロリー
24kcal
糖質 4.3g
繊 0.7g
た 0.3g
脂 0.5g
塩分 0.2g

## ひらひらにんじんの甘酢あえ 酢

ピーラーで削って、はちみつ入りの甘酢であえるだけの簡単副菜です。

材料（2人分）と作り方

1 **にんじん1/4本**（40g）は皮をむき、ピーラーで縦に薄くむく。

2 ボウルに**酢大さじ1/2、はちみつ小さじ1、塩ひとつまみ**（0.3g）を合わせ、にんじんを加えてさっとあえる。器に盛り、**黒すりごま小さじ1/2**をふる。

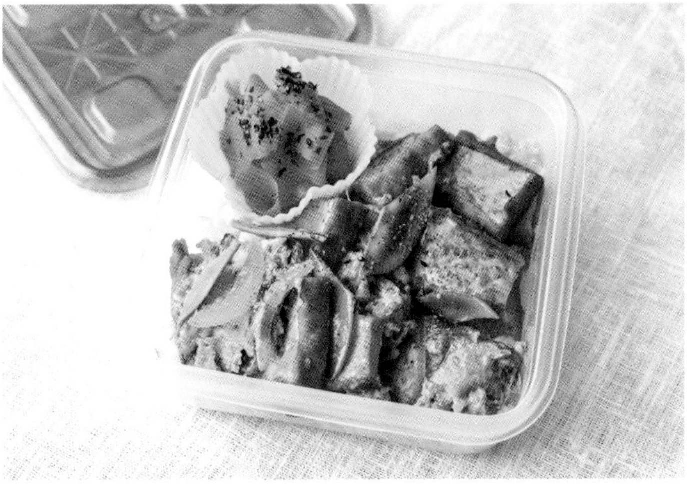

のっけ弁なら、
容器に詰めるのも
ラクチン！

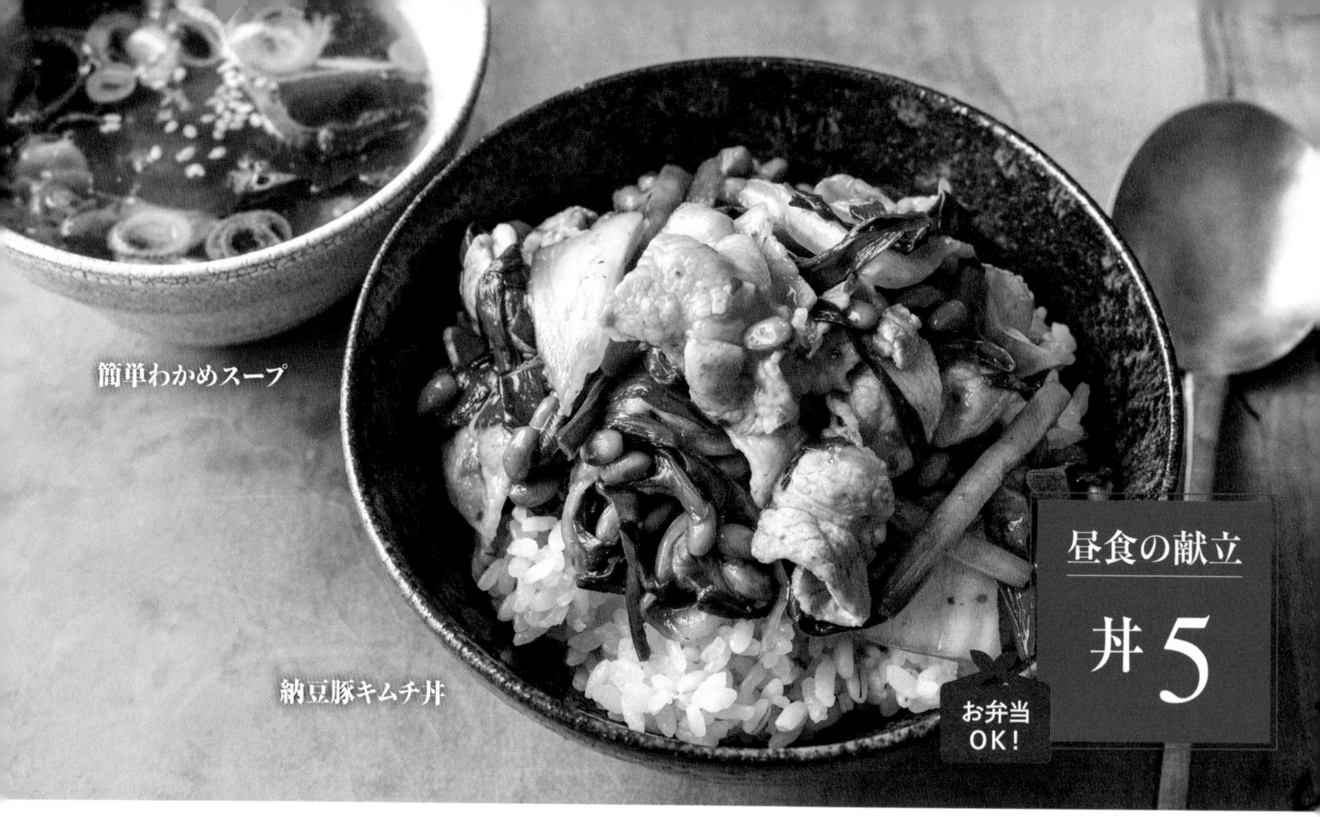


## 納豆豚キムチ丼 発酵食品 食物繊維

豚肉をさっとゆでると余分な脂が落ち、味つけもすっきり決まります。

材料（2人分）

**豚バラ薄切り肉**……100g
**納豆**……1パック
**白菜キムチ**……80g
**にら**……1/2束
酒……大さじ1
しょうゆ、ごま油……各小さじ1
もち麦ご飯……180g×2

作り方

1 豚肉は5cm幅に切る。キムチは2cm幅に切る。にらは5cm長さに切る。
2 鍋に水400mℓを入れて沸かし、酒を加え、豚肉をさっとゆでてざるにとる（ゆで汁はとっておく）。
3 フライパンにごま油を中火で熱し、キムチ、にらを炒め、しんなりしたら、しょうゆで味をととのえる。
4 ボウルに納豆を入れてほぐし混ぜ、**2**、**3**を加えてあえる。器にご飯を盛り、のせる。

主菜＋主食

カロリー 581kcal
糖質 63.9g
繊 5.2g
た 18.4g
脂 23.1g
塩分 1.4g

---

## 簡単わかめスープ

豚肉のゆで湯とオイスターソースで手軽に作れるスープです。

材料（2人分）と作り方

1 **長ねぎ1/3本**は小口切りにする。鍋に**豚肉のゆで湯300mℓ**を入れて中火にかけ、沸騰したら**カットわかめ1g**、長ねぎを加えてさっと煮る。
2 **オイスターソース小さじ1**、**塩ひとつまみ**（0.3g）、**こしょう少々**で味をととのえる。器に盛り、**白いりごま小さじ1/4**をふる。

汁物

カロリー 14kcal
糖質 1.8g
繊 0.7g
た 0.8g
脂 0.3g
塩分 0.8g

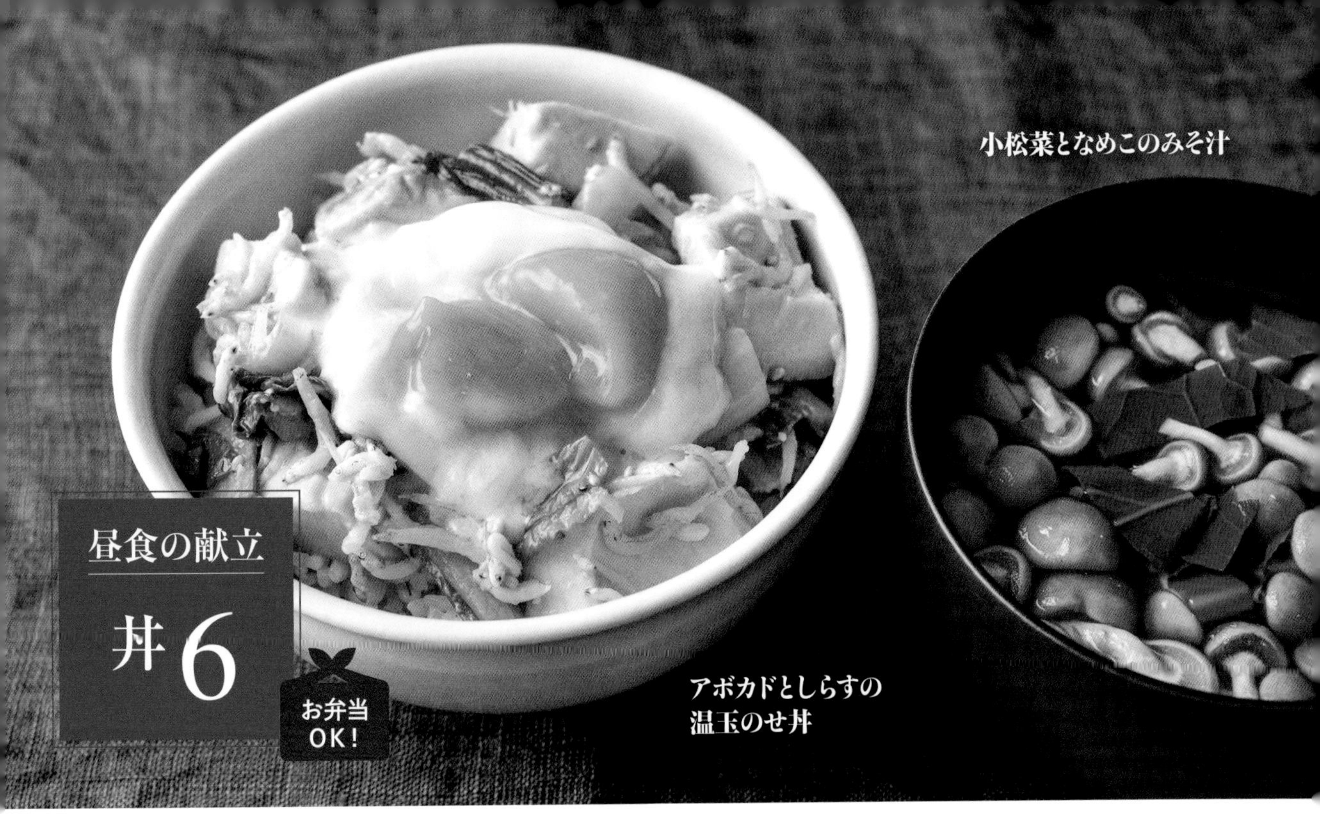
小松菜となめこのみそ汁
昼食の献立
丼6
お弁当OK!
アボカドとしらすの温玉のせ丼

**主菜＋主食**

カロリー 555kcal
糖質 61.3g
繊 6.1g
た 17.9g
脂 23.6g
塩分 1.2g

## アボカドとしらすの温玉のせ丼 発酵食品 食物繊維

味つけに塩麹を使うと、塩味だけでなくうまみが加わるので、おすすめです。

材料（2人分）

- アボカド……1個
- 小松菜……1株（40g）
- しらす……30g
- A
  - 塩麹……小さじ1
  - ごま油……大さじ½
  - 白いりごま……小さじ1
- もち麦ご飯……180g×2
- 温泉卵……2個

作り方

1. アボカドは皮と種を除いて一口大に切る。小松菜は熱湯でさっとゆで水に取り、水けを絞って2㎝幅に切る。
2. ボウルにアボカド、小松菜、しらす、Aを入れてさっとあえる。
3. 器にご飯を盛り、2、温泉卵をのせる。

---

**汁物**

カロリー 30kcal
糖質 3.0g
繊 2.4g
た 2.6g
脂 0.7g
塩分 1.3g

## 小松菜となめこのみそ汁 発酵食品 食物繊維

小松菜はシャキシャキ感を残して、かみごたえを出しましょう。

作り方

1. **小松菜1株（40g）**は1㎝幅に切る。**なめこ100g**は水でさっと洗って水けをきる。鍋に**だし汁250㎖**を入れて中火にかける。
2. 沸騰したら小松菜、なめこを入れて30秒ほど加熱して火を止める。**みそ大さじ1**を溶き入れる。

## 昼食の献立

# 丼7

お弁当
OK!

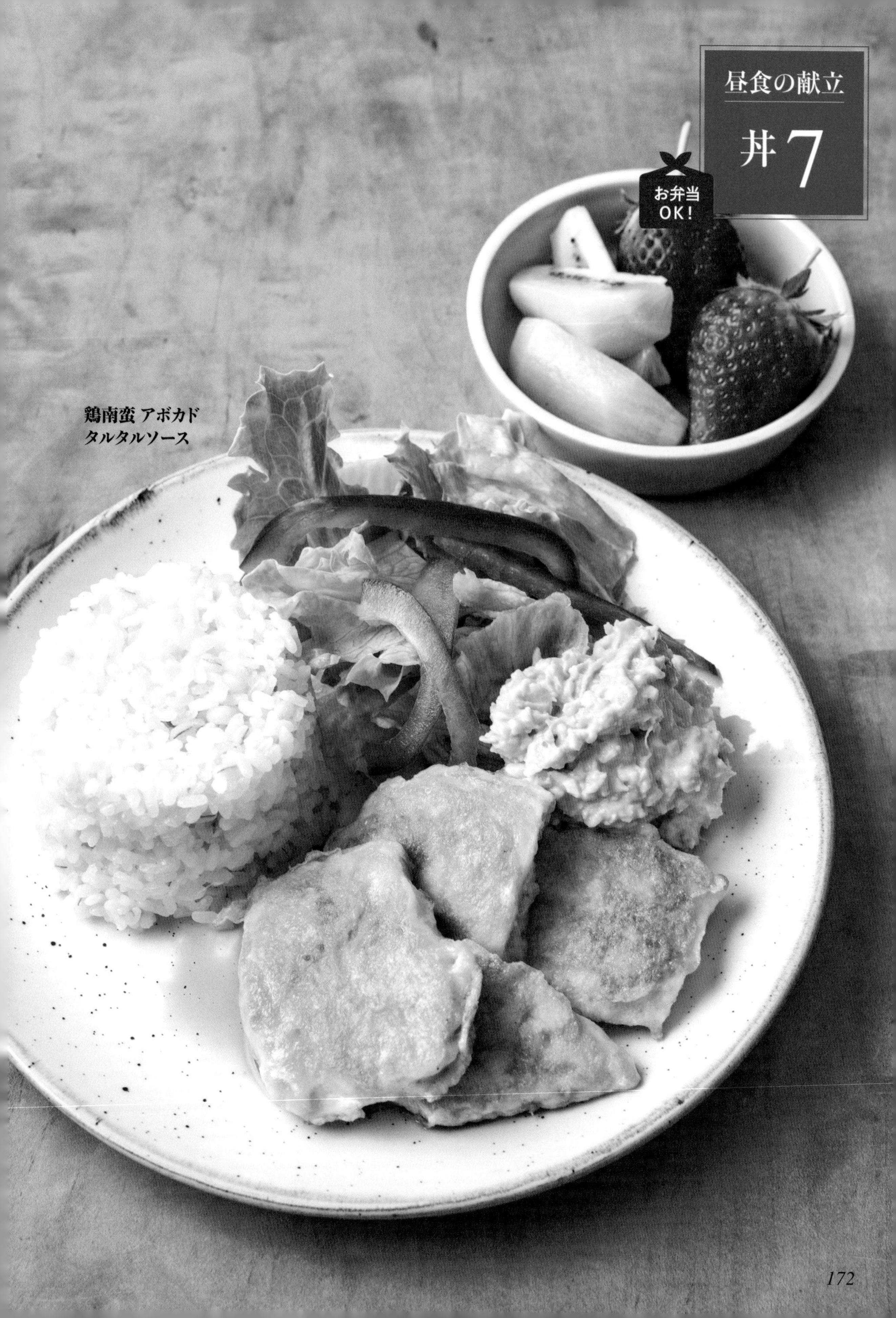

鶏南蛮 アボカド
タルタルソース

主菜＋
主食

カロリー
**611**kcal

糖質
**47.1**g

| | |
|---|---|
| 繊 | 5.8g |
| た | 30.5g |
| 脂 | 30.5g |
| 塩分 | 1.5g |

# 鶏南蛮 アボカドタルタルソース 食物繊維 酢

肉も野菜も、濃厚で栄養満点なアボカドタルタルソースで召し上がってください。

材料（2人分）

**鶏ささみ**……3本
こしょう……少々
薄力粉……大さじ1
溶き卵……1個分
オリーブオイル、ポン酢しょうゆ……各大さじ1

〈アボカドタルタルソース〉
- **アボカド**……1個
- **ゆで卵**（固ゆで）……1個
- **玉ねぎ**（みじん切り）……20g
- マヨネーズ……大さじ1
- レモン汁……小さじ1
- 塩……小さじ1/4
- こしょう……少々

**レタス**……2枚
**パプリカ**（赤）……1/4個
もち麦ご飯……120g×2

作り方

1 アボカドタルタルソースを作る。玉ねぎは水に5分ほどさらし、水けをきる。アボカドは皮と種を除き、ゆで卵とともにボウルに入れ、フォークでつぶす。ソースのほかの材料を加えて混ぜ合わせる。

2 ささみは筋を取り、1.5㎝厚さに斜めそぎ切りにする。こしょう、薄力粉をまぶし、溶き卵を全面につける。

3 フライパンにオリーブオイルを熱し、**2**を並べ入れ、両面焼く。焼き上がったらポン酢しょうゆをからめる。

4 器にご飯を盛り、**3**をのせる。**1**、ちぎったレタス、薄切りにしたパプリカを添える。

**memo**
朝食でフルーツをとっていなければ、昼食のつけ合わせにして、ビタミン補給に役立てるのも手です。ただし、フルーツは甘みが強いので、何もかけずに食べましょう。

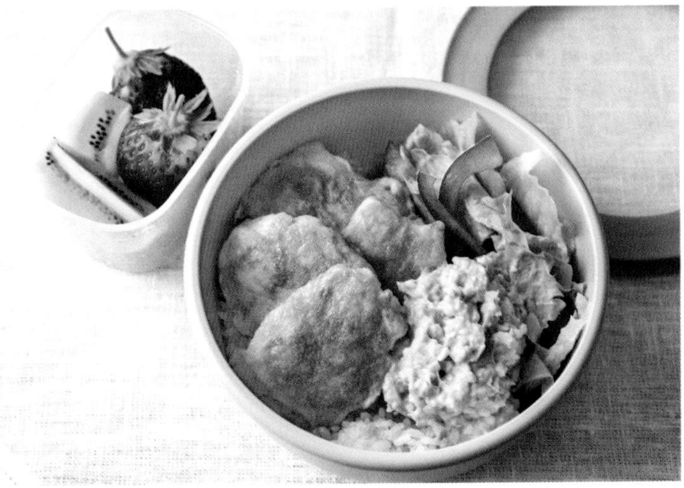

肉も野菜も
アボカドタルタル
ソースで召し上がれ！

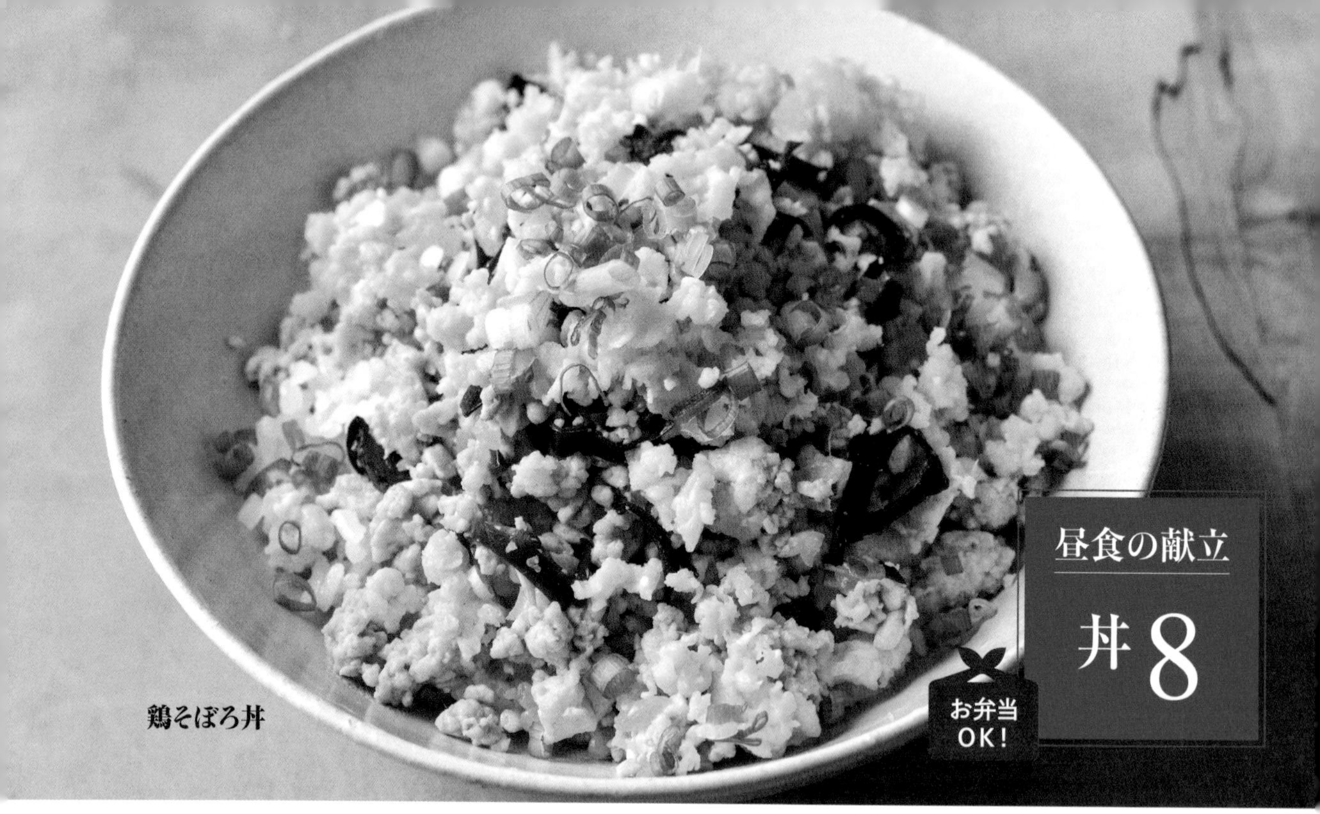


# 鶏そぼろ丼

むね肉のひき肉でカロリーをカットし、きくらげで食物繊維と食感をプラスします。

主菜＋主食

カロリー **488kcal**
糖質 **66.9g**

| | |
|---|---|
| 繊 | 3.3g |
| た | 25.5g |
| 脂 | 9.8g |
| 塩分 | 1.8g |

材料（2人分）

- **木綿豆腐** …… 1/2丁
- **鶏ひき肉**（むね） …… 100g
- **玉ねぎ**（みじん切り） …… 1/4個
- **きくらげ**（乾燥） …… 2g
- A
  - しょうが（すりおろし） …… 小さじ1
  - しょうゆ …… 大さじ1
  - みりん …… 大さじ1/2
- B
  - 溶き卵 …… 1個
  - みりん …… 小さじ1
  - 塩 …… 少々（0.3g）
- もち麦ご飯 …… 180g×2
- 万能ねぎ（小口切り） …… 大さじ2

作り方

1. きくらげは水につけて戻し、細切りにする。
2. フライパンに豆腐をくずし入れて中火にかけ、木べらなどで混ぜながらぽろぽろになるまで水分をとばす。ひき肉、玉ねぎを加え、ぽろぽろになるまで炒めたら、きくらげ、Aを加えて炒め合わせる。
3. 2のフライパンをきれいにし、Bを入れて混ぜ、菜箸で混ぜながらぽろぽろになるまで加熱する。
4. 器にご飯を盛り、2、3をのせる。万能ねぎをちらす。

おすすめ副菜

**キャベツと玉ねぎの酢漬けあえ**

➡P34

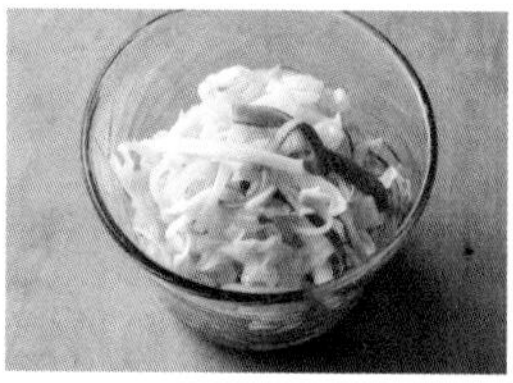

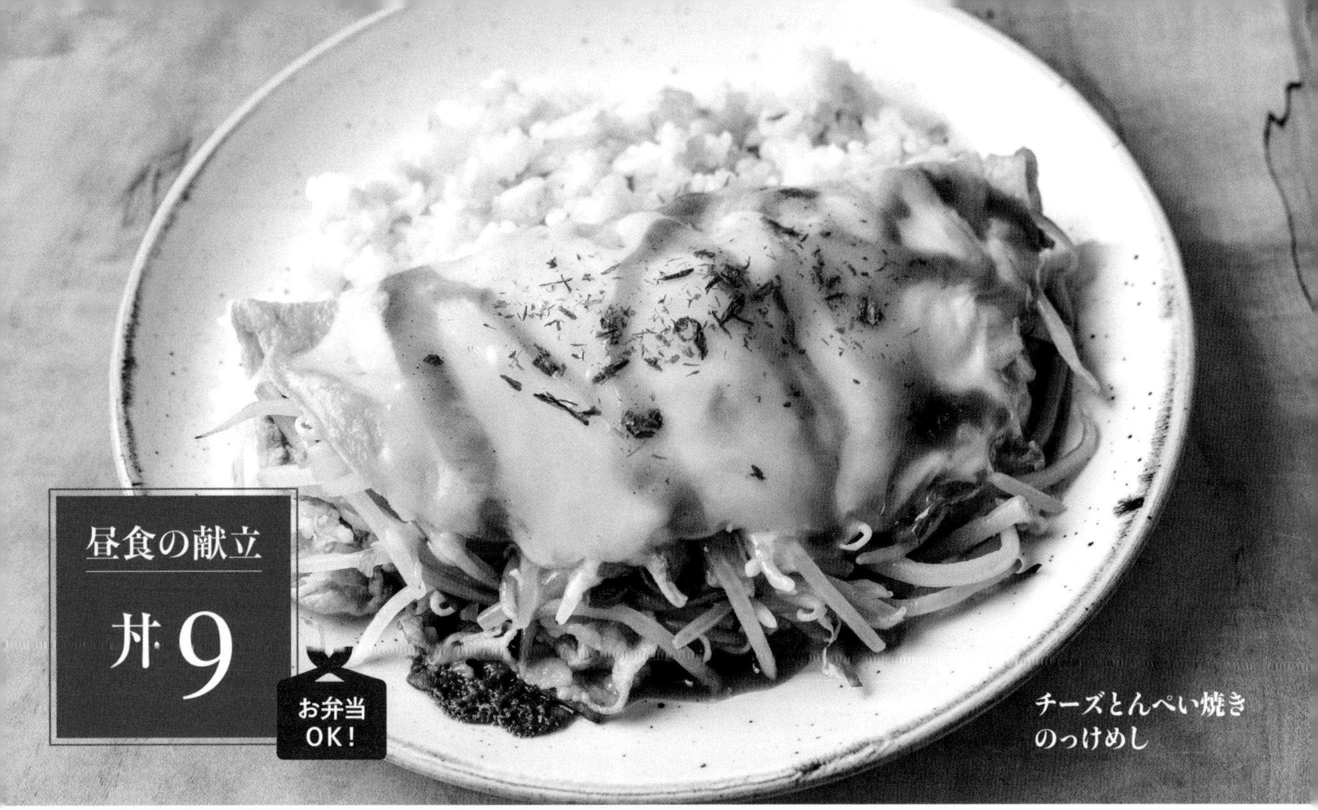

チーズとんぺい焼き
のっけめし

主菜＋
主食

カロリー
591kcal
糖質
55.1g
繊 3.2g
た 28.3g
脂 24.1g
塩分 2.4g

# チーズとんぺい焼きのっけめし

野菜をたっぷり入れた、粉を使わないお好み焼き風なレシピです。

材料（2人分）

- **豚こま切れ肉**……60g
- **もやし**……1袋（200g）
- **にら**……20g
- **ピザ用チーズ**……40g
- **溶き卵**……3個
- 塩……小さじ1/4
- こしょう……少々
- お好み焼きソース……大さじ2
- 青のり……適量
- ごま油……大さじ1
- もち麦ご飯……150g×2

作り方

1 フライパンにごま油小さじ1を入れ、豚肉、もやし、にらを入れ、肉の色が完全に変わるまで炒めて、塩、こしょうで味をつける。一度取り出す。

2 フライパンにごま油小さじ1を足して中火で熱し、半量の卵を流し入れて薄焼き卵を作り、半量の1を入れて包む。上にピザ用チーズを半量のせ、蓋をしてチーズが溶けるまで蒸し焼きにする。同様にしてもう1つ作る。

3 器にご飯を盛り、2をのせ、ソースをかけて、青のりをふる。

おすすめ副菜

大根の梅あえ

➡P28

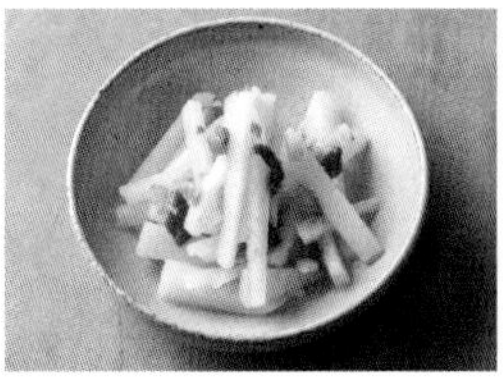

# 麺

うどんや中華麺など麺にも塩分が含まれているので、味つけは薄めを心がけましょう。

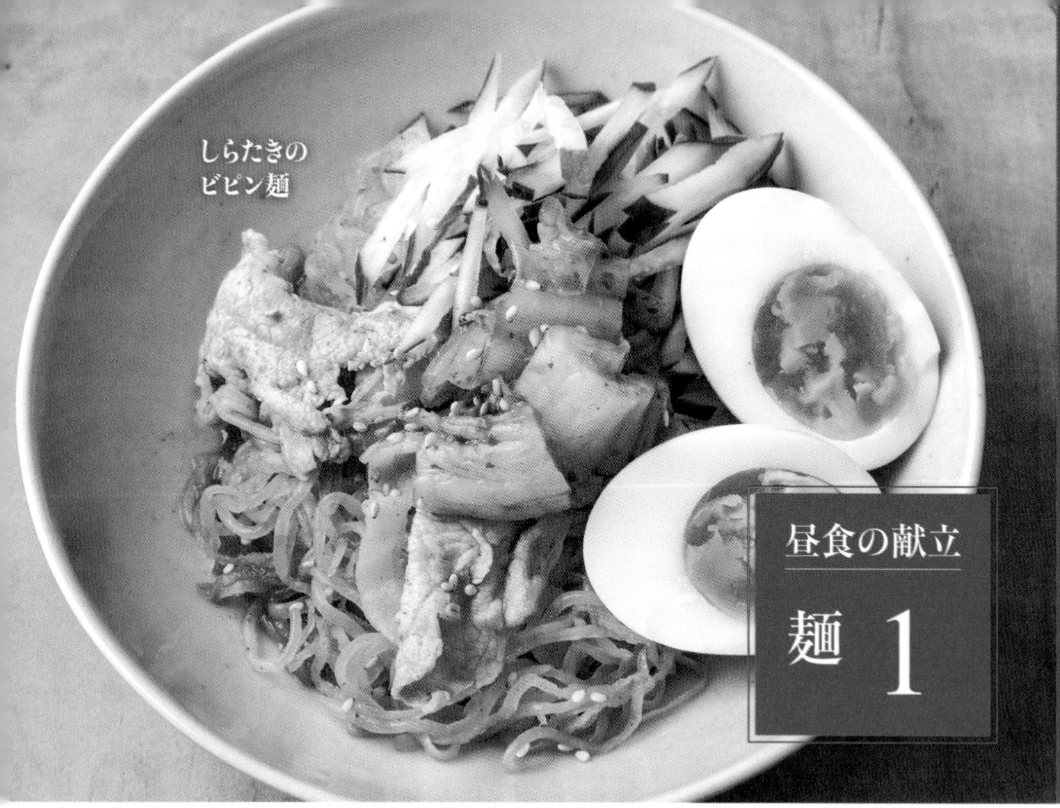


## しらたきのピビン麺 酢 食物繊維 発酵食品

しらたきは冷凍してから解凍すると、食感&味のしみ込みがよくなります。

**主菜＋主食**

カロリー **312kcal**
糖質 **10.6g**
繊 4.6g
た 18.9g
脂 20.0g
塩分 1.9g

材料（2人分）

- **しらたき**（冷凍しておく）……240g
- **豚ロース肉**（しゃぶしゃぶ用）……100g
- **きゅうり**……1本
- **白菜キムチ**……30g
- **ゆで卵**（縦半分に切る）……2個
- 白いりごま……少さじ1/2
- **A**
  - 豚肉のゆで汁……大さじ2
  - コチュジャン……大さじ1
  - 酢、きび砂糖、ごま油……各小さじ2
  - しょうゆ……小さじ1

作り方

1. しらたきは食べる6時間前に冷蔵庫に移し、解凍する。きゅうりはせん切りにする。キムチはざく切りにする。
2. 鍋に湯を沸かし、酒大さじ1（分量外）を入れ、豚肉を1枚ずつゆで、ざるにとる。ゆで汁大さじ2を取り分ける。続いてしらたきをさっとゆで、ざるに上げて水けをきる。
3. ボウルにAの材料を混ぜ合わせ、しらたき、豚肉を入れてあえる。器に盛り、きゅうり、キムチ、ゆで卵を添え、ごまをふる。

おすすめ副菜

**ほうれん草とスナップエンドウの塩麹ナムル**

➡P84

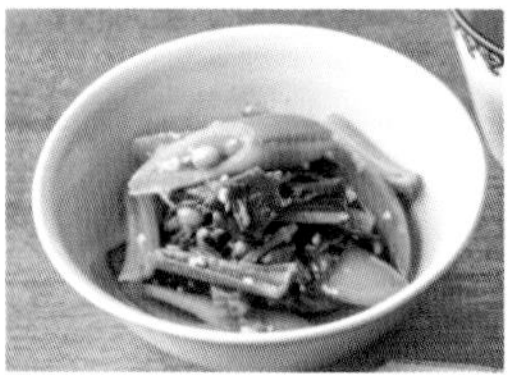

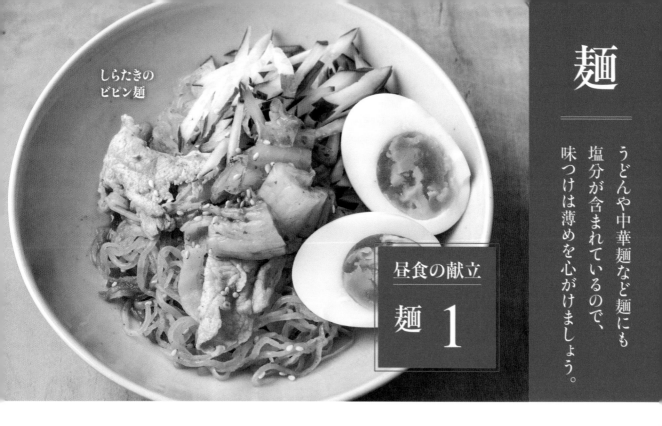

## 昼食の献立

## 麺 2

お弁当OK!

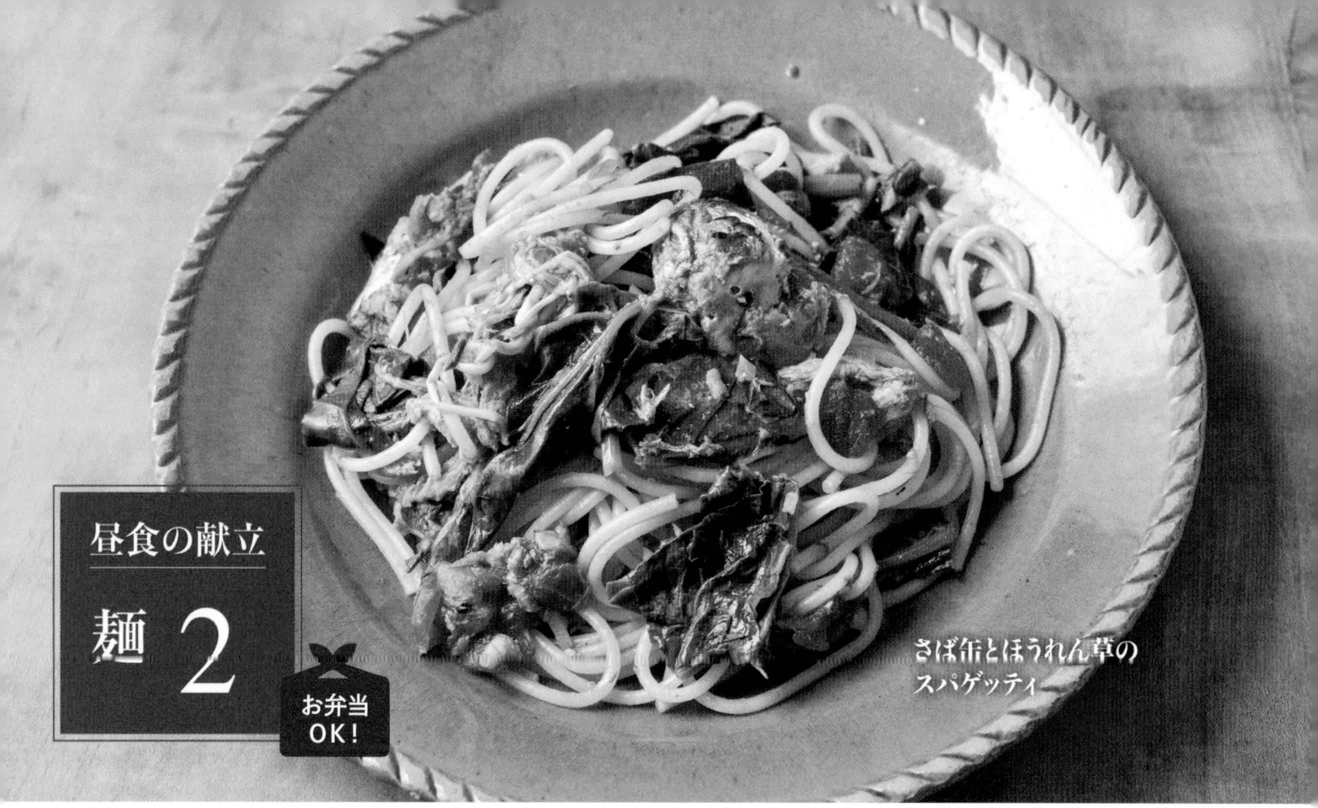


主菜＋主食

# さば缶とほうれん草のスパゲッティ 食物繊維

さば缶でカルシウム、ほうれん草で鉄分がしっかり補給できます。

| | |
|---|---|
| カロリー | 464kcal |
| 糖質 | 48.4g |
| 繊 | 5.6g |
| た | 25.9g |
| 脂 | 15.6g |
| 塩分 | 1.9g |

材料（2人分）

- スパゲッティ……120g
- さば缶（水煮）……1缶（固形150g）
- カットトマト缶……1/2缶（200g）
- ほうれん草……2株
- えのきだけ……1/2個
- にんにく（みじん切り）……1かけ分
- オリーブオイル……大さじ1

作り方

1. ほうれん草はざく切りにする。えのきは根元を落とし、ほぐす。さば缶は汁けをきる。
2. フライパンにオリーブオイル、にんにくを入れて弱火にかける。香りが立ってきたらほうれん草を加えて炒め、しんなりしたら一度取り出す。
3. 同じフライパンにえのき、さば缶、トマト缶を入れてほぐしながら5分ほど煮て、2を戻し入れてさっと煮る。
4. 別の鍋に2ℓの湯を沸かし、塩大さじ1（分量外）を入れ、スパゲッティを表示の時間通りにゆでる。ざるに上げ、ゆで汁100mℓ分をとっておく。
5. 3の鍋にスパゲッティとゆで汁を加え、軽く煮詰める。

おすすめ副菜

**フルーツヨーグルト**

➡P40

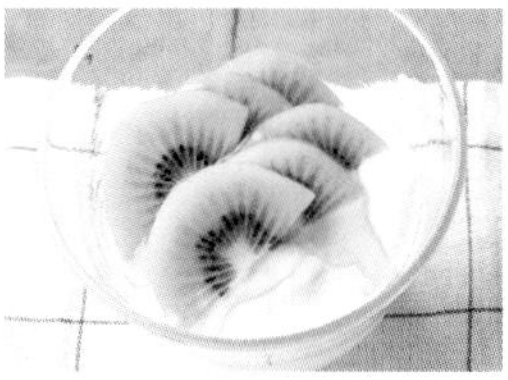

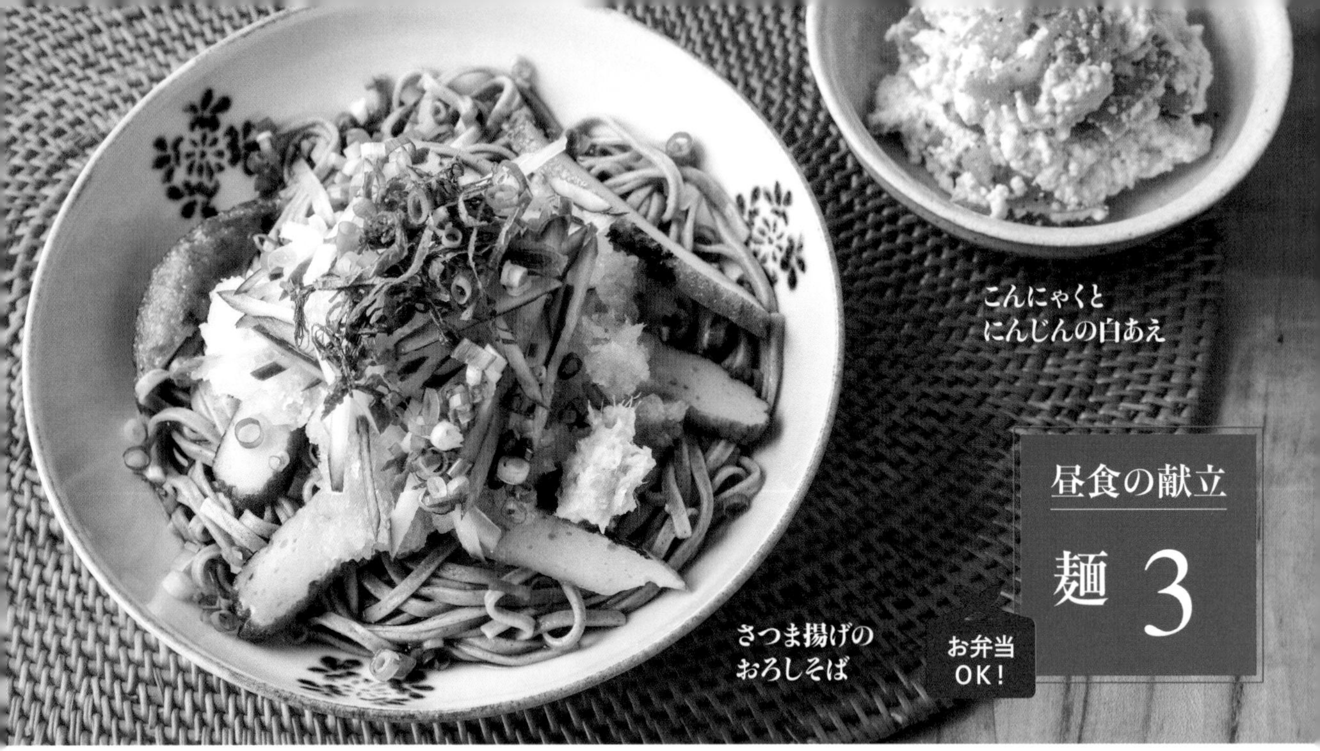


## さつま揚げのおろしそば 食物繊維

麺類なら、うどんより血糖値が上がりにくいそばがおすすめです。

材料（2人分）

**そば**（乾）* ……150g
**さつま揚げ** ……1枚（60g）
大根おろし ……1/4本分（150g）
しょうが（すりおろし） ……小さじ1
きゅうり（せん切り） ……1/2本分
青じそ（せん切り） ……4枚分
万能ねぎ（小口切り） ……大さじ2
麺つゆ（3倍希釈） ……30㎖

*ゆでそば390gでもOKです。

作り方

1 さつま揚げはフライパンで両面をさっと焼き、薄切りにする。
2 熱湯でそばを表示通りにゆで、流水で洗ってしめ、ざるに上げて水けをきる。
3 器にそばを盛り、さつま揚げ、大根おろし、しょうが、きゅうり、青じそ、万能ねぎをのせ、水100㎖で割った麺つゆをかける。

主菜＋主食

カロリー 335kcal
糖質 56.9g
繊 5.5g
た 14.7g
脂 3.2g
塩分 2.2g

---

## こんにゃくとにんじんの白あえ 発酵食品

ほんのりみそ味です。食物繊維がとれるこんにゃくはおすすめ食材。

材料（2人分）と作り方

1 **こんにゃく1/6枚、にんじん1/5本**は短冊切りにする。耐熱皿にのせ、ラップをふんわりかけて電子レンジで2分加熱する。**木綿豆腐50g**はペーパータオルで包み、水きりをする。
2 ボウルに水きりした木綿豆腐、**みそ・白すりごま各小さじ1、きび砂糖小さじ1/2**を入れて混ぜ、こんにゃくとにんじんを加えてあえる。

副菜

カロリー 52kcal
糖質 2.8g
繊 1.5g
た 2.8g
脂 2.9g
塩分 0.5g

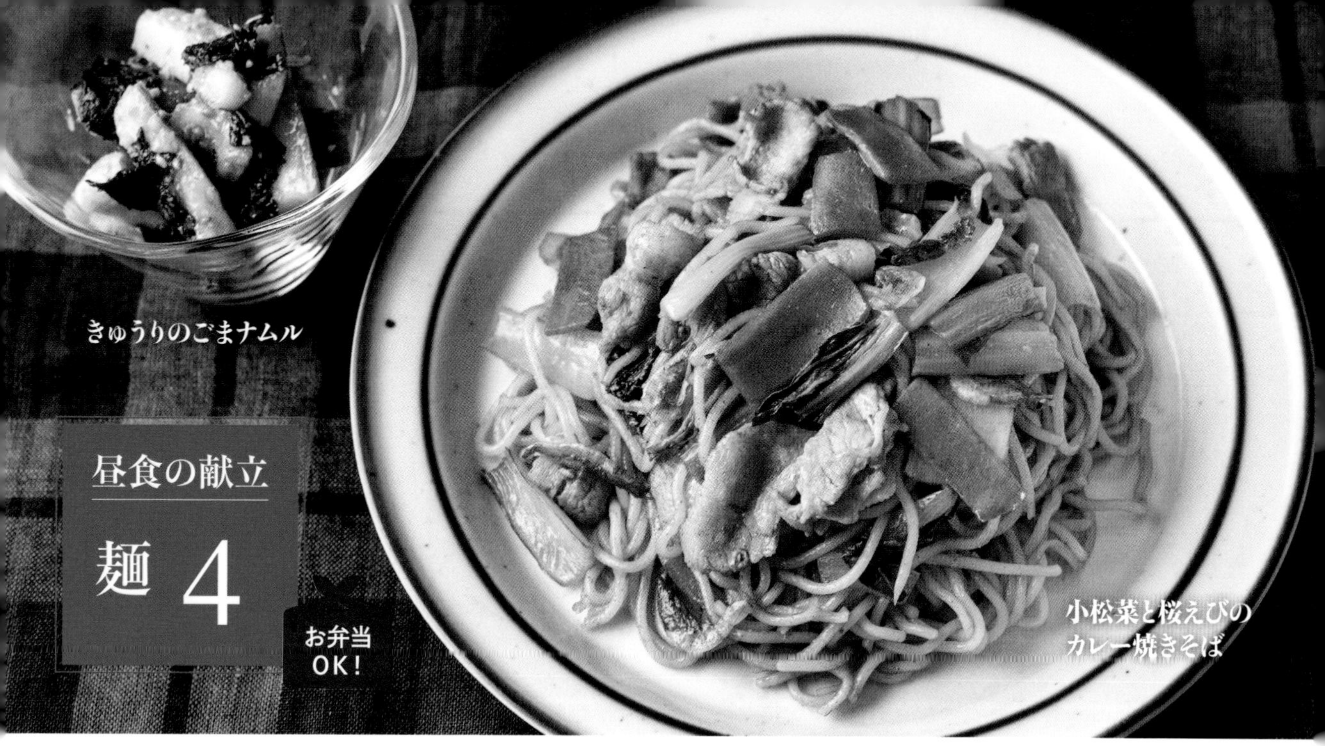


**主菜＋主食**

カロリー
**509**kcal

糖質
**63.6**g

| | |
|---|---|
| 繊 | 5.3g |
| た | 13.9g |
| 脂 | 17.9g |
| 塩分 | 2.8g |

## 小松菜と桜えびのカレー焼きそば 食物繊維

中華麺には塩分があるので、味つけは薄めにし、カレー粉をきかせます。

材料（2人分）

- **中華蒸し麺**……2玉
- **豚バラ薄切り肉**……50g
- **小松菜**……2株
- **にんじん**……1/4本
- **玉ねぎ**（薄切り）……1/4個分
- 桜えび……3g
- A
  - ウスターソース……大さじ2
  - カレー粉……小さじ2
  - 鶏がらスープの素…小さじ1/2
- 塩ひとつまみ（0.3g）　こしょう少々
- ごま油……大さじ1

作り方

1 小松菜は3㎝長さに切る。にんじんは短冊切りにする。豚肉は一口大に切る。

2 フライパンにごま油を中火で熱し、玉ねぎ、にんじんを炒め、豚肉を加えて炒める。小松菜も加えて炒め、中華麺、水50㎖、桜えびを加えてふたをし、ときどきほぐしながら、蒸し焼きにする。

3 Aを加えて炒め合わせ、塩、こしょうでととのえる。

---

**副菜**

カロリー
**56**kcal

糖質
**1.6**g

| | |
|---|---|
| 繊 | 1.2g |
| た | 1.5g |
| 脂 | 4.7g |
| 塩分 | 0.3g |

## きゅうりのごまナムル

のりがたれを吸って、きゅうりにからんで味がなじみます。

材料（2人分）と作り方

1 **きゅうり1本**は麺棒などで棒状に割り、**塩ひとつまみ**（0.3g）をまぶし、余分な水分をしぼる。

2 ボウルに**おろしにんにく1/4かけ分**、**白すりごま小さじ2**、**しょうゆ小さじ1/4**、**ごま油大さじ1/2**を合わせ、1、**焼きのり**（全形）**1/2枚**を加え、あえる。

# 手作りなら安心
# 低糖質おやつ

どんな材料を、どれくらい使っているのかが見えると食べ方にも気を配れるようになります。

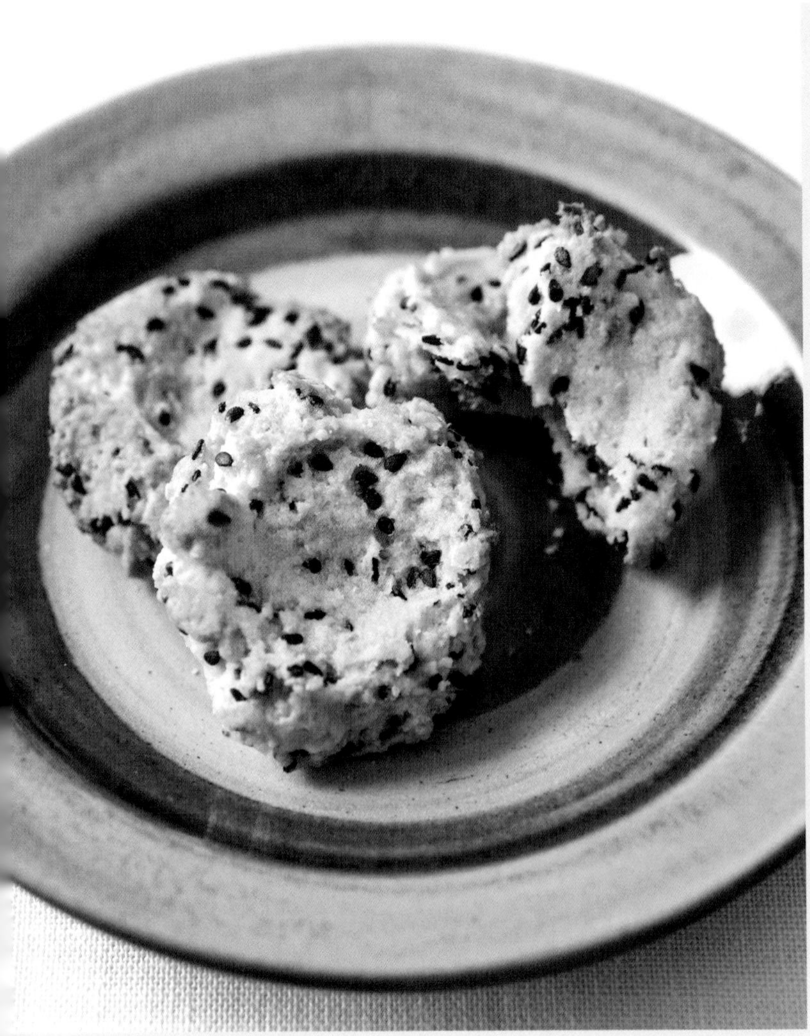

## 黒ごまおからクッキー

ごまの香ばしさがアクセント。おからで腹持ちがよいのがうれしい。

材料（直径5cm8枚・2人分）

| | |
|---|---|
| **おから（生）** | **50g** |
| 薄力粉 | 50g |
| 米油 | 30g |
| きび砂糖 | 大さじ3 |
| 塩 | 少々（0.3g） |
| 黒ごま | 大さじ1 |

作り方

1. ボウルに米油を入れ、きび砂糖と塩を加えゴムべらで混ぜる。おからを加えなじませるように混ぜ、しっかり混ざったら、薄力粉をふるいながら入れ、黒ごまを加えて切るように混ぜる。
2. オーブンの天板にクッキングシートを敷き、2を1/8量ずつスプーンですくってのせる。指で押さえて中央をくぼませる。
3. 170℃に予熱したオーブンに入れ、15分焼く。

1枚あたり

| カロリー | 糖質 | 繊 | た | 脂 | 塩分 |
|---|---|---|---|---|---|
| 84kcal | 8.1g | 1.0g | 1.1g | 4.7g | 0.1g |

## おからとくるみのブラウニー

食物繊維

おからでしっとり仕上がります。
ココアの風味が濃厚です。

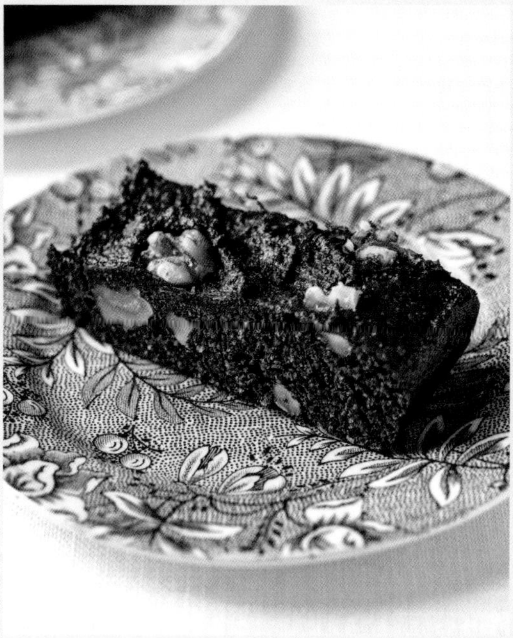

材料（16㎝×11㎝、高さ6.5㎝のバット1つ・4人分）

**おから**（生）……………**50g**
ココア（無糖）……………20g
卵……………………………1個
きび砂糖……………………30g
バター（食塩不使用）………25g
ローストくるみ（粗く刻む）…15g

作り方

**1** 耐熱のボウルにバターを入れ、ふんわりラップをかけて電子レンジで1分加熱して溶かす。

**2** **1**のボウルにきび砂糖、卵を加え、泡立て器でしっかり混ぜる。おからを加え、ココアをふるいながら加えてゴムべらでさっくりと混ぜ、くるみを加えてさらに混ぜる。

**3** バットにクッキングシートを敷き、**2**を流し入れ、表面を平らする。160℃に予熱したオーブンに入れ、20分焼く。

| カロリー | 糖質 | 繊 | た | 脂 | 塩分 |
|---|---|---|---|---|---|
| 150kcal | 8.9g | 2.9g | 4.0g | 10.7g | 0.1g |

## バナナと卵のパンケーキ

粉不使用のパンケーキ。
小さめに焼くと作りやすい。

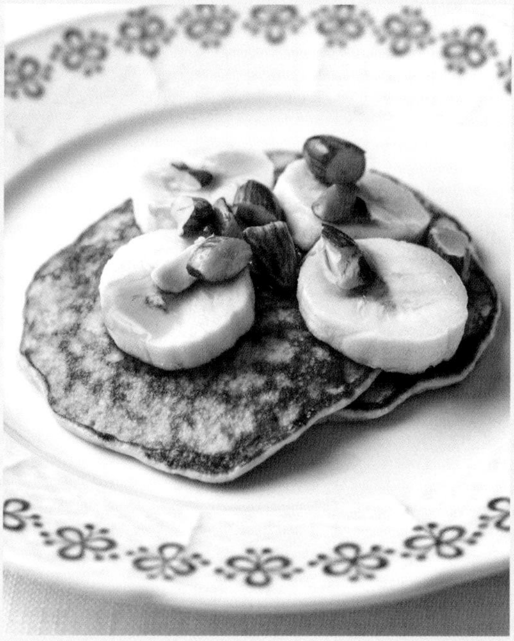

材料（直径10㎝4枚・2人分）

**バナナ**（完熟）……………**1本**
卵……………………………1個
油……………………………少量
ローストアーモンド（粗く刻む）…大さじ1（8g）
メープルシロップ……………小さじ1

作り方

**1** バナナは半分を飾り用に輪切りにし、残りはボウルに入れてフォークでしっかりつぶす。

**2** **1**のボウルに卵を加え、フォークで混ぜる。

**3** フライパンを熱し、油を薄くのばし、**2**の生地を¼量ずつ流し入れる。片面が焼けたら裏返し、もう片面も焼く。器にパンケーキ2枚をのせ、**1**の飾り用のバナナ、アーモンドをのせ、メープルシロップをかける。

| カロリー | 糖質 | 繊 | た | 脂 | 塩分 |
|---|---|---|---|---|---|
| 130kcal | 15.7g | 1.1g | 4.9g | 5.5g | 0.1g |

## 麹あんこ

材料（作りやすい分量・900g）

**あずき**……………………………………**200g**

**米麹**（乾燥）……………………………**200g**

塩…………………………………………少々（0.3g）

作り方

1. 鍋にたっぷりの湯を沸かし、あずきを入れて煮立ったら1分ほどゆでて、ざるに上げる（ゆでこぼす）。
2. 鍋にあずきを戻し、水600㎖を入れ、ふたをしてやわらかくなるまで1時間煮る（写真**a**）。途中水分がなくなるようなら、少し水を足す。
3. ボウルに米麹を入れて手でほぐし、ぬるま湯（40～50℃）200㎖をかけてふやかす。
4. 炊飯器の内釜に**2**、**3**を入れて混ぜ（写真**b**）、アルミ箔と布巾をかけ、ふたをあけたまま（写真**c**）保温機能（約60℃）で6～8時間温めて発酵させる。
5. やわらかくなり甘くなったら完成。甘みを増したい場合は、鍋に**4**を入れ、塩を加え、木べらで混ぜながら水分をとばす。

**保存**

**冷蔵で5日間、小分けにして冷凍で2か月間**

※水分を加えてお汁粉に、ヨーグルトのトッピングに、トーストにぬるなど幅広く使える。

## 麹あんこ玉

材料（3個・1人分）

麹あんこ……………………………………45g

きな粉……………………………………少々（1.5g）

作り方

麹あんこを3等分にし、それぞれ一口大に丸め、きな粉をまぶす。

# 麹あんこ玉 発酵食品 食物繊維

麹の甘さで絶品。砂糖が入っていないのに甘い！ 驚きのあんこです。

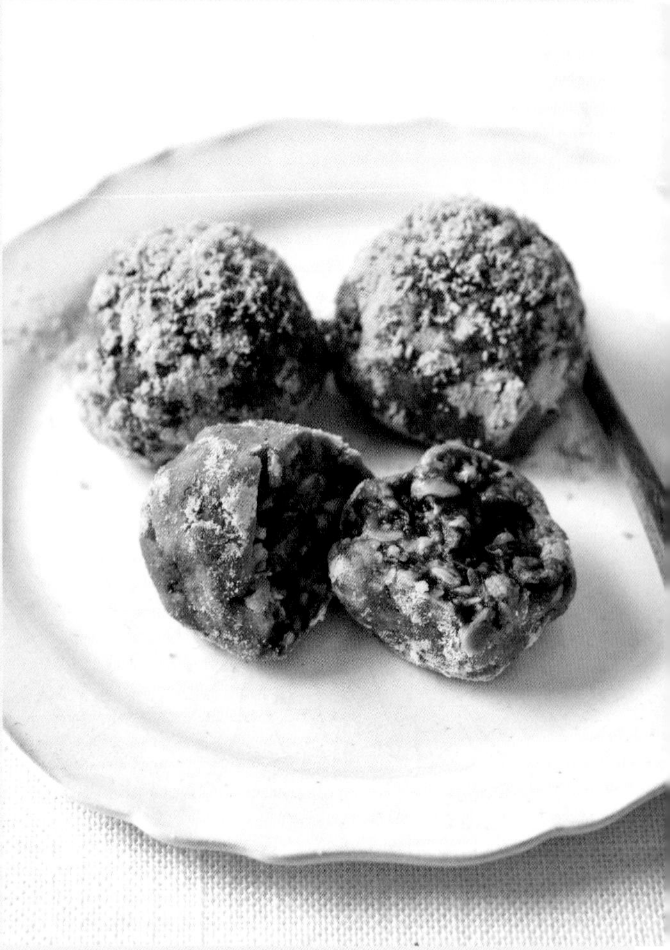

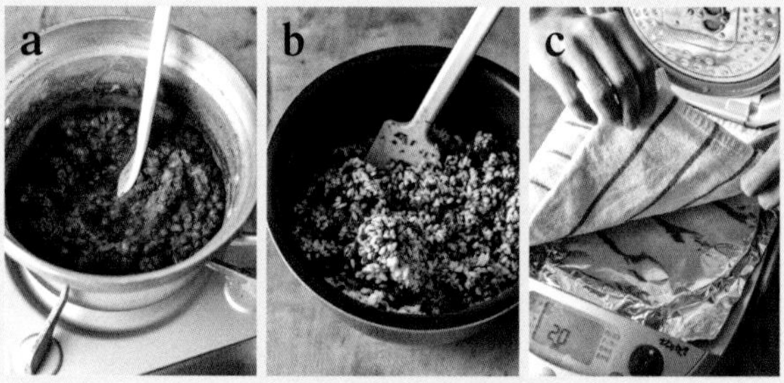


麹あんこ玉3個あたり

| カロリー | 糖質 | 繊 | た | 脂 | 塩分 |
|---|---|---|---|---|---|
| 78kcal | 12.0g | 2.1g | 3.3g | 0.9g | 0.0g |

## コーヒー寒天ゼリー

食物繊維を含む寒天で固める
豆乳ソースをかけたヘルシーデザート。

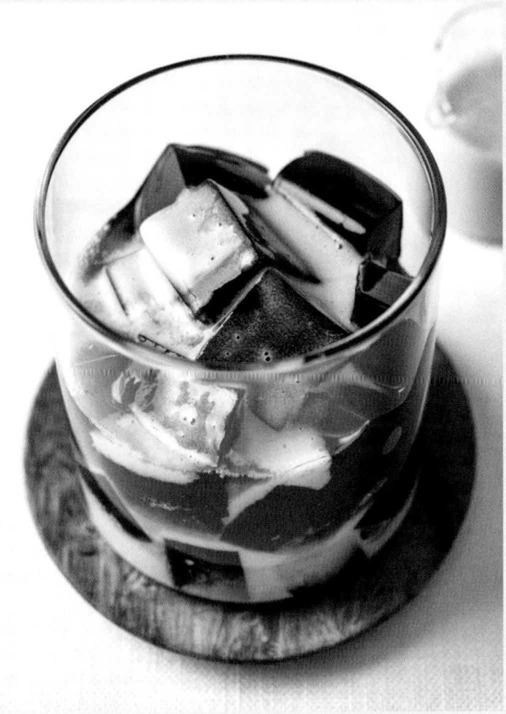

材料（24㎝×16.5㎝、高さ3㎝の保存容器1つ分・4人分）

〈コーヒー寒天〉

水……………………500㎖
インスタントコーヒー
…………大さじ1（6g）
きび砂糖……大さじ1
**粉寒天**………**小さじ1**

〈豆乳ソース〉

**豆乳**（無調整）…**150㎖**
きび砂糖……大さじ2
片栗粉………小さじ1
バニラエッセンス
（あれば）…………少々

作り方

**1** 鍋にコーヒー寒天の材料を入れて混ぜ、中火にかける。沸騰したら弱火にし、1分ほど加熱する。寒天が溶けたら保存容器に入れて粗熱を取り、冷蔵庫に入れて冷やす。

**2** 鍋に豆乳ソースの材料を入れ、ゴムべらで混ぜながら中火にかける。沸騰する直前で火を止め、そのまま冷ます。

**3** 1を食べやすく切って器に盛り、2をかける。

| カロリー | 糖質 | 繊 | た | 脂 | 塩分 |
|---|---|---|---|---|---|
| 51kcal | 9.2g | 0.5g | 1.6g | 0.8g | 0.0g |

---

## 黒みつきなこの豆乳プリン

黒みつの甘みが強いので、
豆乳プリンには甘みを入れずに作ります。

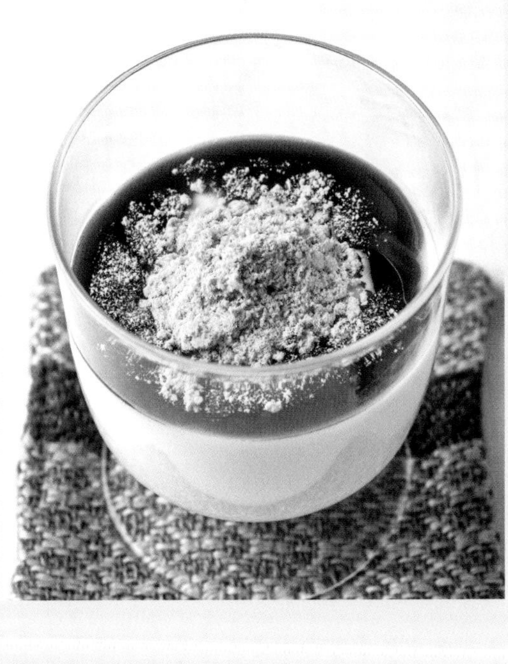

材料（容量120㎖のカップ4個分）

**豆乳**（無調整）………**400㎖**
粉ゼラチン……………5g
黒みつ……………小さじ4
きな粉……………小さじ4

作り方

**1** 小さな容器に水大さじ2（分量外）を入れ、粉ゼラチンをふり入れて混ぜ、5分ほどおいてふやかす。

**2** 鍋に豆乳を入れて中火にかけ、ゆげが出るくらいになったら1を入れて火を止め、ゴムべらで混ぜながらゼラチンを溶かす。

**3** 2を容器に流し入れ、粗熱が取れたらラップをして冷蔵庫で2時間以上冷やす。食べる直前に黒みつときな粉をかける。

| カロリー | 糖質 | 繊 | た | 脂 | 塩分 |
|---|---|---|---|---|---|
| 72kcal | 6.6g | 0.5g | 5.4g | 2.5g | 0.0g |

## いちごの甘酒アイス 発酵食品

甘酒とフルーツの甘みで、
砂糖は加えなくても十分おいしい！

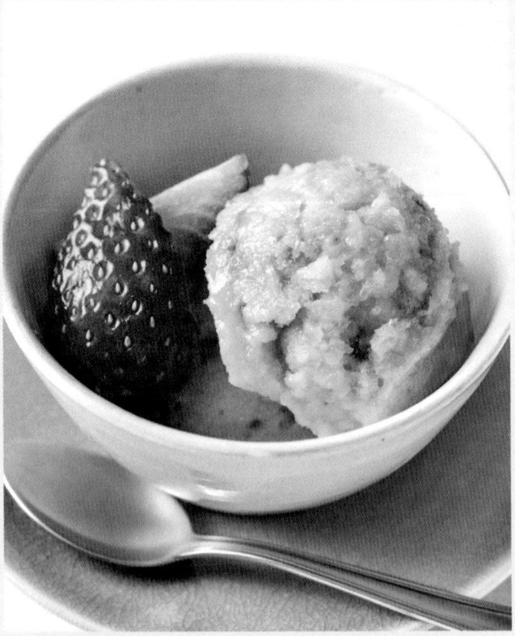

材料（作りやすい量・6人分）

**甘酒**……300g
いちご……100g
レモン汁……小さじ2
いちご（飾り用）……2個

作り方

1 いちごはへたを取り、ジッパー付き保存袋に入れてもみつぶす。

2 1に甘酒、レモン汁を加えてもみ混ぜ、空気が入らないように封をし、冷凍庫に2〜3時間入れて冷やし固める。

3 食べる直前に室温に5分ほどおき、袋の上から軽くもんでやわらかくする。器に盛り、飾り用のいちごを添える。

| カロリー | 糖質 | 繊 | た | 脂 | 塩分 |
|---|---|---|---|---|---|
| 62kcal | 14.3g | 0.5g | 0.8g | 0.1g | 0.0g |

## 焼きりんご ヨーグルトクリーム 発酵食品

水分の少ないこっくりとしたヨーグルトを
生クリームの代わりに！

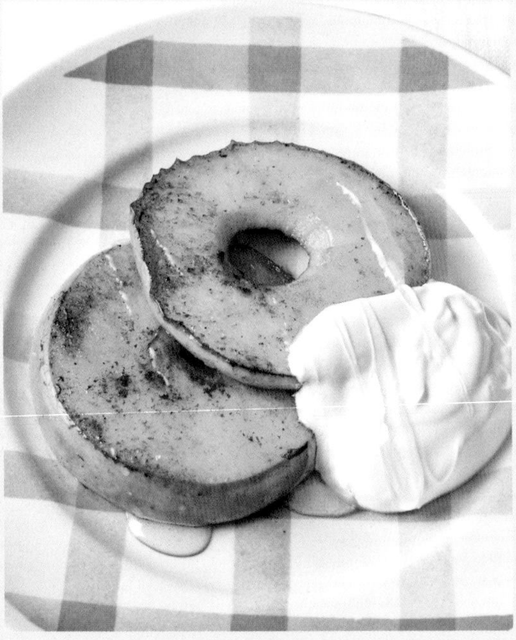

材料（2人分）

りんご……1個
バター……5g
油……小さじ1
シナモン……少々
**ギリシャ風ヨーグルト***
（無糖）……**大さじ2**
はちみつ……小さじ2

*プレーンヨーグルト（無糖）400gを200gになるまで水きりしたものでもOKです。

作り方

1 りんごは皮つきのまま1cm幅の横薄切りにし、芯を包丁でくり抜く。

2 フライパンに油、バターを入れて中火にかけ、1の両面を焼き、シナモンをふりかける。

3 器に2を盛り、ヨーグルト、はちみつをかける。

| カロリー | 糖質 | 繊 | た | 脂 | 塩分 |
|---|---|---|---|---|---|
| 118kcal | 18.9g | 1.3g | 1.6g | 4.2g | 0.1g |

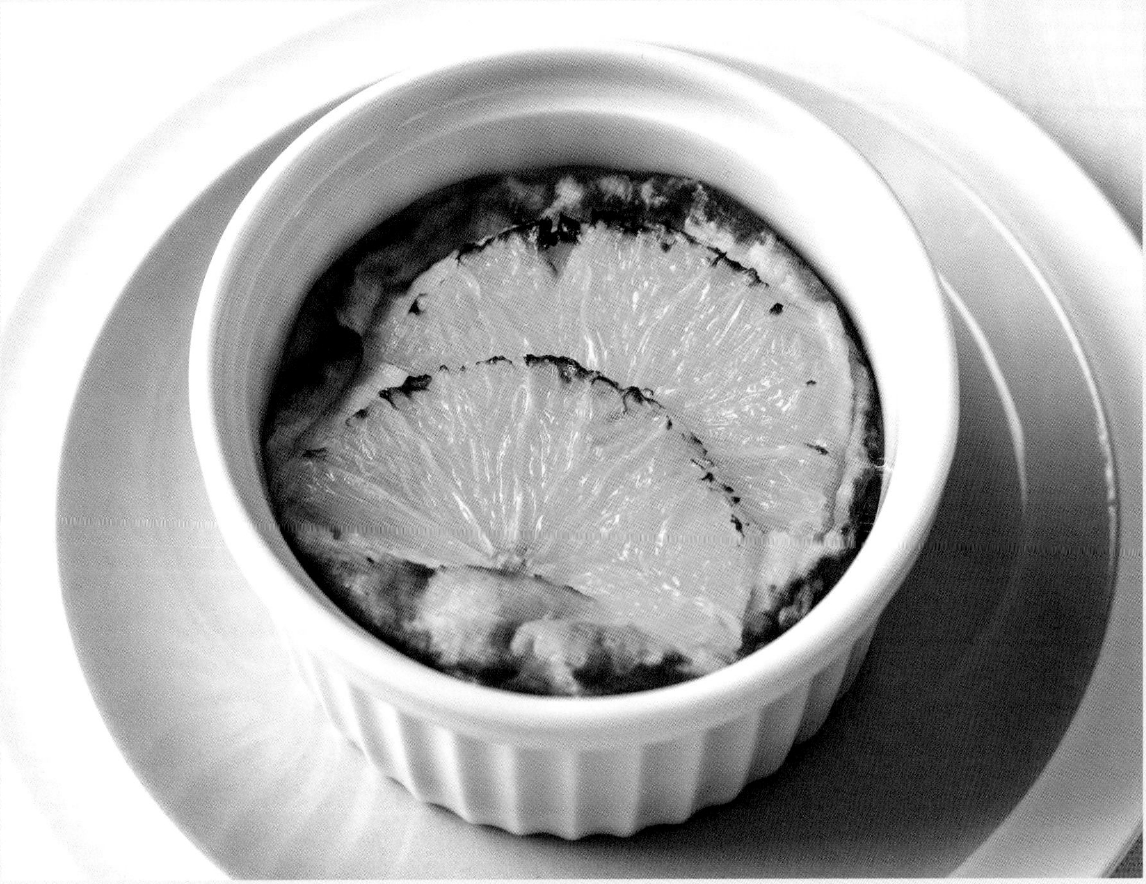

# オレンジヨーグルトケーキ 発酵食品

小さな耐熱容器で作るケーキ。季節のフルーツでアレンジしても。

材料（容量150mlのココット4個分）

**ギリシャ風ヨーグルト＊（無糖）**……**200g**
きび砂糖……大さじ4
卵……1個
薄力粉……大さじ1
レモン汁……小さじ1
バター（食塩不使用）……20g
オレンジ……1/2個

＊プレーンヨーグルト（無糖）400gを200gになるまで水きりしたものでもOKです。

**memo**
オレンジのほか、グレープフルーツ、いちご、キウイフルーツなど酸味があるフルーツがおすすめです。

作り方

**1** 耐熱のボウルにバターを入れ、ふんわりラップをかけて電子レンジで1分加熱して溶かす。きび砂糖、卵を加えて泡立て器でしっかりと混ぜ合わせ、ヨーグルトを加えてなめらかになるまで混ぜる。

**2** **1**に薄力粉とレモン汁を加えて混ぜ、ココット容器に流し入れる（6分目くらいまで）。

**3** オレンジの皮をむき、7mm幅の輪切りにし、半月に切る。**2**に2枚ずつのせ、170℃に予熱したオーブンに入れ、20分焼く。

| カロリー | 糖質 | 繊 | た | 脂 | 塩分 |
|---|---|---|---|---|---|
| 137kcal | 14.5g | 0.2g | 7.1g | 5.6g | 0.1g |

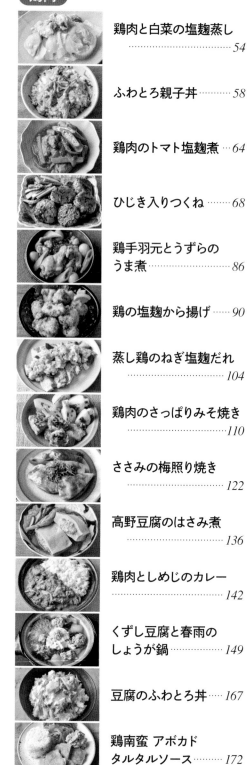

# 食材別 ビジュアル料理さくいん

本書で紹介した料理を、「主菜、主菜+主食」「副菜」「汁物」のカテゴリーに分けて、食材別・ページ順に並べました。食べたい料理を見つけるのにお役立てください。

## 主菜、主菜+主食

### 肉

#### 鶏肉



#### 豚肉

## 牛肉・合いびき肉



## 魚介

## 副菜

### 緑黄色野菜



### 卵



### 豆・大豆製品

## 淡色野菜

## 豆・大豆製品

## その他（海藻、こんにゃくなど）



## 汁物

**●監修**

医学博士

**稲垣暢也**

いながき のぶや

京都大学医学部附属病院 糖尿病・内分泌・栄養内科科長。日本糖尿病学会常務理事、日本病態栄養学会理事、日本糖尿病協会理事、日本内分泌学会理事、日本医学会連合理事など。
「糖尿病の治療は、生活習慣を改善することが重要なため、一生続けられる習慣でなければ意味がない」と、なるべく禁止事項はつくらず、調整をしながら生活を改善するのをモットーに、患者さんの治療や指導に尽力。糖尿病教室を開催し、管理栄養士による栄養指導も行う。

**●料理考案・制作**

料理家・管理栄養士

**舘野真知子**

たての まちこ

管理栄養士として病院に勤務後、2001年アイルランドの料理学校「Ballymaloe Cookery School」に留学し料理を学ぶ。帰国後はフードコーディネーターとしてメディアなどで活動した後、レストラン「六本木農園」の初代シェフを務め、フリーランスの料理家に。発酵料理をキーワードに、料理の楽しさや食べることの大切さを栄養・料理・文化を通して伝える。

**STAFF**

撮影協力／松本岳子（株式会社DOUMA）
石田 香（株式会社DOUMA）
川口美貴
木戸久美子
高野 忍

撮影／田中宏幸
スタイリング／澤入美佳
イラスト／後藤 恵
写真協力／Getty Images
装丁・デザイン／武田紗和（フレーズ）
編集協力／石田純子

**京《きょう》都《と》大《だい》学《がく》病《びょう》院《いん》 糖《とう》尿《にょう》病《びょう》・栄《えい》養《よう》科《か》が薦《すす》める**
**くり返《かえ》し作《つく》りたい 糖《とう》尿《にょう》病《びょう》のおいしい献立《こんだて》**

2021年4月20日発行　第1版
2023年1月20日発行　第1版　第5刷

監修者　稲垣暢也
著　者　舘野真知子
発行者　若松和紀
発行所　株式会社 西東社
〒113-0034　東京都文京区湯島2-3-13
https://www.seitosha.co.jp/
電話　03-5800-3120（代）

※本書に記載のない内容のご質問や著者等の連絡先につきましては、お答えできかねます。

落丁・乱丁本は、小社「営業」宛にご送付ください。送料小社負担にてお取り替えいたします。


ISBN 978-4-7916-2410-2